Ernährungs-Doc **Dr. med. MATTHIAS RIEDL**

Mein Weg zur gesunden Ernährung

Ernährungs-Doc
Dr. med. MATTHIAS RIEDL

Mein Weg zur gesunden Ernährung

**Unter der Mitarbeit von
Kathrin Halfwassen**

INHALT

6.
Essen als Medizin

7.
Rundum gut versorgt

Die goldene Frage

Anhang

Liebe Leserinnen und Leser,

es freut mich ungemein, dass Sie dieses Buch in der Hand halten – einmal natürlich persönlich, dann aber auch für uns als Gemeinschaft insgesamt! Indem Sie Antworten auf Fragen zur gesunden Ernährung suchen, tragen Sie zu einer positiven Entwicklung bei, die ich seit einiger Zeit beobachte:

Endlich bekommt die Ernährungsmedizin die Aufmerksamkeit, die sie schon vor 30 Jahren verdient hätte! Denn damals zeigte sich in aller Deutlichkeit, wie krank uns die moderne westliche Ernährungsweise macht und wie gut umgekehrt eine angepasste Ernährung vor Krankheiten schützen kann. Doch erst jetzt erhält das Thema den gebührenden Raum: Immer mehr Ratgeber erscheinen, im TV garantieren Sendungen wie die „Ernährungs-Docs" hohe Einschaltquoten und entsprechende Dokus bei Streaming-Diensten außergewöhnliche Klickraten, Ernährungskurse an Volkshochschulen sind binnen weniger Stunden ausgebucht.

Zudem erobert die Ernährungsmedizin auch den professionellen Bereich: War ich bis vor einigen Jahren mit meinem Fachgebiet noch ein Exot, finden meine Vorträge nun auf immer mehr Fachkongressen Gehör und seit 2019 unterrichte ich angehende Ärzte an verschiedenen Universitäten. So kann ich meinen Beitrag leisten, die Ernährungstherapie im ärztlichen Alltag zu verankern – schließlich bildet sie eine der wirksamsten medizinischen Maßnahmen überhaupt. Und eine der wenigen ohne jede Nebenwirkung. Ich bin sicher: Bald empfehlen Ärzte sie nicht nur Adipositaspatienten als Behandlungsoption Nummer 1, sondern auch Menschen mit Zivilisationskrankheiten wie Bluthochdruck und Diabetes.

Einen Nachteil jedoch hat die neu gewonnene Aufmerksamkeit: Da anders als etwa im Bereich der Quantenphysik grundsätzlich jeder etwas zum Thema Ernährung sagen kann, ruft dies viele vermeintliche Experten auf den Plan. Einige wollen mit absurden Diätkonzepten Geld machen. Andere sind zwar vom Fach, lassen sich aber von Unternehmen sponsern und damit in ihrer wissenschaftlichen Arbeit beeinflussen. Wieder andere treibt schlicht die Sehnsucht nach persönlichem Ruhm dazu, medienwirksame Thesen aufzustellen, die grundfalsch sind. Wie etwa jene Kritiker der Ernährungsmedizin, die empfehlen, nach Bauchgefühl zu essen, unser Körper wisse schon, was ihm guttue. Für die Menschen, die vor 100 000 Jahren in der Savanne lebten, hat das gestimmt. Heute jedoch, im modernen Lebensraum der Supermärkte und Imbisse, hat eine Ernährung nach Bauchgefühl fatale Folgen! Die so gegensätzlichen Darstellungen zur richtigen Ernährung sorgen oftmals für Verwirrung und viele essen aus Frust darüber einfach weiter wie bisher. Welch unendliches Leid daraus resultiert, sehe ich jeden Tag in meinem ernährungsmedizinischen Zentrum: Die Menschen werden immer dicker, kränker – und sterben früher.

Dabei sind die seriösen wissenschaftlichen Erkenntnisse zur Ernährung inzwischen eindeutig! Ebenfalls gesichert ist: Bereits wenige, mitunter sehr kleine Änderungen im Ernährungsalltag genügen, um Übergewicht und Dutzenden lebensverkürzenden Erkrankungen vorzubeugen oder bestehende Leiden zu heilen! Warum das so ist? Und wie eine Ernährungsumstellung leicht und genussvoll gelingen kann? Das zeige ich Ihnen mit den folgenden Antworten auf 100 Fragen, die mir immer wieder gestellt werden. Dabei folge ich dem Motto: Verstand statt Bauchgefühl – die aktuelle Forschung stets im Blick!

Damit soll Ihnen dieses Buch ein Kompass werden, mit dem Sie souverän die richtigen Lebensmittel wählen, das Genießen neu lernen und sich selbstbewusst lösen vom Einfluss der Lebensmittelindustrie und windiger Experten. Auf geht's also, hin zu Ihrem ganz persönlichen Weg, der Sie in Richtung artgerechte Ernährung führt und Ihnen so zusätzliche gesunde Jahre auf der Lebensuhr sichert.

Alles Gute wünscht Ihnen Ihr

Dr. Matthias Riedl

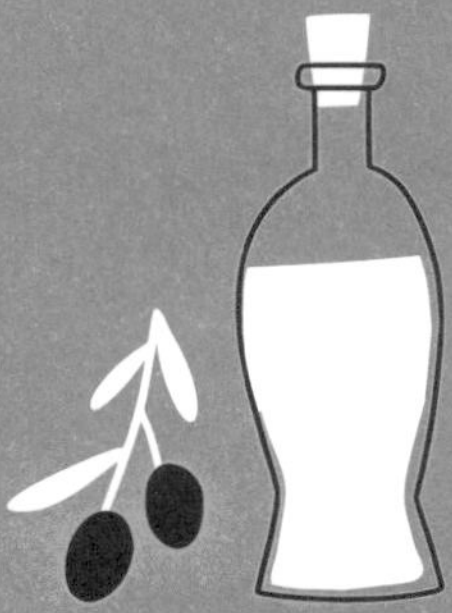

Nährstoffkompass – die Basics

Das folgende Kapitel erklärt die Basics, die jeder gesunden Ernährung zugrunde liegen. Denn wer einmal verstanden hat, warum einige Makro- und Mikronährstoffe wie Eiweiß, Omega-3-Fettsäuren, Ballaststoffe und sekundäre Pflanzenstoffe unserem Körper guttun, andere ihm dagegen schaden, der wird sich bald automatisch das Richtige auf den Teller packen.

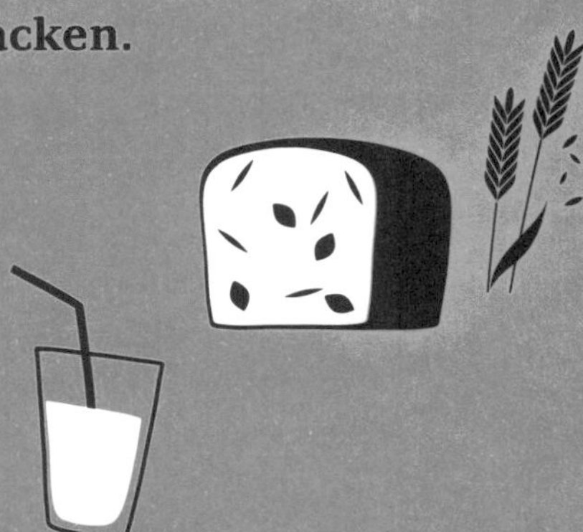

1.
Macht Fett wirklich fett?

Fett ist der mit Abstand energiereichste Nährstoff: 1 Gramm davon liefert gut neun Kalorien – Eiweiße und Kohlenhydrate kommen nur auf vier Kalorien. Klar, dass Öl, Butter und Co. als Dickmacher Nummer 1 gelten. Doch die meisten Fette stehen absolut zu Unrecht in einem schlechten Ruf.

Wären die drei Makronährstoffe Protagonisten in einem Film, Fett hätte die Rolle des Bösewichts sicher: Denn kein Bestandteil unserer Nahrung hat über Jahrzehnte hinweg ein ähnlich mieses Image verpasst bekommen. Fettreiche Lebensmittel sollen nicht nur direkt auf den Hüften landen, auch der Gesundheit schaden sie heftig, so die landläufige Meinung. Dabei ist Fett schlichtweg das Opfer einer perfiden Kampagne! Als sich vor etwa 60 Jahren langsam abzeichnete, wie schädlich ein Übermaß an Zucker sowohl für die Figur als auch für die Gesundheit ist, bestachen Lobbyisten der entsprechenden Industrie Wissenschaftler. Das Ziel: Fett zur vermeintlichen Ursache von Übergewicht machen und auf diese Weise den Zucker rehabilitieren – um so weiter im großen Stil Profit mit Fruchtgummi und Fertigkuchen erwirtschaften zu können. Das Vorhaben gelang – auch deshalb, weil die Lobbyisten geschickt jene Wissenschaftler diskreditierten, die das Bösewicht-Image von Fett infrage stellten.

Die Wahrheit: Fett hält schlank – und gesund

Glücklicherweise steigt inzwischen beinahe wöchentlich die Zahl der Studien, die zeigen, was der Makronährstoff wirklich ist: ein essenzieller Bestandteil gesunder Ernährung. Denn ohne Fettsäuren könnte unser Körper nicht funktionieren. Er nutzt diese beispielsweise, um Energiereserven für schlechte Zeiten anzulegen, Vitamine zu transportieren und Abwehrzellen des Immunsystems zu stimulieren. Außerdem dienen sie als Bauteile für entzündungshemmende Botenstoffe und helfen so, das Risiko für Folgeerkrankungen chronischer Entzündungen wie Diabetes zu senken. Einige Fettsäuren müssen wir dem Körper sogar zwingend über die Nahrung zuführen, da er sie nicht selbst herstellen

WIE VIEL DARF'S DENN SEIN?

Gesunde pflanzliche Fette wie Olivenöl sollten mindestens 10 Prozent der täglichen Energiemenge ausmachen (ca. 200 kcal bei 2000 kcal täglich), tierische Fette höchstens 5 Prozent (ca. 100 kcal).

200 Kalorien aus pflanzlichen Fetten
stecken etwa in 25 Milliliter Olivenöl, 100 Milliliter Kokosmilch, 37 Gramm Walnüssen oder 150 Gramm Avocado.

100 Kalorien aus tierischen Fetten
liefern 17 Gramm Butter, 75 Gramm Nackensteak, 40 Gramm Gouda oder 110 Gramm vollfetter griechischer Joghurt (10 % Fett).

kann – daher heißen diese „essenzielle" Fettsäuren. Auch Übergewichtige sollten nicht am Fett sparen: Lebensmittel, die reich an gesunden Fettsäuren sind, sättigen gut und können damit beim Abnehmen helfen. So zeigte etwa die sogenannte PREDIMED-Studie: Probanden, die mithilfe der Mittelmeerdiät Gemüse, Nüsse und Olivenöl ins Zentrum ihrer Ernährung rückten, verloren mehr Gewicht als jene, die auf eine fettarme Ernährung setzten. Zwar gab es Streit um die Art der Studiendurchführung, aber nach einer korrigierten Neuauswertung blieb der Vorteil für fettreiche Mahlzeiten bestehen – auch im Hinblick auf die Schlaganfallprävention. Doch nicht nur pflanzliche, auch tierische Fette, die lange als besonders schädlich galten, sind inzwischen rehabilitiert. Insbesondere, wenn die entsprechenden Produkte wie Fleisch und Butter aus ökologischer Landwirtschaft stammen: Diese liefern mehr ungesättigte Fettsäuren als Lebensmittel aus konventioneller Produktion, weisen also ein gesünderes Fettsäuremuster auf.

Tatsächliche Dickmacher: gehärtete Fette! *Fast Food, Gebäck, Pommes, Chips, einige Margarinesorten: Stark verarbeitete Lebensmittel sollten Übergewichtige möglichst selten essen. Denn sie stecken voller industriell gehärteter Fette, die ungesunde Transfettsäuren (siehe Seite 20) enthalten. Diese fördern Übergewicht und sorgen dafür, dass sich der Speck besonders am Bauch sammelt – was dem Herz-Kreislauf-System schadet.*

2.

Was bringen sekundäre Pflanzenstoffe und wo stecken sie drin?

Dass Gemüse, Obst und Co. unserem Körper extrem guttun, wissen die meisten. Eher unbekannt ist, dass dies nicht nur an Vitaminen, Mineralstoffen und Spurenelementen liegt, sondern vor allem an sekundären Pflanzenstoffen. Gründe, dies zu ändern, gibt es viele, denn die Mikrosubstanzen haben eine Megawirkung!

Sekundäre Pflanzenstoffe (kurz: SPS) dienen in Pflanzen meist dazu, Bestäuber anzulocken oder Fressfeinde abzuwehren. Beim Menschen, der Blätter, Früchte, Knollen und Samen der Obst-, Gemüse- und Getreidepflanzen isst, fallen die Wirkungen noch deutlich vielfältiger aus! Zwar sind die Substanzen – der Begriff „sekundär" legt es nahe – für uns nicht überlebenswichtig, ein Großteil der positiven Effekte pflanzlicher Lebensmittel beruht jedoch auf den schätzungsweise 10 000 SPS, die in unserer Nahrung vorkommen. Experten zufolge sind sie es, die den herzschützenden Effekt erklären, den ein reichlicher Verzehr pflanzlicher Kost zeigt, ebenso wie die präventive Wirkung, etwa im Hinblick auf Diabetes, Brustkrebs und Arthrose. Heimische Superfoods (siehe Seite 58) wie Kohl, Petersilie, Beeren, Nüsse und Leinsamen sind daher meist echte SPS-Bomben!

Wie viele sekundäre Pflanzenstoffe sollten wir aufnehmen?

Um genaue Zufuhrempfehlungen für einzelne Substanzen geben zu können, ist die Forschung noch nicht weit genug. Und womöglich werden Wissenschaftler auch gar nicht weiter nach der optimalen Dosis fahnden. Denn es deutet vieles darauf hin, dass uns eine artgerechte Ernährung auch mit SPS optimal versorgt. Hinzu kommt: Allein durch isolierte SPS, etwa in Form von Nahrungsergänzungsmitteln, sind die Effekte nicht zu erreichen. Von diesen profitieren wir offenbar nur, wenn wir die SPS im Verbund eines Lebensmittels aufnehmen. Große Mengen der wirkmächtigen Helfer stecken meist in den Schalen von Gemüse und Obst. Zudem sind viele Substanzen hitzeempfindlich. Aus beiden Gründen rate ich dazu, viel ungeschälte (Bio-)Rohkost zu essen (siehe Seite 82).

SEKUNDÄRE PFLANZENSTOFFE IM ÜBERBLICK

Stoffklasse (Bsp.)	**Wirkung**	**Reich enthalten in …**
Carotinoide (Lutein, Zeaxanthin)	antientzündlich, antioxidativ, krebshemmend, immunstärkend	Möhre, Kürbis, Orange, Grünkohl, Spinat, Aprikose, Guave, rote Grapefruit, reife Tomaten, Kresse
Saponine (Saponin)	antientzündlich, krebshemmend, cholesterinsenkend, antimikrobiell, immunstärkend	Hülsenfrüchte, Spinat
Phytosterine	cholesterinsenkend	Nüsse, Samen, Soja
Monoterpene (Limonen, Carvon, Menthol)	antientzündlich, krebshemmend, antibakteriell, antiviral	Orange, Aprikose, Weintrauben, Minze, Oliven
Flavonoide (Anthocyane, Flavanole)	antientzündlich, antioxidativ, immunstärkend, antimikrobiell, krebshemmend, gefäßstärkend	blaue Trauben, alle Beeren, Kirschen, Rotwein, Grün-/Schwarztee, Bitterschokolade, Grapefruit, Orange, Sellerie, Zwiebel, Endiviensalat, Apfel
Phenolsäuren	antioxidativ, antimikrobiell, krebshemmend	Kaffee, Grünkohl, Vollkorngetreide
Phytoöstrogene (Isoflavonoide, Lignane)	antioxidativ, krebshemmend	Soja, Leinsamen, Vollkorngetreide, Weizenkleie
Glucosinolate	antientzündlich, antimikrobiell, krebshemmend	Kohl (Brokkoli), Sauerkraut, dunkler Senf, Kresse, Papaya
Sulfide (Allicin)	antimikrobiell, krebshemmend, immunstärkend	Knoblauch, Zwiebelgewächse

3.

Warum sollte jeder von uns mehr Ballaststoffe essen?

Ballaststoffe gehören zu den wichtigsten Nährstoffen überhaupt: Immer neue Studien zeigen, dass unser Körper ohne eine ausreichende Zufuhr davon nicht richtig funktionieren kann und langfristig Schaden nimmt. Auch zur idealen Tagesmenge gibt es inzwischen zuverlässige Erkenntnisse. Ein Überblick.

Würden Sie mich nachts um vier Uhr wecken und fragen, worüber ich am liebsten einen Vortrag halten wollte, die Antwort käme prompt: Ballaststoffe! Denn so gut erforscht deren zahlreiche Gesundwirkungen auch sind – die meisten wissen noch nicht viel davon. Grund genug, das zu ändern …

Was Ballaststoffe so besonders macht

Ballaststoffe sind Mehrfachzucker, die ausschließlich in Pflanzen vorkommen, beispielsweise als Hauptbestandteile der Zellwände. Da unser Dünndarm sie nicht aufspalten kann, wandern sie unverdaut in den Dickdarm. Experten unterscheiden zwischen wasserlöslichen und wasserunlöslichen Ballaststoffen: Zur ersten Gruppe gehören etwa Inulin (Chicorée, Topinambur), Pektin (Äpfel, Möhren, Orangen) und Beta-Glucan (Hafer), zur zweiten Gruppe Lignin und Zellulose (Getreide, vor allem Hafer, Kleie, Hülsenfrüchte). Einzig die wasserlöslichen Ballaststoffe liefern Energie: Wenn lebenswichtige Dickdarmbakterien diese zu kurzkettigen Fettsäuren abbauen, gewinnen sie aus 1 Gramm Ballaststoffe noch zwei Kalorien. Gesund? Ist die Mischung aus beiden Gruppen!

Ballaststoffe sind Abnehmhelfer

Wer versucht, mehr unverdauliche Pflanzenteile zu essen, nimmt nicht nur weniger schnell zu, sondern verliert bei Übergewicht sehr wahrscheinlich auch Kilos. Die Gründe sind vielfältig. Zum einen binden Ballaststoffe Flüssigkeit: Der Nahrungsbrei nimmt an Volumen zu, die Magenwand dehnt sich stärker, was eine vermehrte Ausschüttung von Sättigungshormonen zur Folge hat. Außerdem verzögert sich durch den vergrößerten Nahrungsbrei die Magenentleerung: Dies verlangsamt die Blutzuckerantwort, der Körper schüttet weniger Insulin aus – und das wiederum bremst die Speicherung von Energie als Fett.

SO VIELE BALLASTSTOFFE SOLLTEN ES SEIN

Die WHO empfiehlt mindestens 25 Gramm Ballaststoffe pro Tag, die DGE mindestens 30 Gramm – wobei die eine Hälfte aus Getreideprodukten stammen soll, die andere aus Obst und Gemüse. All das spiegelt die Studienlage jedoch nicht wider! Daher lauten meine persönlichen Empfehlungen wie folgt:

- 40 Gramm Ballaststoffe pro Tag sind ideal, um von allen Gesundwirkungen zu profitieren, 30 Gramm die Mindestmenge. Ein Zuviel gibt es nicht.
- 60 Prozent der Ballaststoffe (ca. 25 Gramm) sollten aus Gemüse, Hülsenfrüchten und Nüssen stammen, 10 Prozent (ca. 5 Gramm) aus Obst oder weiterem Gemüse, die restlichen 30 Prozent (ca. 10 Gramm) aus Vollkornprodukten und Kartoffeln.

Aktuell sind die meisten Deutschen unterversorgt: Männer nehmen laut Nationaler Verzehrsstudie im Schnitt nur 25 Gramm Ballaststoffe zu sich, Frauen 23 Gramm. Auch ungut: Die Ballaststoffe stammen vor allem aus Brot und Obst. Gemüse und Hülsenfrüchte spielen nur eine geringe Rolle.

Ballaststoffe verbessern die Darmgesundheit

Da weder Magen noch Dünndarm Ballaststoffe verdauen können, passieren sie beide Organe beinahe unbeschadet und wirken wie eine Putzkolonne, die mal ordentlich durchwischt. Zudem regt der voluminösere Nahrungsbrei die Darmbewegung an: Das verringert die Zeit, die dieser für die Passage braucht. So kommt die Darmschleimhaut kürzer in Kontakt mit krebserregenden Stoffen wie Nitrosaminen. Möglicherweise sind Ballaststoffe sogar in der Lage, kanzerogene Moleküle zu binden und damit unschädlich zu machen. Darüber hinaus bilden

WIE SIE AUF DEN TAGESBEDARF KOMMEN

40 Gramm Ballaststoffe am Tag:
Das klingt viel, lässt sich aber leicht schaffen, wenn Sie konsequent Hülsenfrüchte, Nüsse, Vollkornbrot und Gemüse in den Speiseplan einbauen, bei Nudeln öfter die Vollkornvariante wählen und auch beim Backen immer häufiger Weiß- durch Vollkornmehl ersetzen.

Das sind die gesündesten Ballaststofflieferanten
(Gehalt pro 100 Gramm, in absteigender Reihenfolge):

Flohsamenschalen (70 g), Weizenkleie (45 g), Leinsamen (36 g), getrocknete weiße Bohnen (23 g), getrocknete Linsen und Erbsen (17 g), Schwarzwurzeln (17 g), Topinambur (15–20 g), Mandeln (14 g), Kürbiskerne (10 g), Vollkornhaferflocken (10 g), Vollkornnudeln (10 g), gegarte Kichererbsen (10 g), Pumpernickel (9–11 g), Walnüsse (8 g), Linsenpasta (6–8 g), Himbeeren (7 g), grüne Erbsen (5,3 g), Blaubeeren (5 g), Dinkelvollkornbrot (5 g), Rosenkohl (3,9 g), Knollensellerie (3,9 g), Grünkohl (3,5 g), Möhren (3,1 g), Brokkoli (3 g), Weißkohl (2,9 g), Birnen (2,8 g), Blumenkohl (2,7 g), Wirsing (2,7 g), Äpfel (2,5 g), Rotkohl (2,4 g), Fenchel (2,1 g), Spinat (2,1 g).

Beispielplan für einen Tag:

Frühstück: 70 g Vollkornhaferflocken mit 10 g Leinsamen, 100 g Naturjoghurt und 100 g Himbeeren = *18 g Ballaststoffe*

Mittagessen: 100 g Linsenpasta mit Pesto, dazu 100 g Blattsalat und 1 Tomate = *10 g Ballaststoffe*

Snack: 35 g Mandeln = *5 g Ballaststoffe*

Abendessen: Gemüsepfanne aus je 100 g Brokkoli, Möhren und Fenchel mit 50 g Lachs ODER 100 g Vollkornbrot mit 30 g Käse und 200 g Gemüse = *8 g Ballaststoffe*

Insgesamt: 41 g Ballaststoffe

Ballaststoffe Futter für schleimhautschützende Darmbakterien wie *Akkermansia muciniphila*, die beim Abbau derselben krebsvorbeugende kurzkettige Fettsäuren produzieren. Außerdem fördern die Bakterien die Darmbewegung sowie die Immunabwehr und neutralisieren Gifte im Stuhl. All das erklärt, warum eine regelmäßige hohe Ballaststoffzufuhr das Darmkrebsrisiko reduziert. Zugleich sinkt die Wahrscheinlichkeit, an einer Divertikulitis zu erkranken, bei der sich Ausstülpungen in der Darmwand entzünden. Eine Hauptursache für die Krankheit liegt, wie bei Verstopfung und Hämorrhoiden, in zu geringem Stuhlvolumen: ein Problem, das Ballaststoffe durch ihren aufquellenden Effekt beheben.

Auch Fettstoffwechsel und Zähne profitieren

Doch damit sind die positiven Wirkungen von Ballaststoffen längst nicht erschöpft! Eine weitere extrem positive Eigenschaft: Sie können Gallensäuren binden. Dies zwingt den Körper dazu, aus seinem Cholesterinreservoir neue Gallensäuren zu bilden. Dadurch sinkt der Cholesterinspiegel im Blut und damit wiederum das Risiko für (Cholesterin-)Gallensteine. Zudem verbessern die unverdaulichen Pflanzenteile unsere Zahngesundheit. Denn ballaststoffreiche Lebensmittel müssen wir stärker kauen: Dadurch produziert der Körper mehr Speichel, was zur Remineralisierung beiträgt – und somit den Zahnschmelz stärkt. Auf diese Weise wird auch die Säurelast der Nahrung verringert.

Die Ballaststoffzufuhr langsam erhöhen

Wer bislang eher ballaststoffarm gegessen hat, sollte die Zufuhr langsam auf „optimal" steigern – um etwa 5 Gramm pro Woche. Anfangs ist gegartes Gemüse ideal, nach und nach sollten Sie den Rohkostanteil erhöhen. Denn der Verdauungstrakt braucht Zeit, um sich anzupassen: Bekommt er die nicht, drohen so starke Blähungen und so heftiger Durchfall, dass viele Menschen ihre Ernährungsumstellung abbrechen. Zudem sollten Sie ausreichend trinken, damit die Ballaststoffe gut quellen können. Von Nahrungsergänzungspräparaten, die häufig isoliertes Pektin und Inulin beinhalten, rate ich ab. Zum einen kann unser Körper Ballaststoffe, die in Lebensmitteln gebunden sind, besser verwerten. Zum anderen liefern nur natürliche Lebensmittel weitere wertvolle Inhaltsstoffe: Forscher gehen inzwischen davon aus, dass uns erst die Kombination aus Vitaminen, Mineral- und Ballaststoffen die zahlreichen Gesundwirkungen beschert.

4.
Was macht Transfette so ungesund?

Croissants, Chips, Pommes frites: Solche stark verarbeiteten Lebensmittel liefern extrem viel Energie. Dass diese häufig primär aus sogenannten Transfetten stammt, ist doppelt ungünstig. Denn immer mehr Studien zeigen, dass diese Stoffe unserem Körper schaden – auf vielfältige Weise.

Als Ernährungsmediziner schaue ich im Allgemeinen ungern in Richtung USA: Denn die Staaten sind ein zuverlässiger Indikator dafür, welche üblen Auswirkungen unsere westliche Ernährungsweise hat. Ob Übergewicht oder Herz-Kreislauf-Erkrankungen – was sich in den USA zeigt, wird mit etwa zwei Jahrzehnten Verzögerung auch hierzulande Realität. Bei einer Sache aber geht das Land mit gutem Beispiel voran: Vor einigen Jahren hat die amerikanische Gesundheitsbehörde FDA industriell hergestellte Transfettsäuren in Lebensmitteln verboten. Ein richtiger, wichtiger Schritt aus gleich mehreren Gründen!

Was sind Transfette überhaupt?

Transfette entstehen, wenn die Industrie pflanzliche Fette wie etwa Rapsöl teilweise aushärtet. Dies geschieht meist mithilfe der sogenannten Hydrierung: Die Hersteller führen den Fetten Wasserstoff zu. Dadurch ändert sich die Form der Ölsäuremoleküle, sie bekommen die sogenannte trans-Form. Durch diese neue Struktur erhöht sich der Schmelzpunkt, das Fett wird hart und damit beispielsweise streichfähig. Neben der Hydrierung entstehen Transfette außerdem, wenn Pflanzenöl mit vielen ungesättigten Fettsäuren stark erhitzt wird, zum Beispiel, wenn wir zu Hause etwas frittieren.

So schaden Transfette dem Körper

Das große Problem: Unser Körper kennt Ölsäuren in trans-Form nicht und versucht daher, die Stoffe loszuwerden: Das Immunsystem wird aktiviert, es kommt zu Entzündungsreaktionen – was entzündliche Erkrankungen befeuert. Transfette, die im Organismus zurückbleiben, lagern sich aufgrund ihrer Festigkeit besonders schnell in den Gefäßen ab und erhöhen auf diese Weise das Risiko für Arteriosklerose deutlich. Weitere, in Studien nachgewiesene Negativwirkungen: Transfette fördern die Fetteinlagerung in der Leber und lassen den Spiegel an schlechtem LDL-Cholesterin steigen, erhöhen das Risiko für Insulinresistenz, Herzinfarkt und sogar bestimmte Krebsarten, etwa des Rachens und der Speiseröhre. Umgekehrt hat die Forschung inzwischen auch zeigen können, was es bringt, Transfette zu reduzieren: Als New York 2007 den Gebrauch von Transfetten in Restaurants, Bäckereien und Kantinen verbat, sank die Herzinfarktrate in den Folgejahren um mehr als 6 Prozent – und damit ähnlich stark wie infolge des 2003 eingeführten Rauchverbots.

So beugen Sie Gesundheitsrisiken durch Transfette vor

Höchstens 2,5 Gramm Transfette sollten wir täglich zu uns nehmen. Diese Menge steckt mitunter bereits in einem Krapfen, 100 Gramm Chips liefern satte 7 Gramm. Immerhin: Da die negativen Wirkungen so eindeutig sind, dürfen Hersteller in der EU in Zukunft Lebensmittel nur noch zu höchstens 2 Prozent mit industriell hergestellten Transfetten anreichern – bis April 2021 gilt jedoch eine Übergangsfrist. Da es keine Kennzeichnungspflicht für Transfette gibt, müssen Verbraucher selbst darauf achten, möglichst wenig davon zu konsumieren.

SO VERMEIDEN SIE TRANSFETTE

- Verzichten Sie möglichst weitgehend auf: Frittiertes wie Pommes, Kartoffelchips, Krapfen, Schmalzkuchen; Fertiggebäck wie Kekse; Fast Food; Brotaufstriche wie Nuss-Nugat-Creme; Kuvertüre.
- Kaufen Sie keine Produkte, auf deren Zutatenliste „gehärtetes“, „teilgehärtetes“ oder „hydrogenisiertes“ Fett verzeichnet ist.
- Wenn Sie selbst bei hohen Temperaturen braten oder frittieren, nutzen Sie hitzestabile Fette und Öle, deren Struktur sich bei der Zubereitung nicht verändert – etwa Butterschmalz und Kokosfett sowie raffinierte Öle aus Maiskeim, Raps, Erdnuss, Oliven und Soja.

5.

Wie schaffe ich es, mehr pflanzliches Eiweiß zu essen?

Es gibt Hunderte Studien, die zeigen: Wer ausreichend Proteine zu sich nimmt und den Bedarf vor allem aus pflanzlichen Quellen deckt, tut seiner Gesundheit viel Gutes. Doch im Ernährungsalltag dominieren tierische Eiweißlieferanten wie Käse, Eier, Fleisch und Fisch. Drei Strategien für den Umstieg.

Die meisten meiner Patienten wissen inzwischen erstaunlich gut darüber Bescheid, warum pflanzliche Proteine so wichtig für unseren Körper sind und warum ein kompletter Wechsel auf pflanzliche Kost Krankheiten wie Diabetes mitunter sogar heilen kann (siehe Seite 230). Doch viele sind ratlos, wie sie den Anteil der Pflanzenproteine steigern sollen. So klappt's:

► Strategie 1: Fleisch, Fisch und Co. gesund ersetzen

Wer mehr pflanzliches Eiweiß essen möchte, ist schnell versucht, zu veganen Ersatzprodukten für Fleisch, Fisch und Käse zu greifen. Doch das sollten wir uns möglichst verkneifen – denn die industriell verarbeiteten Veggie-Würstchen und -Burger schaden dem Körper aufgrund der meist enthaltenen Zusatzstoffe (siehe Seite 126). Besser: naturbelassene eiweißreiche Alternativen wie Soja, Lupine und Seitan wählen und daraus natürliche Gerichte zubereiten. Diese Lebensmittel liefern mitunter sogar mehr Eiweiß als Fleisch und Fisch. Der Proteinanteil von Lupinen etwa liegt mit 36 Gramm auf 100 Gramm um ein Drittel höher als der von Fleisch. Die Verwendungsmöglichkeiten sind vielfältig. Sojaschnetzel beispielsweise machen sich gut als Hackfleischersatz in einer Bolognese, aus Lupinen lassen sich leicht Burger zubereiten – und in Scheiben geschnittener, nach eigenen Vorlieben gewürzter Tofu ergibt angebraten ein tolles Veggie-Schnitzel. Am gesündesten ist übrigens Tempeh: Das fermentierte Produkt aus Sojabohnen besteht nicht nur zu knapp einem Fünftel aus wertvollem Pflanzenprotein, sondern fördert zudem als probiotisches Lebensmittel eine gesunde Bakterienvielfalt im Darm (siehe Seite 38).

▶ Strategie 2: Knackig snacken

Am leichtesten nehmen Sie mehr pflanzliche Proteine zu sich, indem sie täglich Samen und Nüsse knabbern. Kürbiskerne etwa liefern bis zu 35 Gramm Eiweiß auf 100 Gramm, Nüsse knapp über oder unter 20 Gramm. Zu Letzteren sollten Sie besonders oft greifen, da etwa Mandeln, Walnüsse und Pistazien neben wertvollen Proteinen ein günstiges Nährstoffverhältnis mit Ballaststoffen und Fettsäuren aufweisen, das der Gesundheit nützt (siehe Seite 136). Einen besonders leichten Proteinkick garantiert Nussmus – als Brotaufstrich oder im Müsli.

▶ Strategie 3: Beilagen neu denken

Weizennudeln, Kartoffeln, Reis: Die typischen Beilagen liefern vergleichsweise wenig Eiweiß. Versuchen Sie, diese möglichst oft durch Linsen, Kichererbsen oder Bohnen zu ersetzen. Denn Hülsenfrüchte enthalten ähnlich viel Eiweiß wie Fleisch und Fisch und zudem bis zu 23 Gramm ultragesunde Ballaststoffe auf 100 Gramm. Diese Superfoods sollten Sie also täglich auf den Tisch bringen. Besonders leicht gelingt das mithilfe von Pasta aus Hülsenfrüchten (siehe Seite 43), die es mittlerweile in jedem Supermarkt gibt. Zu Currys machen sich Linsen anstelle von Reis sehr gut. Auch Pseudogetreide wie Buchweizen und Amarant bildet eine exzellente Beilagenalternative – dank eines günstigen Nährstoffmusters mit ebenfalls viel Pflanzenprotein (siehe Seite 22).

GEMÜSE ALS EIWEISSQUELLE NUTZEN

Mindestens 400 Gramm Gemüse sollte jeder von uns täglich essen. Eine gute Gelegenheit, die Proteinzufuhr durch eine clevere Auswahl beim Grünzeug zu erhöhen (Eiweißgehalt je 100 g):

junge Erbsen:	5,8 Gramm	Brokkoli:	2,8 Gramm
Champignons:	4,1 Gramm	Grünkohl:	2,5 Gramm
Zuckerschoten:	4,0 Gramm	Spargel:	2,2 Gramm
Rosenkohl:	3,5 Gramm	Blumenkohl:	2,0 Gramm
Spinat:	2,9 Gramm	grüne Bohnen:	1,8 Gramm

6.

Wie viel reinen Zucker braucht der menschliche Körper?

Zu den am weitesten verbreiteten Annahmen in Sachen Ernährung gehört jene, wonach unser Gehirn auf reinen Zucker angewiesen ist. Wir müssten daher Süßes mitunter einfach essen, etwa wenn wir konzentriert arbeiten. Was dran ist an diesem Mythos – und was ins Reich der Legenden gehört.

Unser Gehirn ist ein Zuckerjunkie: Etwa 140 Gramm des Einfachzuckers Glukose braucht es pro Tag als Treibstoff. Erhält es den nicht, kommt es zur Energiekrise. Die Folgen der Unterzuckerung: Schwindel und Bewusstseinstrübungen, die bei Diabetikern im schlimmsten Fall durch einen Schock sogar zum Tod führen können. Das ist der Grund, warum diese stets ein Stück Traubenzucker (reine Glukose) bei sich tragen sollten. Im normalen Alltag aber gilt für sie das Gleiche wie für alle anderen Menschen auch: Sie bräuchten kein einziges Gramm freien Zucker, um zu überleben – im Grunde nicht einmal Obst! Denn: Gemüse, Getreide und Hülsenfrüchte liefern ausreichend viele komplexe Kohlenhydrate, die der Körper im Darm selbst zu Einfachzuckern umwandeln kann. Das genügt nicht nur, um den Glukosebedarf zu decken – die Versorgung geschieht auch ohne ungesunde Blutzuckerspitzen, da das Verdauungssystem die Zuckermoleküle erst aufspalten muss und die Energie damit langsam und kontinuierlich bereitstellt.

Unser Körper kann Zucker selbst produzieren

Darüber hinaus hat uns die Evolution eine Technik mitgegeben, dank der wir auch bei ausbleibender Kohlenhydratzufuhr keinen Glukosemangel erleiden – etwa beim Fasten oder wenn wir in unwirtlichen Gegenden wie Alaska leben, die kaum kohlenhydratreiche Nahrung bereithalten: die sogenannte Glukoneogenese („Zuckerneubildung"). Dabei fügt der Körper in der Leber (gespeicherte) Kohlenhydratvorstufen zu Glukose zusammen. Die dafür nötigen Ausgangsstoffe bilden beispielsweise Abfallprodukte, die immer dann entstehen, wenn Eiweiße und Fettsäuren verstoffwechselt werden.

SO GESUND IST DIE ZUCKERTECHNISCHE NULLNUMMER

Dass uns ein kompletter Verzicht auf Zucker in Reinform enorm guttut, zeigt das Naturvolk der Tsimane im bolivianischen Amazonasgebiet. Hier stehen vor allem ballaststoffreiche Knollen auf dem Speiseplan, zuckerarme Kochbananen (nicht die modernen, süßen Züchtungen!), Nüsse sowie ab und an Fleisch oder Fisch. Um herauszufinden, wie das Fehlen jeglichen freien Zuckers die Gesundheit der Menschen beeinflusst, untersuchten Wissenschaftler gut 700 Tsimane. Das Ergebnis: 85 Prozent der 40- bis 94-Jährigen hatten ein absolut gesundes Herz-Kreislauf-System – unter Amerikanern ist dies nur bei 14 Prozent der Fall. Zudem waren die Gefäße extrem elastisch: Die Arterien 80-jähriger Tsimane glichen denen 50-jähriger Amerikaner.

Nur Sportler dürfen regelmäßig Zucker essen

Noch etwas spricht gegen freien Zucker: sein spezifisches Nährstoffmuster. Er liefert weder Mineralstoffe noch Vitamine oder sekundäre Pflanzenstoffe – also nichts außer schneller Energie. Wenn wir diese jedoch nicht direkt wieder verbrennen, speichert unser Körper sie als Fett. Deshalb können nur Leistungssportler und körperlich wirklich schwer arbeitende Menschen ohne schlechtes Gewissen etwas tiefer in die Gummibärchentüte greifen (aber auch nicht zu tief!). Mein Rat an alle anderen: Wann immer Sie das Gefühl haben, jetzt sofort eine Süßigkeit essen zu müssen, nehmen Sie sich vor, nach dem Genuss zwei Mal die Treppe herunter- und wieder hochzulaufen, in einen Zitronenschnitz zu beißen oder die Zähne zu putzen. Meist genügt schon ein solcher Gedanke, um den Nasch-Impuls zu löschen.

Mit Traubenzucker in die Prüfung? *Die Werbung suggeriert uns häufig, das Gehirn bräuchte Traubenzucker, um gute Leistungen zu bringen. Aber dies ist nichts weiter als ein Mythos, wie Tierstudien zeigen: Versuchsmäuse wurden nach dem Genuss von Traubenzucker im Gegenteil vergesslicher, außerdem ängstlicher und depressiver. Warum, ist noch unbekannt.*

7.

Warum sind Omega-3-Fettsäuren so wichtig?

Seit etwa zwei Jahrzehnten rücken Omega-3-Fettsäuren immer stärker in den Fokus der Forschung. Mittlerweile ist klar: Die Substanzen sind kaum zu überschätzen, wenn es darum geht, uns gesund zu halten. Umso erstaunlicher, dass beinahe nur Experten genau darüber Bescheid wissen. Zeit, dies zu ändern.

In Pflanzen, speziell Algen, und in Kaltwasserfischen wirken Omega-3-Fettsäuren vor allem als natürliches Frostschutzmittel. Bei uns Menschen dagegen sind ihre Wirkungen deutlich vielfältiger und damit auch die Möglichkeiten, sich mithilfe der Alleskönner vor verschiedenen Krankheiten zu schützen.

Diese Funktionen haben Omega-3-Fettsäuren im Körper

Keine Zelle kommt ohne Omega-3-Fettsäuren aus: Sie sorgen für Elastizität in der Zellwand und dafür, dass Nährstoffe ins Innere gelangen können. Das Gehirn nutzt sie unter anderem als Strukturfett, um Nervenzellen zu bilden. Omega-3-Fettsäuren sind an der neuronalen Informationsübertragung beteiligt und mitverantwortlich dafür, dass Botenstoffe gebildet werden und ordnungsgemäß funktionieren. Damit spielen Omega-3-Fettsäuren eine extrem wichtige Rolle bei den meisten Vorgängen im Körper – von der Kognition bis zur Immunabwehr.

Der Omega-3-Index: Wie gut sind Sie versorgt?

Der sogenannte Omega-3-Index zeigt an, wie groß der Anteil von EPA und DHA (siehe rechts) an den Fettsäuren ist, die in der Zellwand der roten Blutkörperchen stecken. Ähnlich wie der Blutzuckerwert HbA1c ist der Index ein Langzeitwert und liefert einen Anhaltspunkt dafür, wie gut unsere Versorgung mit Omega-3-Fettsäuren aus der Nahrung in den letzten Monaten gewesen ist. Den Zielkorridor bildet dabei ein Wert zwischen 8 und 11 Prozent: Liegt er darunter, ist die Zufuhr von Omega-3-Fettsäuren absolut unzureichend – ein Risikofaktor für verschiedene Krankheiten, von Bluthochdruck bis hin zu Herzinsuffizienz.

DIE WICHTIGSTEN OMEGA-3-FETTSÄUREN – UND IHRE QUELLEN

Alpha-Linolensäure (ALA) gehört zu den sogenannten essenziellen Fettsäuren. Das heißt: Unser Körper kann sie nicht selbst herstellen, sondern muss sie über die Nahrung erhalten. ALA steckt vor allem in Leinsamen und Leinöl, Walnüssen und Walnussöl sowie Hanf- und Rapsöl.

Eicosapentaensäure (EPA) und Docosahexaensäure (DHA) dagegen kann unser Körper in geringem Umfang aus ALA selbst produzieren. Allerdings genügt dies nicht für eine ausreichende Versorgung. Große Mengen DHA und EPA liefern vor allem fette See- und Süßwasserfische wie Lachs, Hering, Makrele, Sardine und Karpfen. Weitere gute Quellen: Krill (antarktische Mini-Krebse) und Mikroalgen (z. B. Chlorella). Letztere bilden, zusammen mit Fischöl, die Grundlage der meisten Omega-3-Nahrungsergänzungsmittel.

Omega-3-Fettsäuren können das Leben verlängern

Entsprechend haben groß angelegte Studien umgekehrt gezeigt: Wer dafür sorgt, einen Omega-3-Index zwischen 8 und 11 Prozent zu erreichen, verringert damit das Risiko für Herz-Kreislauf-Erkrankungen, kognitive Einschränkungen, Depressionen, Frühgeburten und weitere Gesundheitsprobleme. Außerdem wirkt eine ausreichende Zufuhr von Omega-3-Fettsäuren Entzündungen entgegen. Warum genau, wissen Forscher noch nicht. Eine Theorie: DHA und EPA heften sich an die Rezeptoren entzündungsauslösender Fresszellen, die insbesondere infolge von zu viel Bauchfett entstehen (siehe Seite 94). Außerdem liefern sie Bauteile für sogenannte Resolvine – Substanzen, die Entzündungsreaktionen infolge von Infektionen abklingen lassen. Daher bilden Omega-3-reiche Lebensmittel einen Grundpfeiler der antientzündlichen Ernährung (siehe Seite 192). Alle Wirkungen zusammengenommen erklären, weshalb die Sterberate bei Menschen mit höheren Werten beim Omega-3-Index geringer ausfällt, sie im Durchschnitt also länger leben.

STREITFALL FISCHÖLKAPSELN

Große Meta-Analysen zeigen: Handelsübliche niedrig dosierte Fischölpräparate (ca. 1 Gramm DHA und EPA pro Tag) zeigen bei Gesunden keine präventive Wirkungen. Chemisch veränderte Omega-3-Fettsäuren in hoher Dosierung können aber offenbar helfen, Patienten mit Vorerkrankungen wie Diabetes zu schützen. In der Reduce-It-Studie erlitten jene, die täglich 4 Gramm „EPA-Ethylester" einnahmen, in den fünf Folgejahren signifikant seltener einen Herzinfarkt oder Schlaganfall, verglichen mit den Teilnehmern, die nur ein Placebo bekamen.

Omega-3-Fettsäuren können epigenetische Risiken senken

Besonders faszinierend ist eine aktuelle Erkenntnis, die aus Tierstudien stammt: Demnach können Omega-3-Fettsäuren möglicherweise dazu beitragen, epigenetische Belastungen zu reduzieren, die wir von unseren Eltern mitbekommen haben (siehe Seite 170) – wie die Neigung zu Übergewicht. Ein Beispiel: Haben Mäusemädchen dicke Mütter, erhöht sich die Aktivität ihres Fettgewebes. Ernährten Forscher die Tiere dann hochkalorisch, nahmen diese exzessiv zu, neigten besonders stark zu Diabetes und wiesen einen geschwächten Sättigungsmechanismus auf. Gaben die Wissenschaftler den Mäusen jedoch mehr Omega-3- und weniger Omega-6-Fettsäuren, legten die Mäuse deutlich weniger Gewicht zu und der Stoffwechsel veränderte sich kaum, obwohl die Energiemenge gleich blieb. Inwieweit sich diese Ergebnisse auf Menschen übertragen lassen, müssen weitere Studien zeigen. Gesichert ist jedoch schon jetzt: Unsere moderne westliche Ernährung macht uns auch deshalb so krank, weil sich das Fettsäureverhältnis stark in Richtung krank machender Omega-6-Fettsäuren verschoben hat. Wie viele Omega-3-Fettsäuren jeder pro Tag essen sollte, diese Frage lässt sich anders als bei den meisten Nährstoffen nicht allgemein beantworten. Das Problem: Menschen nehmen die Fettsäuren aus gleicher Quelle unterschiedlich effizient auf: Die Rate variiert mitunter um das 13-Fache! Daher bringen bestehende allgemeine Zufuhrempfehlungen für das Individuum – genau nichts. Wichtig ist es, den Omega-3-Index von 8 bis 11 Prozent zu erreichen.

Hier meine Empfehlung, wie Ihnen dies in drei Schritten gelingt:

- Optimieren Sie über ein halbes Jahr Ihre Omega-3-Zufuhr mithilfe der Ernährung, indem Sie den Anteil Omega-3-reicher Lebensmittel deutlich erhöhen.
- Lassen Sie anschließend Ihren Omega-3-Index beim Arzt bestimmen. Die privaten Krankenkassen übernehmen die Kosten dafür meist, gesetzlich Versicherte müssen die Leistung mit rund 70 Euro selbst zahlen (weil immer deutlicher wird, wie wichtig der Omega-3-Index ist, um individuelle Krankheitsrisiken einzuschätzen, bin ich sicher, dass dies irgendwann eine allgemeine Kassenleistung wird).
- Liegt Ihr Omega-3-Index unterhalb von 8 Prozent, sollten Sie mit Ihrem Arzt eine geeignete Nahrungsergänzung besprechen und den Blutwert nach einem halben Jahr erneut bestimmen lassen.

ZAHLEN, BITTE!

3 von 4 Europäern haben einen Omega-3-Index von weniger als 8 Prozent – sind also unterversorgt.

5 Gramm EPA und DHA (kombiniert) sind laut der Europäischen Behörde für Lebensmittelsicherheit (EFSA) als Tageszufuhr unbedenklich.

15 Prozent der schwangeren Frauen in Deutschland nehmen Omega-3-Ergänzungsprodukte. Trotzdem erreichen selbst sie im Durchschnitt einen Omega-3-Index von mindestens 8 Prozent nicht. Auch Schwangere sollten ihren Omega-3-Index beim Arzt bestimmen lassen und eine individuelle Supplementierung besprechen.

15 Prozent: Bei diesem Omega-3-Index-Wert sind Symptome chronisch-entzündlicher Erkrankungen wie Rheuma gemildert.

3:1 betrug das Verhältnis von Omega-6-Fettsäuren zu Omega-3-Fettsäuren in der Nahrung unserer Vorfahren. Heute liegt es bei krank machenden 10:1 bis 20:1. Den Hauptgrund bilden gehärtete Fette, Transfette und Omega-6-reiche Lebensmittel wie Wurst, Schweinefleisch, bestimmte Öle (Sonnenblumenöl, Distelöl), Fertigprodukte und Fast Food, deren Konsum stetig steigt.

8.

Weshalb ist Fruktose so schädlich?

Fruchtzucker, das klingt nach Obst, nach etwas Gesundem. Und tatsächlich haben Ärzte Fruktose jahrzehntelang als vermeintlich beste Zuckervariante empfohlen. Inzwischen steckt sie in unzähligen Produkten, mitunter sogar in Zahnpasta. Eine echte Gefahr – und zwar aus mehreren Gründen …

Schätzungen zufolge leiden bis zu drei von zehn Deutschen unter einer mehr oder weniger ausgeprägten Fruktose-Intoleranz: Im Dünndarm der Betroffenen gibt es zu wenig von GLUT-5, einem Eiweiß, das Fruktose in die Blutbahn bringt. Die Folge: Der Zucker wandert unverdaut in den Dickdarm, wo Bakterien ihn zersetzen. Die dabei entstehenden Gase sorgen für Krämpfe, Blähungen und Durchfall. Schon bei 25 Gramm Fruktose pro Tag ist der Darm vieler Menschen überfordert. Das Gemeine: Die meisten Menschen mit Fruktose-Intoleranz haben sich die Krankheit über Jahre angefuttert und -getrunken. Da Fruchtzucker industriell extrem günstig aus Maisstärke herzustellen ist, steckt die Süße mittlerweile nicht mehr nur in natürlicher Form in Früchten und Säften. Sie hilft auch in beinahe jedem verarbeiteten Produkt, den Geschmack zu verbessern: Kaum ein Fertiggericht, Softdrink und Ketchup kommt heute ohne Fruktose aus. Das ist ein echtes Problem – und zwar nicht nur für jene, die den Zuckerstoff nicht vertragen. Denn die lang gehegte Annahme, Fruktose sei gesund, haben Forscher inzwischen als fatalen Irrtum entlarvt: Mittlerweile gilt Fruchtzucker als der gefährlichste Zucker überhaupt.

So macht uns zu viel Fruchtzucker krank

Gelangt Glukose über die Darmschleimhaut ins Blut, produziert der Körper Insulin – ein Hormon, das die Zuckermoleküle direkt in die Zellen schleust. Fruktose dagegen nimmt einen Umweg über die Leber: Dort wird sie insulinunabhängig verstoffwechselt, weshalb Ärzte diese Zuckerart besonders Diabetikern lange empfohlen haben. Doch die ausbleibende Insulinausschüttung ist nur auf den ersten Blick ein „Nutzen“: Denn die Leber wandelt Fruktose auch in Fettsäuren um, was die Fetteinlagerung stimuliert. Außerdem sättigt Fruchtzucker nicht, weil er die Signalwege von Botenstoffen wie Leptin hemmt, sodass wir leicht zu viel essen. Durch diese beiden Effekte erhöht regelmäßiger Fruktose-Konsum das Risiko für Übergewicht und damit die Gefahr, an schwerwiegenden Stoffwechselstörungen wie Diabetes und Fettleber zu erkranken. Ein weiteres Problem: Wird Fruktose abgebaut, steigt der Harnsäurespiegel im Blut. Schwimmt regelmäßig zu viel davon im Blut, kann das bei Menschen mit einer Neigung zu Übergewicht langfristig Gicht verursachen und das Risiko für ein metabolisches Syndrom erhöhen – jenes gefährliche Quartett aus Insulinresistenz, Übergewicht, Bluthochdruck und erhöhten Blutfettwerten, das ebenfalls zahlreiche Zivilisationskrankheiten befördert.

SPARPOTENZIAL – DIESE LEBENSMITTEL LIEFERN BESONDERS VIEL FRUKTOSE

- Fertigprodukte und industriell hergestelle Backwaren, auch die vermeintlich gesunden wie Fertigmüslis und Fruchtjoghurts; Diätprodukte mit dem Zusatz „light“ oder „für Diabetiker“; Fruchtgummi
- Wellness- und Fruchtsaftgetränke, Limonaden und (Dick-)Säfte (besser das ganze Obst wählen, da es wertvolle Ballaststoffe liefert)
- Zuckerreiches Obst wie Trauben, Mangos, Bananen, Süßkirschen; Kompott; Trockenfrüchte (aufgrund der hohen Blutzuckerwirkung ist all das unabhängig vom Fruktose-Gehalt nicht empfehlenswert)

Wie Sie verborgene Fruktose entdecken

Wer auf die Zutatenliste eines Produkts schaut, kann häufig nicht auf den ersten Blick erkennen, ob es viel Fruktose enthält. Denn da immer deutlicher wird, wie schädlich Fruchtzucker für den Körper ist, verstecken ihn die Hersteller unter anderen Namen. Konzentrierten Fruchtzucker liefern etwa Maissirup (auch „Corn Syrup“ oder „HFCS“ genannt) und Agavendicksaft. Saccharose („Haushaltszucker“) besteht zu 50 Prozent aus Fruktose, auch in Isoglukose kann so viel Fruchtzucker stecken. Honig kommt auf bis zu 40 Prozent.

9.
Wie viel Alkohol ist gerade noch okay?

Im Sommer Bier oder Aperol Spritz zum Feierabend, im Winter Rotwein zum Festessen: Alkoholische Getränke gehören für viele zum Alltag. Doch das Nervengift schadet der Gesundheit schon in geringen Dosen. Warum das so ist und welche Menge ich als Mediziner gerade noch tolerabel finde.

Die meisten werden es ungern hören, aber: Alkohol, fachsprachlich: Ethanol, ist ab dem ersten Tropfen giftig für die Zellen – Punkt. Warum? Er beeinflusst neuronale Botenstoffe und verändert damit die Signalübertragung im zentralen Nervensystem. Die Folgen der fehlerhaften Signalketten kennt jeder: Schwindel, Benommenheit und Bewusstseinstrübung! Langfristig fallen die Schäden eines regelmäßigen Alkoholkonsums verheerend aus: Vitamine und Spurenelemente kommen nicht mehr im Gehirn an. Neurologische Erkrankungen bis hin zur vorzeitigen Demenz können die Folgen sein.

Alkohol beeinträchtigt Prozesse im ganzen Körper

Doch nicht nur unser Denkorgan, auch die Leber nimmt Schaden. Denn sie ist dafür zuständig, Gifte wie Alkohol abzubauen. Während sie das tut, entstehen schädliche Nebenprodukte wie Acetaldehyd, die im schlimmsten Fall zu einer Leberzirrhose führen können – und außerdem das Risiko etwa für Mund-, Rachen- und Speiseröhrenkrebs erhöhen. Hinzu kommt: Die Leber verstoffwechselt Alkohol stets vorrangig. Dadurch stockt beispielsweise der Abbau von Östrogen, was das Wachstum von Tumorzellen fördern kann. Außerdem potenziert Alkohol die gesundheitsgefährdenden Effekte des Rauchens, da er die Schleimhäute zusätzlich schädigt und so anfälliger macht für toxische Stoffe wie Nikotin. Besonders gefährlich für den Körper ist das sogenannte Komatrinken im Jugendalter – und zwar nicht nur kurzfristig: Denn es erhöht das Risiko drastisch, als Erwachsener an Bluthochdruck oder Herzschwäche zu erkranken.
Auch für unsere Figur ist jede Flasche Bier, jedes Glas Wein Gift. Zum einen enthält 1 Gramm Alkohol sieben Kalorien – nur Fett liefert mehr. Zum anderen

STUDIE ZEIGT: ALKOHOL VERKÜRZT DAS LEBEN

Um die gravierenden Folgen eines regelmäßigen Alkokolkonsums zu bestimmen, hat ein internationales Forscherteam Informationen aus Dutzenden Untersuchungen und Datenbanken analysiert. Das Ergebnis der großen Meta-Studie schockierte selbst Experten: Bei Menschen, die mehr als 100 Gramm reinen Alkohol pro Woche zu sich nehmen – das entspricht maximal 2,5 Liter Bier oder 1 Liter Wein –, verkürzt sich die Lebenserwartung. Den Grund dafür sehen die Forscher in dem durch Alkohol erhöhten Risiko für Schlaganfall, Herzschwäche, Bluthochdruck und tödliches Aorten-Aneurysma. Verglichen mit Altersgenossen, die weniger als 100 Gramm Alkohol pro Woche zu sich nehmen, verkürzt sich die Lebenswartung von 40-Jährigen im Durchschnitt um …

6 Monate, wenn sie zwischen 100 und 200 Gramm Alkohol pro Woche konsumieren,

1 bis 2 Jahre, wenn sie zwischen 200 und 350 Gramm Alkohol pro Woche konsumieren,

4 bis 5 Jahre, wenn sie mehr als 350 Gramm Alkohol pro Woche konsumieren.

wandelt die Leber das Gift in Acetat um, einen Energielieferanten, den unser Körper allen anderen vorzieht. Das bedeutet: Wenn wir Alkohol zu uns nehmen, macht beispielsweise die Fettverbrennung eine Vollbremsung. Alles, was wir zum Bier essen, landet damit umstandslos auf den Hüften – oder, noch schlimmer, am Bauch. Hinzu kommt: Alkohol schwächt unsere Willenskraft, sodass wir nach dem ersten Bier schnell ein zweites bestellen. Und dazu in Nullkommanichts die Schale Erdnüsse verdrücken, die der Kellner auf den Tisch gestellt hat – obwohl wir uns vorgenommen hatten, nicht zu snacken. Und schließlich regt Ethanol unseren Appetit zusätzlich an, indem er sogenannte AgRP-Neuronen stimuliert, die Hungergefühle mit auslösen.

Die Nachteile überwiegen

Viele Fans alkoholischer Getränke, insbesondere Rotweinfreunde, verweisen gern darauf, dass Alkohol auch schützende Effekte haben kann. Das stimmt, zumindest in sehr geringem Umfang. So ist Rotwein offenbar günstig bei Arteriosklerose, der Verkalkung der Gefäße. Mediziner vermuten dahinter zwei Mechanismen: Zum einen erhöht Alkohol einen herzschützenden Blutfettwert, zum anderen enthält Rotwein Resveratrol, einen sekundären Pflanzenstoff, der in hoher Dosierung gegen Arterienverkalkung wirkt. Älteren Menschen kann ein Glas Rotwein am Abend (und wirklich nur eines!) also möglicherweise mehr nutzen als schaden. Für die große Mehrheit aller anderen gilt jedoch das Gegenteil: Weniger Alkohol ist mehr – und gar keiner am allerbesten.

Ich weiß aus eigener Erfahrung, dass es schwierig sein kann, zum disziplinierten Abstinenzler zu werden. Wenn Sie sich einigermaßen gesund ernähren, nicht rauchen und nicht übergewichtig sind, ist das gesundheitliche Risiko, das Bier und Wein darstellen, auch vertretbar – aber nur dann, sofern sich der Konsum insgesamt in Maßen hält und Sie sich keine exzessiven Räusche erlauben.

So trinken Sie bewusster – und minimal gesünder

- Machen Sie es wie die Italiener: Trinken Sie Wein und Co. aus eher kleinen Gläsern. Sicher, große Kelche machen mehr her, sollten aber der Festtafel vorbehalten bleiben. Denn in XXL-Gläsern wirkt ein Achtelliter Rotwein wie ein winziger Tropfen, in kleineren Behältnissen dagegen wie das, was er ist: die gerade noch vertretbare Portion eines potenziell giftigen Genussmittels.
- Achten Sie auch bei Alkoholika auf den Zuckergehalt: Ein Gin Tonic mit 40 ml Gin und 250 ml Tonic Water liefert etwa 22 Gramm Zucker, das Meiste davon ist ungesunde Fruktose (siehe Seite 30). In einer 330-ml-Dose Pils stecken 10 Gramm Zucker – und in 200 ml Weißwein 6 Gramm.

Diabetiker, die Insulin spritzen, sollten sich beim Alkoholgenuss besonders zurückhalten. Bei ihnen kann ein Vollrausch zu schwersten Unterzuckerungen führen, die im Extremfall tödlich enden. Im Organismus gesunder Menschen bewirkt Alkohol immer noch eine leichte Unterzuckerung, die beispielsweise für den typischen Post-Bier-Heißhunger sorgt. Der Grund: Ethanol hemmt Mechanismen, mit denen der Körper einen niedrigen Glukosespiegel normalerweise wieder stabilisiert. Um dem zu begegnen, versuche ich, zu jedem alkoholischen Getränk ein Milchprodukt wie Ayran oder Molke zu mir zu nehmen. Das dämpft nicht nur den Appetit – sondern enthält zudem Mineralstoffe, die helfen, den Alkohol aus dem Körper zu spülen.

ZAHLEN, BITTE!

Ein Blick auf die aktuellen Richtwerte und Daten zum Alkoholgenuss der Deutschen macht klar: Auch wenn der durchschnittliche Konsum seit 20 Jahren rückläufig ist, müsste er weiter sinken, damit wir hierzulande die gerade noch tolerable Höchstmenge nicht überschreiten.

10 Gramm reinen Alkohol pro Tag: Diesen Wert empfiehlt die Deutsche Gesellschaft für Ernährung (DGE) als maximale Alkoholzufuhr für Frauen. Das entspricht 250 ml Bier, 125 ml Wein oder 30 ml Weinbrand. Für Männer gelten 20 Gramm pro Tag.

100 Gramm reinen Alkohol pro Woche empfehlen die Autoren der großen Meta-Studie zu den Folgen regelmäßigen Konsums als absolute Höchstmenge.

160 Gramm reinen Alkohol pro Woche trinkt laut „Jahrbuch Sucht" hierzulande durchschnittlich jeder, der älter ist als 15 Jahre. Das macht aufs Jahr gesehen 10,5 Liter reinen Alkohol, umgerechnet entspricht das beispielsweise 210 Litern Bier.

2 Tage pro Woche sollten wir Experten zufolge auf jeglichen Alkohol verzichten – egal, wie gering der Konsum sonst auch sein mag.

96,4 Prozent der Deutschen im Alter zwischen 18 und 64 Jahren trinken regelmäßig Alkohol.

1,6 Millionen Menschen in Deutschland gelten als alkoholabhängig.

74 000 Todesfälle verursachen Alkohol- und kombinierter Alkohol-Tabak-Konsum hierzulande pro Jahr.

10.
Warum sind Kohlenhydrate für die meisten von uns ungünstig?

Das Wort „Kohlenhydrate" bezeichnet sämtliche Zuckerstoffe unserer Nahrung. Über Jahrhunderttausende hinweg sicherten diese unserer Art das Überleben. Heute essen wir jedoch so viele davon, dass die einstigen Vorteile zur Gefahr werden – und zwar zu einer, die uns wirklich krank machen kann.

Für unsere Vorfahren waren Kohlenhydrate aus Wurzeln, Knollen und Früchten eine seltene und wertvolle Sache: Denn die Zuckerstoffe liefern unserem Körper schnelle Energie, was es den Menschen erst ermöglichte zu sprinten, also flüchten und jagen zu können. Zudem nutzt der Körper Kohlenhydrate als Baustoff für Speicherfett – und dieses ließ unsere Ahnen die regelmäßigen Notzeiten ohne Nahrung überstehen. Zwei perfekte Eigenschaften also für eine Umgebung des Mangels. Im heutigen Schlaraffenland allerdings, in dem hinter jeder Ecke anstelle von Säbelzahntigern Schokolade, Chips und Pommes lauern, verwandeln sich diese in eine üble Falle.

Wir essen mehr Kohlenhydrate, als wir verbrennen

Morgens Sesambrötchen mit Marmelade, mittags Nudeln, nachmittags Kekse, abends Salamibrot: Anders als unsere Vorfahren essen wir heute vor allem „leere" Kohlenhydrate – leer deshalb, weil Zuckerstoffe aus verarbeiteten Lebensmitteln nichts liefern außer schnell verfügbarer Energie. Damit sorgen sie für einen rasanten Blutzuckeranstieg, eine hohe Insulinausschüttung und später einen steilen Blutzuckerabfall. Das Problem: Insulin stoppt die Fettverbrennung und der sinkende Blutzucker sorgt für Heißhunger, sodass wir neue Kohlenhydrate essen wollen. Da sich die meisten von uns dazu extrem wenig bewegen, nehmen wir an fast jedem Tag mehr Zuckerstoffe auf, als wir verbrennen. Die übrige Energie lagert der Körper als Fett ein, besonders in der Leber und am Bauch. Bauchfett wiederum sorgt für chronische Entzündungen und diese hemmen die Fettverbrennung zusätzlich. Ein Teufelskreis, der uns mit den Jahren dick macht – selbst die Dünnen setzen Bauchfett an. Eine hohe Kohlenhydratzufuhr steht damit am Anfang beinahe aller Zivilisationskrankheiten wie Adipositas, Diabetes, Herzkrankheiten, Arthrose und Krebs. Ich sage es daher ganz deutlich, auch wenn es schmerzt: Jede Tüte Gummibärchen, deren Energie wir nicht direkt verbrennen, beschleunigt in der Masse unseren Gang Richtung Grab. Das heißt umgekehrt: Es gibt keine einfachere und wirkungsvollere Gesundmaßnahme, als an den – leeren – Kohlenhydraten zu sparen!

Leere Kohlenhydrate gegen komplexe tauschen

Komplexe Kohlenhydrate bestehen, anders als die leeren Einfach- und Zweifachzucker, aus mindestens drei Zuckermolekülen: Die Verdauung braucht Zeit, um sie aufzuspalten. So geht die Energie nach und nach ins Blut, der Zuckerspiegel steigt langsam, der Sättigungseffekt ist höher und Heißhungerattacken bleiben aus. Ein Tausch leerer gegen komplexe Kohlenhydrate stärkt also die Gesundheit! Die schlechten Zuckerstoffe stecken vor allem in Weißmehlprodukten, Reis, Toast, Limonaden, Kuchen, Süßigkeiten, Fertigprodukten und Fast Food. Komplexe Kohlenhydrate finden sich in Vollkorn, Hülsenfrüchten, Gemüse (besonders Kohl) und Pseudogetreide wie Buchweizen. Diese Lebensmittel liefern zudem weitere wertvolle Inhaltsstoffe wie pflanzliche Eiweiße und Ballaststoffe.

WIE VIEL DARF'S DENN SEIN?

Die DGE empfiehlt, mehr als 50 Prozent des Energiebedarfs über Kohlenhydrate zu decken. Doch die folgenden Mengen, abhängig vom individuellen Gesundheitszustand und Aktivitätslevel, haben sich in der Praxis zur Prävention und Behandlung von Krankheiten bewährt:

- Gesunde, sehr aktive Menschen (z. B. Leistungssportler): 250–300 g KH pro Tag – oder mehr, je nach Pensum
- Gesunde, aktive Menschen (z. B. joggender Sachbearbeiter): 200 g KH
- Übergewichtige, ansonsten aber gesunde Menschen: 150 g KH
- Übergewichtige Menschen mit Folgeerkrankungen/Diabetiker/ Menschen mit entzündlichen Krankheiten wie Rheuma: 120 g KH

11.

Wieso ist das Mikrobiom so entscheidend für unsere Gesundheit?

Bakterien verbinden wir mit Krankheiten – und dem Desinfektionsmittel, das ihnen möglichst früh den Garaus macht. Aber: In unserem Darm leben Billionen Bakterien als fleißige Helfer, ohne die kein Menschen überleben könnte. Grund genug, sich einmal genauer mit diesem Mikrobiom auseinanderzusetzen.

Früher bekamen Mediziner wie Robert Koch Nobelpreise dafür, dass sie krankheitsauslösende Keime wie das Tuberkel-Bakterium entdeckten. Gut möglich, dass in nächster Zeit jene Wissenschaftler die Ehrung erhalten, die zur gesundheitsfördernden Macht der Mikroorganismen forschen. Denn die vielfältige Gesamtheit der Darmbakterien beeinflusst unseren Körper auf mannigfache Weise.

Was Bakterien in unserem Darm alles leisten

Der umgangssprachliche Begriff für das Darmmikrobiom ist Darmflora: Bei einem gesunden Menschen birgt diese geschätzt 100 Billionen Bakterien. Diese Mikroorganismen leben von dem, was wir ihnen über die Nahrung geben. Die besonders günstigen Dickdarmbakterien beispielsweise benötigen als Futter Ballaststoffe. Dafür geben sie uns umgekehrt das, was wir zum Leben brauchen. Einige Arten produzieren etwa Vitamin K für die Blutgerinnung. Andere wiederum kurzkettige Fettsäuren wie Buttersäure (Butyrat) oder Propansäure (Propionat), die dem Körper Energie liefern, Entzündungen entgegenwirken, das Immunsystem regulieren und die Nervenzellen gesund halten.
Die besonders hilfreiche Bakterienart *Akkermansia muciniphila* (muciniphila = schleimliebend) dagegen ernährt sich von der Darmschleimhaut: So regen ihre Vertreter die schleimproduzierenden Epithelzellen im Darm an, neue Bausteine für die Schleimhaut zu produzieren, was diese Barriere dicht und vital hält und so garantiert, dass krank machende Erreger nicht in die Blutbahn gelangen. Neueste Forschungen konnten sogar nachweisen, dass *Akkermansia* hilft, Blutzucker- und Blutfettwerte sowie das Gewicht zu normalisieren. Außerdem regen

Bakterien die Darmbewegung an und sichern so eine beschwerdefreie Verdauung. Und schließlich beeinflusst das Mikrobiom über die sogenannte Darm-Hirn-Achse offenbar auch unsere Stimmung. Beide Organe sind unter anderem über den zehnten Hirnnerv, den Nervus vagus, miteinander verknüpft und „kommunizieren" – etwa mithilfe von Neurotransmittern wie dem Glückshormon Serotonin, das sich sowohl im Gehirn als auch im Verdauungstrakt findet und dort von Darmbakterien gebildet wird.

GIBT ES MOPPELBAKTERIEN?

Vor einiger Zeit geisterten Schlagzeilen rund um sogenannte Moppelbakterien durch die Medien. Die Beobachtung dahinter: Übergewichtige haben häufig besonders viele Bakterien aus dem Stamm der Firmicuten im Darm – jenen Mikroorganismen, die im Dickdarm Ballaststoffe zu Nährstoffen umwandeln und damit Energie liefern. Als Adipositaspatient jetzt auf Verdacht auf Ballaststoffreiches wie Gemüse zu verzichten, um den Firmicuten die Nahrung zu entziehen, wäre allerdings grundfalsch! Zum einen machen diese Bakterien nicht per se dick und sind grundsätzlich günstig für uns. Zum anderen ist das bakterielle Ungleichgewicht bei adipösen Menschen aktuell nur eine Beobachtung, aus der sich – noch! – keine Maßnahmen ableiten lassen. Zudem haben Ballaststoffe diverse Gesundwirkungen (siehe Seite 16): Wer sie streicht, tut seinem Körper nichts Gutes!

Wie das Darmmikrobiom entsteht

Wie wir Menschen als Ganzes kommt auch unser Darminneres nackt zur Welt: So, wie es auf einem unbestellten Ackerboden viele Monate dauert, ehe eine Blumenwiese entsteht, bildet sich auch das Ökosystem des Mikrobioms erst mit der Zeit aus. Die ersten bakteriellen Saaten erhält es dabei im Geburtskanal: Kommen Babys auf natürlichem Weg zur Welt, finden sich im Darm der Neugeborenen vor allem typisch vaginale Mikroorganismen – bei Kaiserschnitt-Babys dagegen Bakterien, die für Krankenhäuser typisch sind. Ein Fehlstart, der möglicherweise erklären könnte, warum diese Kinder später häufiger Allergien und

Asthma entwickeln. Nach der Geburt wird aus dem Acker langsam eine Wiese: Jede Minute an der mütterlichen Brust, jede Kuscheleinheit mit den Eltern überträgt Bakterien, die sich im Darm des Kindes zu Kolonien vermehren. Hinzu kommen die vielen Mikroorganismen, die wir über die Nahrung aufnehmen. Bis sich irgendwann ein Ökosystem entwickelt hat, in dem jedes Bakterium seine spezielle Aufgabe erfüllt und hilft, den menschlichen Körper gesund zu halten.

Was das Darmmikrobiom stört

Der größte Feind der Mikroben sind Medikamente, vor allem Antibiotika. Wie der Name ankündigt, töten sie Bakterien, allerdings nicht nur krank machende, sondern auch nützliche. Eine Studie ergab: Selbst ein halbes Jahr nach Behandlungsende blieben einige Bakterienarten verschwunden. Beinahe noch erschreckender, weil überraschender: Von 1000 untersuchten gängigen Nicht-Antibiotika beeinflusst jedes vierte das Wachstum von Darmbakterien ebenfalls ungünstig. Daneben spielt jedoch die Ernährung die entscheidende Rolle bei der Frage, wie gut oder schlecht das mikrobiotische Ökosystem gedeiht. Die typisch westliche Ernährung mit Fertig- und Weißmehlprodukten, Fast Food, viel Fleisch und gezuckerten oder künstlich gesüßten Softdrinks liefert im Übermaß schnell verdauliche Nährstoffe. Diese Nahrung erreicht daher den Dickdarm gar nicht erst, sodass die dortigen nützlichen Bakterien verhungern und sich ungünstige, entzündungsfördernde Bakterien ausbreiten können. Die Folgen lassen sich bereits heute beobachten: Jeder Vierte von uns weist mittlerweile eine verringerte Vielfalt und ein Ungleichgewicht der Bakterienstämme auf – eine sogenannte Dysbiose. Was dem nachgewiesenermaßen vorbeugt und auch dagegen hilft: eine Ernährungsweise, die reich ist an pflanzlichen Lebensmitteln wie Gemüse und Hülsenfrüchten, zum Beispiel die mediterrane Kost.

Stuhltransplantation: die Therapie der Zukunft

Studien zufolge haben Menschen mit Krankheiten wie Adipositas, Depression, Morbus Crohn oder Reizdarm ein Mikrobiom, das sich deutlich von dem Gesunder unterscheidet. Noch ist unklar, ob dies eine Folge der Krankheiten ist oder deren Ursache. Was feststeht: Die von einem spezialisierten Arzt durchgeführte Verpflanzung eines wirklich intakten Mikrobioms in den Darm von Kranken kann dafür sorgen, dass die veränderte Darmflora gesundet und sich die Be-

ZAHLEN, BITTE!

1,3-mal mehr Bakterien als Körperzellen weist der menschliche Körper auf.

1000 verschiedene Bakterienarten kommen im Darm eines gesunden Menschen vor.

2 Kilo wiegen alle 100 Billionen Bakterien des Darms zusammengenommen.

99 Prozent aller Bakterien des Darmmikrobioms gehören vier Stämmen an: den Firmicutes, Bacteroidetes, Proteobacteria und Actinobacteria.

50 Prozent der im Darm beobachteten Mikroorganismen lassen sich nicht kultivieren.

schwerden bessern. Zunächst zeigten dies nur Tierstudien. Inzwischen gibt es aber erste beeindruckende Fälle von Patienten mit entzündlichen Darmkrankheiten wie Colitis ulcerosa, denen eine regelmäßige Stuhltransplantation hilft. Gängig ist die Therapie bereits bei Darminfektionen infolge einer Antibiotika-Therapie: Dabei kann sich die Bakterienart *Clostridioides difficile* ungehemmt ausbreiten, weil die natürlichen Gegenspieler fehlen. Schlimmstenfalls führt dies zur Auflösung der Darmwände und so zu einer lebensgefährlichen Sepsis. Bekommen Betroffene eine Stuhlspende gesunder Menschen, bessert sich die Fehlbesiedlung und damit auch die Symptomatik. Das Spannende: Experten zufolge haben wir gerade einmal zu 5 Prozent verstanden, wie das Wunderwerk Darmmikrobiom funktioniert und wirkt. Wir können also ziemlich sicher sein, dass die Forschung zu diesem Thema eine Zukunft verspricht, die wirklich golden ist!

Forever young? *Wissenschaftler vermuten, dass unser Mikrobiom den Schlüssel zur ewigen Jugend bergen könnte. Hoffnung machen ihnen Experimente mit Killifischen, einer auffallend bunten Art von Zahnkarpfen. Ältere Männchen sind blass und schlapp. Transplantieren Forscher ihnen allerdings den Stuhl junger Killi-Vertreter, werden sie wieder bunter, agiler und leben länger!*

12. Wie gut ist Vollkorn tatsächlich?

Vollkornprodukte genießen einen extrem guten Ruf. Doch zuletzt sorgten vermeintliche Ernährungsexperten für Aufsehen, die postulierten, entsprechende Getreideprodukte wie Brot und Nudeln seien in Wahrheit ungesund. Was ist dran an dieser scharfen Kritik? Ein Fakten-Check.

„Vollkorn ist schlimmer als Schokolade!" Mit Aussagen wie diesen machen gerade selbst ernannte Ernährungsspezialisten Kasse. Ihre Erklärung für die überraschende Behauptung: Da auch die Vollkornvariante von Getreideprodukten viel Stärke enthalte und damit mehr Kohlenhydrate liefere als Schokolade, belaste sie den Zuckerstoffwechsel stärker als die Süßigkeit. Was daran stimmt: Die Wirkung von Vollkornprodukten auf den Blutzucker, die sogenannte glykämische Last (GL), ist zwar geringer als bei Weißmehlprodukten, jedoch immer noch hoch (siehe Seite 112). 100 Gramm Dinkelvollkornbrot etwa treiben den Blutzucker so stark in die Höhe wie 8 Teelöffel Zucker oder 1 Kilo Wassermelone. Damit gehören Vollkornprodukte tatsächlich zu jenen Lebensmitteln, die wir nicht in unbegrenzter Menge essen sollten.

Vollkorn liefert mehr als nur Stärke

Verzichten muss und sollte jedoch niemand auf seine Vollkornstulle. Der Grund: Vollkornprodukte enthalten die wertvollen Randschichten des Korns. In ihnen stecken Ballaststoffe, die gut sättigen und den hilfreichen Bakterien im Darm als Nahrung dienen (siehe Seite 38). Außerdem liefert Vollkorn deutlich mehr Mineralstoffe, Vitamine und pflanzliche Eiweiße als Weißmehl. Dass sich ein Wechsel auf Vollkornprodukte lohnt, belegt die Forschung: Studien zeigen unter anderem, dass der regelmäßige Konsum das Risiko für Typ-2-Diabetes sowie für Darmkrebs senkt. Auch konnten Wissenschaftler die Befürchtung widerlegen, die in den Randschichten von Getreide enthaltene Phytinsäure könnte Zink und andere Mineralstoffe binden. Damit gehört die Aussage, Vollkornprodukte seien schädlicher als Schokolade, ins Reich der verbraucherverwirrenden Mythen!

DIE BESTE PASTA: NUDELN AUS HÜLSENFRÜCHTEN

In den vergangenen Jahren ist das Angebot an Kichererbsen-, Linsen- und Erbsenpasta deutlich gewachsen. Super! Denn diese Nudeln enthalten ein Viertel weniger Kohlenhydrate als die herkömmlichen aus Hartweizengrieß. Außerdem handelt es sich dabei um komplexe Kohlenhydrate, die der Körper langsamer aufnimmt. Ein weiteres Plus: In Pasta aus Hülsenfrüchten steckt doppelt so viel Eiweiß. Dadurch sättigt sie besser und die Blutzuckerwirkung verringert sich zusätzlich.

Eine weitere sehr gesunde Alternative:
Gemüsespaghetti, zum Beispiel aus Zucchini und Möhren. Mit einem Spiralschneider lassen sich diese ratzfatz selbst herstellen. Das funktioniert übrigens auch mit dem Sparschäler.

Was zählt, ist bewusster Konsum

Vor möglichem Übergewicht dagegen schützen Vollkornprodukte entgegen der lange gehegten Annahme nicht – anders als Gemüse, Nüsse und gesunde Fette. Daher halte ich die Empfehlung der Deutschen Gesellschaft für Ernährung (DGE), mehr als 50 Prozent der täglichen Energiezufuhr über Kohlenhydrate zu decken, für deutlich zu hoch. Wer 2000 Kalorien pro Tag braucht, müsste demnach mehr als 250 Gramm Kohlenhydrate essen. Das ist viel zu viel! Denn nur, wenn wir die Energie aus Kohlenhydraten direkt verbrennen, speichert unser Körper diese nicht als Fett. Auf ausreichend Bewegung kommen in unserer Gesellschaft sitzender Büroangestellter jedoch nur etwa 10 Prozent der Menschen. Deshalb gilt: Wenn Sie den Tag eher inaktiv verbringen, sollten Sie mit Kohlenhydraten, auch solchen aus Vollkornprodukten, geizen und versuchen, am Abend komplett darauf zu verzichten. Arbeiten Sie dagegen körperlich schwer oder haben Sie eine fünfstündige Radtour hinter sich, können Sie sich den großen Teller Vollkornnudeln ohne schlechtes Gewissen gönnen: Denn unser Körper verbrennt auch nach der Anstrengung noch mehr Energie als sonst und setzt die Kohlenhydrate damit auf der Stelle um.

13.

Sollte ich wirklich so wenig Salz wie möglich essen?

Bei Tischgesprächen gehört die Frage, inwieweit großzügiges Nachsalzen der Gesundheit schadet, zu den absoluten Dauerbrennern. Kein Wunder, dass sich auch die Forschung intensiv damit befasst. Aktuelle Studien liefern spannende neue Antworten, die den Würzliebling zumindest teilweise entlasten.

Für den Bundestagsabgeordneten und Gesundheitsexperten Karl Lauterbach ist die Sache klar: Salz schädigt die Gefäße und die Organe. Daher kocht der ausgebildete Mediziner ohne das Würzmittel und isst kein Lebensmittel, dem Salz zugesetzt wurde. Wer ihm zuhört, wenn er über den potenziellen gesundheitlichen Schaden durch Natriumchlorid spricht, sieht danach im Salzstreuer den kulinarischen Feind Nummer 1. Fortan also wie Lauterbach im Restaurant den Koch bitten, den bestellten Spinat in salzfreiem Wasser zuzubereiten? Laut aktueller Forschung ist dies überflüssig bis ungünstig.

Studie zeigt: Salz schadet weniger als lange gedacht

Seit Jahrzehnten streiten Experten darüber, wie gefährlich Salz für den Körper ist. Eine aktuelle Studie liefert nun spannende neue Erkenntnisse. Forscher um Andrew Mente, Epidemiologe an der McMaster University im kanadischen Hamilton, analysierten Daten von gut 95 000 Personen im Alter zwischen 35 und 70 Jahren – im Hinblick darauf, ob sich der Salzkonsum auf ihr Risiko auswirkte, innerhalb der folgenden acht Jahre einen Schlaganfall oder Herzinfarkt zu erleiden. Das überraschende Ergebnis: Bis zu einer gewissen Grenze verringerte sich das gesundheitliche Risiko, je mehr Salz die Probanden zu sich nahmen. Auch beeinflusste ein durchschnittlicher Salzkonsum von 7 bis 10 Gramm pro Tag die Lebenserwartung nicht negativ. Noch überraschender: In Gemeinden, in denen sich die Menschen extrem salzarm ernährten, stieg die Wahrscheinlichkeit für eine Herz-Kreislauf-Problematik geringfügig an. Den Grund sehen Wissenschaftler in der wichtigen Funktion, die Natrium im Körper hat: Der Mineralstoff unterstützt den Aufbau elektrischer Spannung in den Zellmembranen und ist damit wichtig für die Weiterleitung von Nervenimpulsen sowie für den Herzrhythmus und die Muskelarbeit.

WIE VIEL DARF'S DENN SEIN?

Frauen konsumieren in Deutschland durchschnittlich 8,4 Gramm Salz pro Tag, Männer 10 Gramm: Das liegt im gerade noch tolerablen Bereich, ein geringerer Verzehr wäre besser. Bluthochdruck-Patienten dagegen sollten unbedingt der Empfehlung der Deutschen Hochdruckliga folgen und höchstens 6 Gramm Salz pro Tag zu sich nehmen, besser 5 Gramm! Das gilt auch für Menschen mit Osteoporose oder schwacher Immunabwehr – zu viel Salz kann beides verschlimmern.

Nur eine Gruppe Menschen sollte salzarm essen

Erst ab einem exzessiven Salzkonsum von deutlich mehr als 10 Gramm pro Tag kehrt sich der Studie zufolge die positive Wirkung um: Das Risiko für einen Schlaganfall steigt, die Lebenserwartung sinkt. So viel Natriumchlorid konsumieren vor allem Menschen in China. Sie kommen auf durchschnittlich 14 Gramm täglich. Zudem bestätigte die Studie eine negative Wirkung von Salz, die bereits Untersuchungen zuvor gezeigt hatten: Es lässt den Blutdruck ansteigen – so weist etwa jeder zweite Chinese zwischen 35 und 70 Jahren zu hohe Werte auf. Besonders gefährdet: sogenannte salzsensitive Menschen. Sie scheiden Salz weniger gut aus. Experten schätzen, dass mindestens jeder Fünfte zu dieser Gruppe gehört; ein Test beim Arzt sorgt hier für Klärung. Was wir alle tun sollten, um das Risiko für Bluthochdruck zu verringern: industriell verarbeitete Lebensmittel wie Wurstwaren und Tütensuppen meiden. Denn diese schaden uns nachgewiesenermaßen – nicht nur wegen des versteckten zugesetzten Salzes.

Mein Extra-Tipp: *Kalium ist der natürliche Gegenspieler von Natrium. Das Mineral wirkt blutdrucksenkend und beeinflusst so das Herz-Kreislauf-System positiv. Gute Kaliumquellen sind Gemüse wie Kohl, Paprika, Tomaten sowie Möhren, außerdem Hülsenfrüchte, Buchweizen und Nüsse.*

14.
Ist Jodmangel heute überhaupt noch ein Thema?

Viele Menschen hierzulande denken, Jodmangel sei ein Problem längst vergangener Mangeljahre und inzwischen dank des jodiertem Speisesalzes gelöst. Theoretisch könnte das so sein. Praktisch aber sollte weiterhin jeder von uns auf eine ausreichende Versorgung mit dem Spurenelement achten.

Jod gehört zu den lebensnotwendigen Nährstoffen: Es dient als Baustoff für die Schilddrüsenhormone Trijodthyronin („T3") sowie Thyroxin („T4") und steuert auf diese Weise den Stoffwechsel und das Herz-Kreislauf-System entscheidend mit. Außerdem braucht unser Nervensystem Jod für ein gesundes Zellwachstum: Bekommt ein Fötus und später das Kind zu wenig davon, beeinträchtigt dies drastisch dessen Gehirnentwicklung. Es drohen geistige Entwicklungsverzögerungen, die sich nicht aufholen lassen.

SO VIEL SOLLTE ES SEIN

Die Deutsche Gesellschaft für Ernährung (DGE) und das Bundesamt für Risikobewertung (BfR) empfehlen für Menschen ab 13 Jahren eine tägliche Jodzufuhr von 200 Mikrogramm, die WHO empfiehlt 150 Mikrogramm. Schwangere und Stillende haben einen erhöhten Bedarf (ca. 230 Mikrogramm) – sie sollten daher nach ärztlicher Absprache 100 bis 150 Mikrogramm per Nahrungsergänzungsmittel zusetzen.

Für Säuglinge und Kinder gelten folgende Werte:
5. Monat bis 12. Monat: 80 Mikrogramm, **2. bis 4. Lebensjahr:** 100 Mikrogramm, **5. bis 7. Lebensjahr:** 120 Mikrogramm, **8. bis 10. Lebensjahr:** 140 Mikrogramm, **11. bis 12. Lebensjahr:** 180 Mikrogramm.

Die durchschnittliche Jodzufuhr in Deutschland: ein Auf und Ab!

Da die Böden Mitteleuropas im Lauf der Erdgeschichte immer wieder ausgewaschen wurden, enthalten sie kaum Jod – wie dann auch die landwirtschaftlichen Produkte. Eine sichtbare Folge war über Jahrhunderte hinweg der Kropf, fachsprachlich „Struma“: Da die Schilddrüse bei Jodmangel Wachstumsfaktoren ausschüttet, um ihre Funktion zu erhalten, wies ein Großteil der Menschen lange eine teils extrem vergrößerte Schilddrüse auf. Als im 20. Jahrhundert dann die möglichen geistigen Entwicklungsverzögerungen infolge von Jodmangel immer besser erforscht waren, empfahlen die Fachgesellschaften, nur noch mit jodiertem Speisesalz zu würzen: 5 Gramm davon enthalten bereits 100 Mikrogramm Jod. Auch Tierfutter bekam immer öfter Jod zugesetzt. Damit verbesserte sich die durchschnittliche Zufuhr kontinuierlich. Seit einigen Jahren jedoch verschlechtert sie sich wieder: Aktuellen Zahlen zufolge – unter anderem vom Robert-Koch-Institut – sind etwa 30 Prozent der Erwachsenen und knapp die Hälfte aller Kinder und Jugendlichen unterversorgt! Der Hauptgrund liegt im Boom der Fertiggerichte: Diese enthalten meist kein Jod, da Salz ohne den zugesetzten Mineralstoff für die Lebensmittelhersteller offenbar billiger ist oder sie ihrer Verantwortung für die Kunden nicht nachkommen wollen.

So sichern Sie Ihre Jodversorgung

Bei den allermeisten Menschen genügen wenige Maßnahmen, um genügend Jod aufzunehmen. Die wichtigste: Kochen Sie so oft wie möglich selbst und würzen Sie dabei nur mit Jodsalz – ein fluoriertes Salz kann ebenfalls sinnvoll sein. Essen Sie außerdem ab und an Milchprodukte und Fleisch sowie zwei 50-Gramm-Portionen Meeresfisch pro Woche. Wer vegan lebt, sollte auf Algen als Jodquelle setzen oder das Mineral nach ärztlicher Rücksprache supplementieren. Es müssen doch einmal Fertigprodukte sein? Dann wählen Sie solche, die mit Jodsalz hergestellt sind: Dies ist auf der Zutatenliste verzeichnet.

Vorsicht bei Algenchips! *Der Trend-Snack kann bis zu 11 000 Mikrogramm Jod pro Gramm enthalten: Im Extremfall decken rund 0,02 Gramm davon den Tagesbedarf eines Erwachsenen! Achten Sie daher darauf, dass die Jodmenge auf der Packung verzeichnet ist und halten Sie sich an die Verzehrempfehlung. Die langfristige tägliche Maximalzufuhr von Jod beträgt 500 Mikrogramm.*

15.
Wie viel Trinken ist wirklich gesund?

Sollten wir die Wasserflasche so selbstverständlich einpacken wie den Wohnungsschlüssel, wenn wir das Haus verlassen? Oder ist dieser Trend überzogen? Die Antwort ist eindeutig uneindeutig: Kann man machen, muss man aber nicht. Mit kurzfristigem Flüssigkeitsmangel kommt unser Körper prima klar.

Vom kleinsten bis zum größten Organismus läuft bei uns auf der Erde ohne Wasser – nichts! Der Körper des Menschen etwa besteht zu 60 bis 70 Prozent daraus. Der Großteil ist in den Zellen gebunden, wo Wasser die Nährstoffversorgung sichert. Die sogenannte extrazelluläre Flüssigkeit dagegen umspült die Zellen in einem dichten Kanalnetz: Dieses transportiert beispielsweise Hormone und Nährstoffe, ebenso wie das Blut, das zu 90 Prozent aus Wasser besteht. Etwa 2 bis 2,5 Liter Flüssigkeit verliert unser Körper täglich über den Urin, den Stuhl, die Atmung und das Schwitzen: Diese Menge müssen wir ihm also liefern! Das Gute: 750 bis 850 Milliliter nehmen wir im Durchschnitt bereits über die Nahrung auf. Durst vermeldet unser Körper immer dann, wenn er etwa ein halbes Prozent Wasser verloren hat. Reagieren wir darauf lange nicht, greift der Körper ab 3 Prozent Flüssigkeitsverlust zu stärkeren Waffen und versucht, uns mit Kopfschmerzen, Konzentrationsstörungen oder Schwächegefühl zum Trinken zu animieren. Denn ab diesem Wert kann das Blut nicht mehr optimal fließen.

Die ideale Trinkmenge ist bei jedem verschieden

Um zu erkennen, wie nahe Sie einer ungünstigen Dehydrierung sind, hilft ein simpler Test: Ziehen Sie die Haut auf dem Handrücken mit zwei Fingern nach oben und lassen Sie sie wieder los. Bleibt die Falte stehen oder verschwindet nur im Zeitlupentempo, sollten Sie dringend etwas trinken. Die DGE empfiehlt pro Tag 1,5 Liter, doch das ist nur eine grobe Orientierung! Der tatsächliche Flüssigkeitsbedarf ist unter anderem gewichtsabhängig: 30 Milliliter pro Kilo Körpergewicht sind das bessere Maß. Sportler brauchen zudem mehr als Büroangestellte, Ältere weniger als Jüngere, weil ihr Körper weniger Muskelmasse aufweist – Muskelzellen bestehen zu 75 Prozent aus Wasser, Fettzellen nur zu 25. Wer sehr viel frisches Obst und Gemüse isst, muss ebenfalls weniger trinken. Das heißt: Sie müssen nicht ständig Wasser bei sich haben, sondern können sich auf ihr Bauch- und Durstgefühl verlassen. Nur nicht im Alter, da lässt das natürliche Trinkbedürfnis nach. Wichtig: bis mittags viel und ab 18 Uhr möglichst wenig trinken. Dies entspricht unserem Biorhythmus und erspart Ihnen schlafstörende Toilettengänge in der Nacht. Und: Auf mehr als 3 Liter sollten normal Aktive nicht kommen. Sonst spült der Körper zu viel Salz aus und es drohen wie bei einem Flüssigkeitsmangel Kopfschmerzen, Schwindel und Übelkeit.

TRINKEN NACH PLAN

Mit der folgenden täglichen Flüssigkeitsmenge sind die allermeisten gut versorgt. Wer viel Sport treibt, sollte pro Stunde Training einen halben Liter zusätzlich trinken:

Frühstück:
2 Tassen ungesüßter Kräuter-, Früchte- oder Grüntee bzw. Kaffee *(300 ml)*

Vormittag:
2 Gläser stilles Mineral- oder Leitungswasser *(400 ml)*

Mittag:
1 Glas stilles Mineral- oder Leitungswasser *(200 ml)*

Nachmittag:
1 Tasse ungesüßter Kräuter-, Früchte- oder Grüntee bzw. Kaffee *(150 ml)*
Plus: 1 Glas stilles Mineralwasser *(200 ml)*

Abendessen:
1 Tasse ungesüßter Kräuter-, Früchte- oder grüner Tee *(150 ml)*

Späterer Abend:
½ Glas stilles Mineralwasser *(100 ml)*

16.
Was bringen Nahrungsergänzungsmittel?

Einfach eine Pille einwerfen und sich so mit allem Nötigen versorgen, ohne Gemüse und Obst kaufen zu müssen: Das versprechen Nahrungsergänzungsmittel. Bei den allermeisten Produkten jedoch gilt: Im besten Fall wirken sie nicht, im schlimmsten Fall schaden sie. Wer sie braucht – und vor allem: wer nicht.

In den meisten Drogeriemärkten füllen Nahrungsergänzungsmittel inzwischen mindestens eine Regalreihe. Kein Wunder, denn wir greifen gern danach: Jeder Vierte hierzulande führt regelmäßig Vitamine, Mineralstoffe und Co. von außen zu. Nicht unbedingt eine gute Idee …

Ergänzungsmittel sind keine Medikamente

Die Pillenform verleitet zum Glauben, bei den Präparaten handele es sich um eine Arznei. Tatsächlich aber gehören Nahrungsergänzungsprodukte zu den Lebensmitteln: Damit dürfen sie nicht dazu bestimmt sein, Krankheiten zu heilen oder davor zu schützen. Entsprechend durchlaufen sie anders als Medikamente kein Zulassungsverfahren, sondern müssen lediglich beim Bundesamt für Verbraucherschutz und Lebensmittelsicherheit (BVL) registriert sein. Das bedeutet für die Praxis: Werben Hersteller mit Gesundheitseffekten, sind diese nicht belegt. Gibt es doch einmal Studien, wurden diese oft von Produzenten gesponsert.

Wahlloses Supplementieren bringt nichts

Entsprechend zeigen ernsthafte Untersuchungen, dass Nahrungsergänzungsmittel größtenteils wirkungslos sind. Beispielsweise ergab eine Meta-Analyse von 49 Studien mit insgesamt knapp 300 000 Probanden: Das Supplementieren von Vitamin C, D, K, Magnesium, Selen und Zink schützt nicht vor Herz-Kreislauf-Erkrankungen oder Krebs. Und eine US-amerikanische Studie mit mehr als 30 000 Probanden hat demonstriert: Vitamine und Mineralstoffe aus Nahrungsergänzungsmitteln verringern das Todesrisiko von Menschen nicht –

bis auf Vitamin E und Folsäure mit sehr schwachem Effekt. Bei Kalzium zeigte sich im Gegenteil: Wer mehr als 1000 mg pro Tag per Pille zu sich nahm, hatte ein erhöhtes Risiko, an Krebs zu sterben – ebenso bei Vitamin A. Beta-Carotine bewirkten sogar eine Zunahme der Sterblichkeit insgesamt.
Besonders von den beliebten All-in-one-Produkten rate ich daher ab, auch wenn die einzelnen Stoffe darin nicht so hoch dosiert sind, dass wir daran sterben könnten. Denn die allermeisten Menschen hierzulande sind laut Bundesinstitut für Risikobewertung (BfR) über die Nahrung mit Mikronährstoffen ausreichend gut versorgt. Und rutschen daher, wenn sie diese unspezifisch über ein A-bis-Z-Präparat ergänzen, schnell in eine milde Überdosierung: Diese kann etwa zu Kopfschmerzen und heftigen Magen-Darm-Beschwerden führen.

VITAMIN B_{12} – HOFFNUNGSTRÄGER BEI BEGINNENDER DEMENZ?

Eine Vorstufe von Demenz bildet die „leichte kognitive Störung" (Mild Cognitive Impairment, MCI). 10 bis 20 Prozent der Betroffenen entwickeln innerhalb eines Jahres eine Demenz. Da der im Alter wahrscheinlichere Vitamin-B_{12}-Mangel das Erkrankungsrisiko erhöht, hofften Forscher, die Gabe entsprechender Nahrungsergänzungsmittel könnte das Auftreten einer MCI verzögern oder ihr Fortschreiten aufhalten. Zwei aktuelle Meta-Analysen zeigen jedoch: Es gibt keinen Hinweis darauf, dass irgendein Vitamin- oder Mineralstoffsupplement eine MCI bremsen oder Gesunde davor schützen könnte. Anders bei pflanzlichen Flavonoiden aus Tee, Beeren oder Gemüse: Sie fördern die Durchblutung im Gehirn und wirken gegen Vergesslichkeit.

Einige wenige Menschen brauchen Nahrungsergänzungsmittel

Manche Gruppen jedoch profitieren davon, ausgewählte isolierte Mikronährstoffe zu ergänzen. Dazu gehören Veganer: Sie sollten die Vitamine aus der B-Gruppe (insbesondere Vitamin B_2 und B_{12}) supplementieren, denn diese sind beinahe ausschließlich in tierischen Produkten enthalten. Außerdem müssen sie im Zweifelsfall ihre Jodzufuhr über entsprechende Präparate erhöhen, mitunter auch die von Kalzium, Eisen und Zink. Schwangere sollten ebenfalls Jod zuführen (siehe Seite 46) sowie Folsäure, um Entwicklungsstörungen des Kindes zu verhindern. Für die allermeisten von uns ist eine Vitamin-D-Supplementierung in den Wintermonaten sinnvoll: Denn dieses Vitamin bildet der Körper mithilfe von Sonnenlicht über die Haut, allerdings nur, wenn die Strahlung intensiv genug ist. Da es bei der fettlöslichen Substanz leicht zu Überdosierungen kommen kann, sollte man die Vitamin-D-Einnahme bitte immer mit dem Arzt besprechen! Vom Arzt verordnete Prä- und Probiotika, die die Bakterienvielfalt im Darm erhöhen, können eine kluge Ergänzung darstellen (siehe Seite 38). Lediglich Patienten mit geschädigter Darmbarriere oder einer chronischen Entzündung der Bauchspeicheldrüse sollten darauf verzichten oder einen auf diesem Gebiet erfahrenen Ernährungsmediziner kontaktieren.

Vor jeder Einnahme ärztlich beraten lassen

Allein auf Basis dieser Empfehlungen ein Präparat auf Verdacht zu kaufen, ist immer eine schlechte Idee! Denn jeder Organismus ist verschieden, entsprechend muss eine Supplementierung stets individuell erfolgen. Nur ein Arzt kann beispielsweise den Einfluss bestehender Erkrankungen einschätzen: So können etwa Gastritis und Darmprobleme die Aufnahme von B-Vitaminen hemmen. Außerdem ist es am Mediziner, gefährliche Wechselwirkungen zu benennen: Bestimmte Antioxidantien wie die Vitamine C und E können die erwünschten Effekte einer Strahlen- oder Chemotherapie hemmen. Und Raucher sollten nicht mehr als 20 Milligramm Beta-Carotin am Tag zu sich nehmen, da darüber hinausgehende Mengen das Risiko für Lungenkrebs erhöhen. Hinzu kommt: Allein eine Blutuntersuchung gibt Aufschluss darüber, welche Mängel überhaupt bestehen. Sie ist also zum einen nötig, um Überdosierungen zu vermeiden, zum anderen, um Mangelversorgungen zu verhindern, die entstehen können, wenn die Nahrungsergänzung zu niedrig dosiert wird.

Artgerechte Ernährung ist Ergänzungspräparaten überlegen

Zwei Ergebnisse der bereits erwähnten Studien faszinieren mich besonders: Wer sich ausreichend mit Vitamin K und Magnesium (siehe Seite 86) versorgt, hat ein geringeres Mortalitätsrisiko. Dazu ist eine ausreichende Zufuhr von Vitamin A und Zink mit einem geringeren Todesrisiko durch Herz-Kreislauf-Krankheiten verbunden. Das Spannende dabei: Diese Wirkungen zeigen die Mikronährstoffe nur dann, wenn sie aus natürlichen Lebensmitteln stammen. Ein weiterer Beleg für die vergleichsweise junge Erkenntnis der Forschung: Es sind nicht einzelne, isolierte Substanzen, die unserem Körper nützen, sondern das Zusammenspiel aus vielen – in unverarbeiteter Nahrung!

ZAHLEN, BITTE!

6 von 10 erwachsenen Deutschen haben bereits Nahrungsergänzungsmittel gekauft, weitere 30 Prozent können sich dies für die Zukunft vorstellen.

61 Prozent der Nutzer hoffen, mit Nahrungsergänzungsmitteln allgemein ihre Gesundheit zu stärken, etwa jeder Dritte will seine körperliche Fitness steigern.

Gut 2 Milliarden Euro geben die Deutschen insgesamt pro Jahr für Nahrungsergänzungsmittel aus, die Hälfte davon entfällt auf Vitamin- und Mineralstoffpräparate. Die höchsten Umsatzsteigerungen erzielen aktuell Vitamin-B-Kombiprodukte sowie Prä- und Probiotika.

Etwa 6 Prozent beträgt das jährliche Umsatzwachstum bei Nahrungsergänzungsmitteln seit 2014.

Rund ein Viertel des Umsatzes mit Nahrungsergänzungsmitteln wird inzwischen über Versandapotheken generiert. Die Wachstumsrate 2019 lag im Vergleich zum Vorjahr bei knapp 10 Prozent.

Achtung! *Hände weg von Diätpillen, selbst wenn diese „rein pflanzlich" sein sollen! In den Produkten wurden wiederholt illegal zugesetzte pharmakologische Wirkstoffe gefunden, etwa Sibutramin, ein mit Crystal Meth verwandtes Amphetamin, dessen Nebenwirkungen bis zu Schlaganfall und Herzinfarkt reichen. Oder Phenolphthalein, ein Stoff, der die Darmschleimhaut enorm schädigen kann und im Verdacht steht, krebserregend zu sein.*

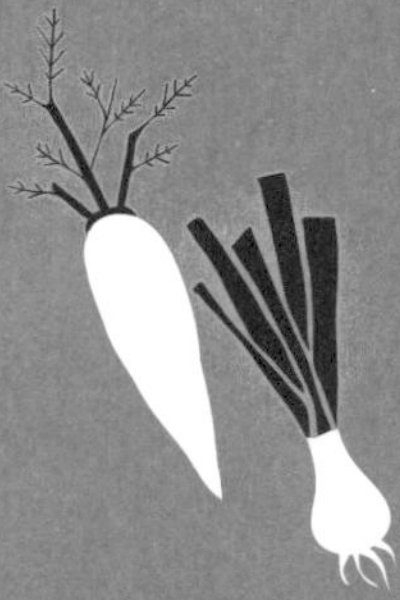

Ernährungstrends im Check

Von Wunderstoffen, die jung halten, über Lebensmittel, die schlau und schlank machen, bis hin zu alternativen krabbelnden Eiweißlieferanten mit sechs Beinen: Es scheint kein Tag zu vergehen, ohne dass eine neue Ernährungsmode aufploppt! Die nächsten Seiten verraten Ihnen, welcher Hype eine wissenschaftliche Grundlage hat – und welchem Trend Sie besser nicht folgen sollten …

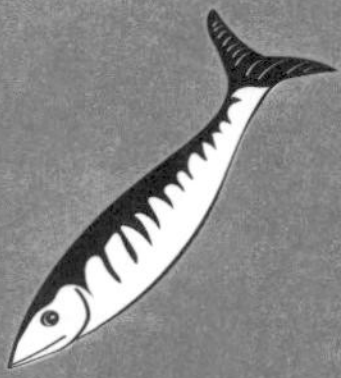

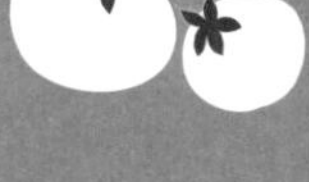

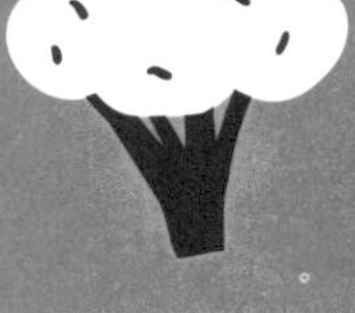

17.

Welche prominenten Ernährungsmythen sind längst widerlegt?

Bis heute halten sich zahlreiche Annahmen zur richtigen und falschen Ernährungsweise, die jeder wissenschaftlichen Grundlage entbehren oder die Forscher sogar bereits als falsch enttarnt haben. Hier fünf Beispiele für besonders langlebige Mythen, die Sie fortan getrost vergessen können.

Gehören Sie auch zu den Menschen, die ein schlechtes Gewissen haben, weil sie auf ihr Frühstücksei nicht verzichten wollen? Dann werden Sie die nächsten Zeilen sicher nur zu gern lesen. Denn diese zeigen: Ihr ungutes Gefühl beruht auf Annahmen, die einfach nicht stimmen.

► „Eier erhöhen den Cholesterinspiegel."

Weil Eigelb Cholesterin enthält, standen Eier lange unter Verdacht, den körpereigenen Cholesterinspiegel stark nach oben zu treiben und damit das Risiko für Herzkrankheiten zu erhöhen. Inzwischen ist klar: Cholesterin aus Lebensmitteln beeinflusst die Konzentration des fettähnlichen Stoffes im Blut kaum. Das meiste Cholesterin bildet der Körper selbst, denn die Substanz ist wichtig: Sie steckt etwa als Bauteil in den Zellwänden und in vielen Hormonen. Ein Ei pro Tag kann laut einer Meta-Analyse daher sogar günstig sein, vorausgesetzt, das Umfeld stimmt. Wer sein Spiegelei etwa mit Bacon serviert, nimmt viele gesättigte Fette auf, die Herz und Gefäße tatsächlich belasten.

► „Wenn wir Durst spüren, ist es eigentlich schon zu spät."

Unser Körper besitzt viele faszinierende Features, die uns helfen, gesund durchs Leben zu kommen. Eines davon ist der Durst: Bemerkt das Gehirn eine milde Dehydrierung, sendet es uns den „Trinken! Jetzt!"-Befehl. Zugleich tritt ein Hormon in Aktion, das die Nieren anregt, den Urin zu konzentrieren und so mehr Wasser im Körper zu halten. Wer also ab und an erst trinkt, wenn er durstig ist, wird keinen Schaden nehmen. Wäre es anders, müsste unsere Art längst ausgestorben sein. Schließlich ist Leitungswasser eine junge Erfindung. Indes: Das Gehirn selbst dankt es, wenn wir auch mal nur auf Verdacht trinken. Denn es arbeitet schon bei unmerklichen Dehydrierungen schlechter.

▶ „One apple a day keeps the doctor away."

Äpfel gehören zu den gesunden Lebensmitteln, keine Frage! Ein Exemplar pro Tag ist aber nicht der Richtwert, um uns gesund zu halten. Im Gegenteil: Ist der Apfel sehr groß, nehmen wir damit schon mehr Fruchtzucker auf, als uns guttut (siehe Seite 30). 150 Gramm Obst genügen nämlich völlig, um von den wertvollen Inhaltsstoffen zu profitieren. „400 Gramm Gemüse am Tag halten den Arzt fern", so müsste es stattdessen heißen. Reimt sich zwar nicht, trifft die Erkenntnisse der modernen Ernährungswissenschaft aber deutlich besser.

▶ „Proteine sorgen für Muskelwachstum."

Muskeln bestehen zwar zum Großteil aus Eiweiß, doch das heißt nicht, dass ein hoher Verzehr von Fleisch, Fisch und Milchprodukten uns zu mehr Muckis verhilft. Denn diese wachsen nur, wenn wir sie mechanisch reizen, etwa mit Krafttraining. Wer über den Tag hinweg dann die generell empfohlenen 1,0 bis 1,2 Gramm Protein pro Kilo Körpergewicht zu sich nimmt, hat genug Baumaterial für zusätzliches Muskelgewebe. Ein Mehr bringt nichts: Je nach Größe kann der Körper 30 bis 50 Gramm pro Mahlzeit verwerten, den Rest baut er in Fett um.

▶ „Abends essen macht dick."

Würde dieser Mythos stimmen, wären Italiener, Spanier und Griechen ausnahmslos übergewichtig. Schließlich essen sie ihre Hauptmahlzeit traditionell zu später Stunde. Vielmehr gilt hauptsächlich: Die über den Tag insgesamt aufgenommene – und verbrannte – Energiemenge entscheidet darüber, ob einer lange eine gesunde Figur bewahrt oder sich in die Adipositas futtert. Wenn wir also zum Frühstück nur einen Espresso trinken und mittags einen Salat essen, können wir abends durchaus zulangen. Lediglich Diabetiker sollten das Abendessen schmal halten, insbesondere an Kohlenhydraten – ihr Blutzuckerspiegel bleibt dann über den Tag stabiler (siehe Seite 186). Das Körnchen Wahrheit: Wer sehr spät zu Abend isst und morgens relativ früh, gönnt dem Körper nur eine kurze Zeit der Nahrungskarenz und nimmt dadurch tendenziell schneller zu.

18.
Brauchen wir Superfoods?

Lebensmittel mit dem Zweitnamen „Superfood" gelten als Nährstoffbomben, die unsere Gesundheit besonders stark fördern. Doch sind sie wirklich so wichtig für unseren Körper? Hier meine Einschätzung, welche Superfoods Sie tatsächlich häufiger essen sollten – und auf welche Sie verzichten können.

Bei Superfoods gehen die Meinungen so stark auseinander wie bei keinem Lebensmittel sonst: Die einen sehen darin überflüssige Trendnahrung, die anderen kulinarische Heilsversprechen. Ich persönlich? Nehme die ausgleichende Position ein. Exotische Superfoods wie Chiasamen, Açaí- und Goji-Beeren halte ich tatsächlich für überbewertet, weil sie einen langen Transport erfordern. Der kostet Nährstoffe und unnötig viele Ressourcen. Für heimische Superfoods dagegen (siehe rechts) werbe ich mit aller Kraft! Denn diese tragen den Superlativ zu Recht: Sie machen nicht nur satt, sondern liefern unserem Körper außergewöhnlich viele Mikronährstoffe wie Mineralstoffe, Vitamine sowie sekundäre Pflanzenstoffe. Auf diese Weise helfen sie, Krankheiten vorzubeugen und viele Beschwerdebilder zu bessern.

Die meisten essen heimische Superfoods zu selten

Das Problem: Mit dem Siegeszug der industriellen Fertigprodukte sind heimische Superlebensmittel in Vergessenheit geraten – denn sie liefern nur in natürlicher Form ihre wertvollen Inhaltsstoffe. Deshalb sollten wir wieder dorthin zurückkehren, wo unsere (Ur-)Großeltern schon waren: Sie haben saisonal und regional gekocht und so dafür gesorgt, dass heimische Superfoods ganz selbstverständlich täglich auf den Tisch kamen. Meine Empfehlung: Bauen Sie pro Tag mindestens einen Vertreter aus jeder Gruppe (siehe rechts) in Ihren Speiseplan ein, um den Körper optimal zu versorgen. Dies gelingt leicht, wenn Sie das, was Sie sowieso essen, mit Superfoods aufwerten. Etwa indem Sie Leinsamen und Beeren ins morgendliche Müsli mischen, den Keks zum Nachmittagskaffee durch Nüsse ersetzen und den abendlichen Salat mit Kresse toppen.

MEINE TOP 5 DER HEIMISCHEN SUPERFOOD-GRUPPEN

- **Rettich, Kohl, Senf, Kresse:** Alles, was scharf schmeckt, enthält Glucosinolate – Abwehrstoffe, die Pflanzen vor Fressfeinden schützen. Auch beim Menschen wirken diese Stoffe wie eine Art Leibwächter: Sie bewahren die Zellen vor freien Radikalen und uns damit vor dem vorzeitigen Altern.

- **Beeren, Paprika, Tomaten, Auberginen:** Leuchtend farbiges Obst und Gemüse verdankt seine intensive Tönung Carotinoiden und Flavonoiden. Diese Stoffe können Herz-Kreislauf-Erkrankungen und sogar Krebs vorbeugen – sofern wir viel davon aufnehmen und Übergewicht vermeiden.

- **Zwiebeln, Lauch, Zitrone, Minze, Kümmel:** Stark duftende Obst- und Gemüsesorten sowie Gewürze enthalten große Mengen Sulfide. Diese Pflanzenstoffe bekämpfen beim Menschen Bakterien und oxidativen Zellstress. Sie helfen, Bluthochdruck und gefährliches LDL-Cholesterin zu senken (siehe Seite 21) und Blutgerinnseln vorzubeugen.

- **Hafer, Soja, Kaffee, Schokolade (mit mind. 70 Prozent Kakaoanteil):** Lebensmittel, die einen leicht bitteren Geschmack aufweisen, stecken voller Saponine. Diese Bitterstoffe regen den Stoffwechsel an und stärken dank ihrer antibiotischen Wirkung unsere Abwehrkräfte (siehe Seite 68). Zudem wirken sie als natürliche Appetitzügler und bilden damit eine effektive Soforthilfe gegen Heißhunger.

- **Leinsamen, Nüsse, Sonnenblumenkerne, Sesam, Hülsenfrüchte (Soja):** Diese Lebensmittel liefern neben wertvollem pflanzlichem Eiweiß und Saponinen auch Phytoöstrogene, die dem weiblichen Sexualhormon ähneln, sowie Phytosterole, die dem – günstigen – menschlichen HDL-Cholesterin nahekommen. Beide Wirkstoffe können möglicherweise vor Herz-Kreislauf-Erkrankungen und Krebs schützen.

19.

Warum müssen sich auch Menschen artgerecht ernähren?

Ein Pinguin frisst Fisch, der Blauwal Plankton und die Kuh Gras: Jede Art auf der Erde hat einen evolutionär bedingten optimalen Speiseplan – auch wir Menschen. Das Problem: Inzwischen bestimmt nicht mehr die Natur, was wir essen, sondern die Industrie. Ein Umstand mit desaströsen Folgen!

Über Jahrhunderttausende hinweg starb der Mensch an den Folgen eines Zuwenig. Zu wenig medizinisches Wissen, um Zahnabszesse zu behandeln und so Blutvergiftungen zu verhindern. Zu wenig Nahrung, um Mangelzeiten und Infektionskrankheiten zu überstehen. Zu wenig Kleidung, um sich gegen Kälte zu wappnen. Heute dagegen sterben immer mehr von uns am Überfluss: am Zuviel an Zucker, leeren Kohlenhydraten, tierischen Proteinen und Fetten sowie künstlichen Zusatzstoffen. Diese westliche Ernährung ist in Deutschland für Erwachsene inzwischen die Todesursache Nummer 1, führt sie doch zu Erkrankungen wie Adipositas, Schlaganfall, Herzinfarkt und Krebs. Der Grund: Als Homo sapiens bilden wir eine ganz normale Tierart wie Tiger, Elefant und Spinne – und haben als solche einen evolutionär geprägten „artgerechten" Speiseplan. Dieser beruht auf dem, was uns die Natur im jeweiligen Lebensraum seit jeher bietet. Das Problem: Ursprüngliche Natur gibt es kaum noch und damit ist auch die artgerechte Ernährung weitgehend verloren gegangen. Denn intuitives Essen funktioniert nicht mehr: Wir Menschen sind Allesfresser und neigen so in der ungesunden Umgebung dazu, zum Falschen zu greifen.

So haben wir uns von der artgerechten Ernährung entfernt

Als vermeintliche Krone der Schöpfung hat der Mensch Kulturtechniken wie die moderne Land- und Viehwirtschaft sowie die Lebensmittelindustrie entwickelt. Diese bewahren heute die allermeisten so sicher vor dem Hungertod wie nie zuvor in der Geschichte der Gattung *Homo*. Andererseits verkürzen inzwischen genau diese Techniken unsere Lebenserwartung wieder! Denn die Industrie triggert über eine spezielle Nährstoffzusammensetzung der Produkte evolutionsbiologische Programme (siehe Seite 170), die uns viel zu viel essen lassen. Und prägt uns derart auf künstliche Aromen und einen hohen Zuckergehalt, dass wir gesunde Lebensmittel gar nicht mehr mögen. Wie krank uns das macht und welches unsägliche Leid daraus entsteht, sehe ich als Ernährungsmediziner täglich!

So sieht eine moderne artgerechte Ernährung für uns aus

Dank der gut geölten Marketingmaschine von Paleo-Propagandisten und Fleischindustrie glauben inzwischen viele, der Urmensch habe sich hauptsächlich von tierischer Beute ernährt. Tatsächlich aber glichen unsere Ahnen, die bis vor zwei Millionen Jahren übrigens reine Vegetarier waren, den Affen – Schimpansen sind heute unsere nächsten Verwandten. Und was essen diese? Wildfrüchte, Blätter, Blüten und Samen, dazu ein paar Insekten, Eier und kleine Säugetiere. Damit versorgen sich Schimpansen mit allen nötigen Nährstoffen im für sie idealen Mix. Der Witz: Diese Mischung ist Ernährungswissenschaftlern zufolge auch für den Homo sapiens perfekt! Auf diesen Erkenntnissen basierend, habe ich ein Konzept moderner artgerechter Ernährung entwickelt, das unsere Geschichte als Spezies ebenso einbezieht wie die aktuellen Lebensbedingungen.

DIE GOLDENEN REGELN DER ARTGERECHTEN ERNÄHRUNG

- **Alles auf Gemüse:** Mindestens 400 Gramm am Tag sollten es sein.
- **Weniger tierische Fette** – abgesehen von solchen aus Fisch. Dies gelingt mit weniger Fleisch- und Wurstwaren sowie Fertiggerichten.
- **Weniger freier Zucker:** maximal 25 Gramm am Tag (siehe Seite 24).
- **Weniger Kohlenhydrate insgesamt:** keine Softdrinks, weniger Süßes, statt Beilagen wie Nudeln, Reis und Kartoffeln lieber die Vollkornversion.
- **Mehr Hülsenfrüchte, Samen und gesunde Öle:** möglichst täglich.
- **Trinken:** mindestens 30 Milliliter pro Kilogramm Körpergewicht am Tag.
- **Kein Alkohol:** Verzichten sie möglichst auf Bier, Wein und Co.!
- **Nächtliche Essenspause:** Verlängern Sie diese auf 12 bis 16 Stunden.

20.
Sind Insekten bei uns wirklich die Nahrung der Zukunft?

In Asien, Afrika und Lateinamerika stehen Insekten bei vielen Menschen seit jeher auf dem Speiseplan. Aufgrund ihres günstigen Nährstoffmusters betrachten einige Ernährungsspezialisten die Tiere auch in Europa als Lebensmittel der Zukunft. Was ich vom Hype um Heuschrecken und Co. halte.

Jeder siebte Deutsche hat schon einmal freiwillig ein Insekt gegessen. Auch ich gehöre zu dieser Gruppe – während eines „Ernährungs-Docs“-Drehs habe ich das Trendfood getestet. Ich gestehe: Die Vorstellung, in eine Heuschrecke zu beißen, in ein ganzes Tier mit Augen, Beinen und hartem Hautpanzer, hat mir ein Kopfkino beschert, das ich nicht noch einmal brauche. Den Mehlwurm im Anschluss? Bekam ich schon leichter runter. Der Geschmack war deutlich weniger gewöhnungsbedürftig als die Konsistenz der Insekten: Er erinnerte mich an ungewürzte, komprimierte Erdnussflips, eine sehr trockene, fade Nussmischung oder frittierte Sardellen.
In der Theorie spricht einiges dafür, seinen persönlichen – anerzogenen – Unwillen zu überwinden: Insekten liefern wertvolle Omega-3-Fettsäuren, extrem viele leicht verdauliche Proteine, außerdem Ballaststoffe, Vitamine und Mineralstoffe wie Kupfer, Zink und Selen. Darüber hinaus verbrauchen die Tiere weniger Wasser, Land und Futter als Vieh: Rinder etwa benötigen für ein Kilo Körpermasse acht Kilo Futter, Insekten nur zwei Kilo. Zudem produzieren beispielsweise Mehlwürmer bis zu hundert Mal weniger Treibhausgase als Schweine. All das macht Insekten zu einer guten Fleisch- und Fischalternative.

Warum die Nachteile überwiegen

Das Problem: Nur in der Wildnis gesammelte und naturbelassene Insekten bilden ein gutes Lebensmittel. Würden Trendprodukte wie Nudeln aus Insektenmehl, Mehlwurm-Eiweißriegel und schokolierte Heuschrecken bei uns Massenware, wären wir auf Tiere aus industrieller Zucht angewiesen. Doch genau

die macht nicht nur den Klimavorteil der Insekten zum Großteil zunichte – etwa weil Züchter mitunter proteinreiches Futter wie Fisch- oder Sojamehl nutzen. Es droht auch eine Keimbelastung der Produkte, ähnlich wie in der konventionellen Fleischherstellung – zumal die Insekten samt Darm verarbeitet werden.
Da Tiere in der Massenzucht anfälliger für Krankheiten sind, lässt sich der Einsatz von Bioziden kaum vermeiden. Hinzu kommt: Die Zucht wäre sehr kostenintensiv, Verbraucher müssten für die entsprechenden Produkte mehr zahlen als für Fleisch und natürlich auch mehr als für pflanzliche Eiweißlieferanten. Ein weiterer Punkt auf der Kontra-Liste: Je mehr professionelle Insektenproduzenten es gibt, desto stärker verlieren jene Menschen ihre Existenzgrundlage, die die Tiere in freier Wildbahn sammeln und von deren Verkauf leben. Schon jetzt hat eine Studie ergeben: Vom wachsenden Handel mit Insekten profitieren vor allem die sowieso schon Privilegierten.

ZAHLEN, BITTE!

60 Prozent aller beschriebenen Tierarten sind Insekten, etwa 2000 Spezies dienen Menschen als Nahrung – vor allem Käfer, Raupen, Bienen, Ameisen, Heuschrecken, Grillen und Termiten.

2 Milliarden Menschen weltweit brauchen Schätzungen zufolge Insekten, um sich bedarfsdeckend zu ernähren.

42 Prozent der Deutschen geben an, auf keinen Fall Insekten zu essen – Ekel ist dabei die größte Barriere. Nur 5 Prozent würden die Tiere als Nahrungsmittel auf jeden Fall akzeptieren.

Mein Schluss daraus

Äßen wir in Europa anstelle von Fleisch in großem Umfang Heuschrecken und Grillen, würden wir nur das eine Schlechte durch etwas anderes Schlechtes ersetzen. Das Nahrungsmittel der Zukunft sind für mich daher nicht Insekten, sondern Hülsenfrüchte (siehe Seite 140). Auch sie liefern wertvolle Proteine, auch sie sind deutlich klimafreundlicher als Fleisch und Fisch – und darüber hinaus halten sie uns nachgewiesenermaßen gesund.

21.
Was bringen Cheat Days?

Sich ständig an jede Empfehlung zu halten, das schafft kein Mensch – und doch fordern die meisten Diäten genau das. Die Cheat-Day-Methode dagegen verspricht kontrolliertes Sündigen: Dabei essen Menschen an sechs Tagen pro Woche gesund und an einem das, was sie wollen. Klingt gut, ist es aber nicht …

Pizza, Kuchen, Chips und Rotwein satt: So ein Cheat Day klingt nach Schlaraffenland – und trägt zugleich die Verheißung in sich, eine Ernährungsumstellung dauerhaft durchhalten zu können. Schließlich fällt es leichter, sich im Alltag an selbst gesetzte Vorgaben wie „Weniger Kohlenhydrate und mehr Gemüse" zu halten, wenn die Ausnahme von der Regel nur sechs Tage entfernt liegt. Indes: Meinem Eindruck nach rutschen 90 Prozent der Cheat-Day-Anhänger unter meinen Patienten schon nach den ersten Schummeltagen schnurstracks zurück in den alten, gesundheitsschädlichen Ernährungsalltag. Eine Erklärung dafür haben Psychologen der Macquarie-Universität in Sydney gefunden. Für ihre Studie teilten sie 110 gesunde, normalgewichtige Teilnehmer in zwei Gruppen ein: Die erste sollte eine Woche lang regelmäßig Junkfood essen, etwa Waffeln zum Frühstück und mittags Cheeseburger. Die zweite Gruppe sollte sich ernähren wie immer. Am ersten und letzten Tag des Untersuchungszeitraums stellten die Wissenschaftler ihren Probanden ungesunde Snacks vor die Nase und dokumentierten, wie viel Appetit die Teilnehmer verspürten. Ergebnis: Jene aus der Junkfood-Gruppe hatten am Ende des Experiments eine deutlich verringerte Selbstkontrolle und sehr viel mehr Appetit als zu Beginn – und zwar auch nach einer Mahlzeit, wenn sie eigentlich satt waren.

Die Lust auf Ungesundes kann chronisch werden

Da die Fast-Food-Probanden zudem in Lerntests am Ende der Untersuchung deutlich schlechter abschnitten, schlossen die Forscher: Junkfood beeinträchtigt die Arbeit des Hippocampus, einer Gehirnregion, die unter anderem für Lernleistungen zuständig ist. Außerdem reguliert sie unsere Appetitkontrolle: Haben wir genug gegessen, unterdrückt der Hippocampus das Verlangen nach mehr. Selbst Chips und Schokoriegel lösen dann keinen Appetit mehr aus. Junkfood scheint diesen Mechanismus außer Kraft zu setzen oder zumindest zu schwächen: Wir können – und wollen! – weiteressen, obwohl uns genau das schadet.

RICHTIG SÜNDIGEN – SO GEHT'S WIRKLICH

Anstatt Ungesundes auf einen kompletten Tag zu konzentrieren, empfehle ich, „Sünden" in den Alltag einzubauen. Beispiel Süßigkeiten:

Die laut WHO täglich maximal erlaubten 25 Gramm Zucker stecken etwa in 250 ml Cola oder 30 Gramm Fruchtgummi. Wer diese Menge nach einer Mahlzeit zu sich nimmt, idealerweise im Anschluss an das Mittagessen, reduziert damit zum einen die Blutzuckerentgleisung. Und lernt zum anderen, die entsprechenden Lebensmittel als das zu sehen, was sie sein sollten: Genussmittel, die uns, in Maßen genossen, nicht schaden. Wer das schafft, löst sich langfristig von der Sucht nach Ungesundem im Übermaß, die uns die Lebensmittelindustrie eingeprägt hat und die dafür sorgt, dass wir gesundheitlichen Schaden nehmen.

Cheat Days schaden dem Stoffwechsel

Die gestörte Appetitregulation ist jedoch nicht der einzige Grund, weshalb das Cheat-Day-Prinzip nicht funktioniert. Durch das häufige Essen meist ungesunder Lebensmittel fährt zudem der Blutzucker den gesamten Tag über Achterbahn. Das bremst die Fettverbrennung – und am Tag nach dem Cheat Day quält uns ein Heißhunger, den wir ohne die Ausnahmephase nie verspürt hätten. Und schließlich: Wer sechs Tage lang auf einen sündigen Sonntag hinfiebert, zeigt damit an, dass er eine restriktive Diät macht, die mehr schadet als nützt (siehe Seite 104). Eine sinnvolle Ernährungsumstellung besteht dagegen darin, sich mit kleinen Veränderungen an eine artgerechte Ernährung heranzutasten. Wer das tut, muss seinen Alltag so wenig abwandeln, dass er gar kein Verlangen nach ungesundem Essen und Cheat Days verspürt!

22.
Mood Foods: Machen Lebensmittel wie Schokolade glücklich?

Wann immer uns im Alltag etwas ärgert, wir Angst haben oder Trost brauchen: Ein Stück Schokolade hebt die Stimmung innerhalb von Sekunden zumindest wieder auf Normalniveau. Aber liegt das wirklich an der Süßigkeit? Und wenn ja, gibt es weitere Lebensmittel, die uns auf „happy" polen? Ein Überblick.

Dopamin ist einer von vier Botenstoffen, die der Volksmund „Glückshormone" nennt. Unser Körper nutzt diese vor allem als positive Verstärker, um uns dazu zu bringen, für ihn günstige Handlungen zu wiederholen. Daher schüttet das Belohnungszentrum unseres Gehirns jedes Mal eine extragroße Portion Dopamin aus, wenn wir etwas Energiereiches wie Schokolade essen: Denn lange sicherte es unser Überleben, immer dann ordentlich zuzugreifen, wenn sich etwas Hochkalorisches fand. Bei Sellerie dagegen? Ist der Dopamin-Ausstoß gering. Das erklärt, warum Schokolade uns kurzfristig ein ähnliches Wohlgefühl beschert wie Drogen! Allerdings setzt wie bei Haschisch und Co. eine Gewöhnung ein: Wir benötigen bald immer mehr Ungesundes, um den Glückskick zu empfinden. Und so deuten Studien darauf hin, dass Übergewichtige Süßes und Fettiges mitunter schon allein dafür brauchen, um sich normal ausgeglichen zu fühlen – und das auch nur für kurze Zeit. Immerhin: Nicht allein Ungesundes kann uns glücklich machen, es gibt auch gesunde „Mood Foods"!

Die richtige Ernährung lindert Depressionen

Stimmungsaufhellende Lebensmittel (siehe rechts) unterstützen beispielsweise die Produktion glücksauslösender Botenstoffe wie Serotonin. Sie liefern Bausteine, die der Körper dafür braucht, aber nicht selbst herstellen kann – etwa essenzielle Fettsäuren, Mineralstoffe und die Aminosäure Tryptophan. Wie stark Mood Foods auf unser Gemüt wirken, zeigen immer mehr Studien, wie zum Beispiel eine (kleine) Untersuchung australischer Forscher. Diese baten 33 schwer depressive Menschen, die Medikamente und/oder Psychotherapie erhielten, ihre

Ernährung auf mediterrane Kost umzustellen – also anstelle von Wurst, Weißmehlprodukten, Fast Food und Fleisch viel Gemüse zu essen, dazu Obst, Hülsenfrüchte, Fisch, Nüsse und gesunde Öle. Das Ergebnis: Nach drei Monaten hatten sich die Beschwerden bei fast allen gebessert, jeder Dritte erfüllte die Kriterien einer schweren Depression nicht mehr.

SAUER MACHT LUSTIG? STIMMT!

Beißen wir in etwas Saures, etwa einen Zitronenschnitz, ziehen sich unsere Mundwinkel unwillkürlich nach oben. Da wir diesen Gesichtsausdruck immer dann zeigen, wenn wir lachen, signalisiert er unserem Gehirn: „Gute Stimmung hier!“ Auch langfristig heben saure Lebensmittel die Laune – wenn sie fermentiert sind. Denn frisches Sauerkraut, Kimchi, Kefir und Kombucha, also fermentierter Tee, stärken das bakterielle Gleichgewicht im Darm. Und dort entstehen die Ausgangsstoffe der Glückshormone.

Eine japanische Untersuchung an 38 Studenten ergab zudem, dass eine gesündere Ernährung depressive Verstimmungen schon nach drei Wochen deutlich bessern kann. Außerdem wirkt sie präventiv, wie eine Langzeitstudie mit rund 3500 Teilnehmern mittleren Alters gezeigt hat: Wer artgerecht aß, hatte ein um 25 Prozent verringertes Risiko, in den fünf Folgejahren eine Depression zu entwickeln. Bei jenen dagegen, die regelmäßig ultraverarbeitete Lebensmittel (siehe Seite 130) konsumierten, erhöhte sich das Risiko um 58 Prozent. Eine Erklärung: Gesundes reduziert oder verhindert Übergewicht – einen der Hauptrisikofaktoren für die Krankheit. Mittlerweile häufen sich zudem die Studien, wonach Mood Foods Aggressivität und Hyperaktivität bremsen können.

Glück auf! Diese Lebensmittel sorgen für gute Laune: *Haferflocken, Weizenkleie, Quinoa, Sojabohnen, Linsen, Lein- und Chiasamen, Blattspinat, Mangold, Bohnen, Algen, Petersilie, Blaubeeren, Fisch, Hähnchen, Austern, Sauermilchprodukte, Eier, Leinöl, Walnüsse, Cashewkerne, Erdnüsse, Bitterschokolade (mind. 70 Prozent Kakaoanteil), Kaffee.*

23.
Wie halten uns Bitterstoffe gesund?

Sauer macht lustig, bitter macht gesund! Das legen immer mehr Forschungsarbeiten nahe: Sie zeigen, wie wichtig für unseren Körper jene sekundären Pflanzenstoffe sind, die Chicorée und Co. ihren speziellen Geschmack verleihen. Hier die überraschendsten Erkenntnisse.

Was Bitterstoffe im menschlichen Körper so alles vermögen – dieses Untersuchungsfeld gehört für mich aktuell zu den spannendsten Forschungsgebieten in der Ernährungsmedizin. Schon seit der Antike ist bekannt, dass die Substanzen, die hinter der Geschmacksrichtung „bitter" stecken, wie ein Turbo auf die Verdauung wirken – was viele Menschen spüren, wenn sie einen Kaffee trinken. Die Erklärung: Sobald Bitterstoffe an den Rezeptoren auf der Zunge andocken, setzt dies Signalketten in Gang, die Zellen in Magen, Leber, Gallenblase und Bauchspeicheldrüse aktivieren. In der Folge produzieren die Organe beispielsweise Gallenflüssigkeit, Magensäfte und Insulin – Substanzen also, die dafür sorgen, dass unser Körper Nährstoffe optimal aufnehmen und verwerten kann.

Zahlreiche überraschende Gesundwirkungen entdeckt

Forscher konnten Bitterstoffrezeptoren, die sogenannten T2Rs, mittlerweile im gesamten menschlichen Körper nachweisen – etwa in Nervenzellen des Gehirns, in der Darmschleimhaut, in Abwehrzellen und sogar im Lungengewebe. Und so entschlüsseln Wissenschaftler immer neue Funktionen der Substanzen. Treffen Bitterstoffe beispielsweise auf Zellen, die unsere Atemwege auskleiden, erhöht sich die Konzentration an Kalzium im Zellinneren: Das setzt Reaktionen in Gang, die Schadstoffe aus der Lunge befördern. Zudem hemmen Bitterstoffe die Wirkungen von Botenstoffen wie Histamin, die ein Zusammenziehen der Bronchialmuskulatur bewirken – in der Folge weiten sich die Atemwege. Beide Effekte erklären, warum konzentrierte Bitterstoffe gegen Asthma helfen. Außerdem bestätigt: Die Substanzen wirken antientzündlich, antibakteriell, senken den Cholesterinspiegel und reduzieren oxidativen Stress in den Zellen.

Möglicherweise schützen Bitterstoffe sogar vor Krebs

Studien deuten darauf hin, dass Bitterstoffe bei der Entwicklung von Brustkrebs eine Rolle spielen. So weisen die Zellen in Brusttumoren weniger Bitterstoffrezeptoren auf als gesunde Zellen. Die Forscher vermuten, dass dadurch das „Selbstmord"-Programm aufgehoben ist, das Bitterstoffe normalerweise in geschädigten Zellen aktivieren – und so das ungebremste Krebswachstum erst möglich wird. Eine positivere Erkenntnis: Lactucopikrin, ein Bitterstoff etwa in Chicorée, kann Prozesse hemmen, die den Tod von Gehirnzellen auslösen und damit gegen neurodegenerative Erkrankungen wie Demenz helfen. Außerdem regt Lactucopikrin die vermehrte Ausschüttung eines Nervenwachstumfaktors an und kann damit sogar Heilungsprozesse bei Nervenschädigungen fördern.

BITTERES MÖGEN? DAS LÄSST SICH LERNEN!

Vielen fällt es schwer, Rucola und Radicchio so selbstverständlich in die Salatschüssel zu schnippeln wie den milden Lollo rosso. Eine normale Reaktion: Die Evolution hat uns darauf geprägt, Bitteres erst einmal abzulehnen. Dies erhöhte lange Zeit unsere Überlebenschancen, da Giftiges und Ungenießbares häufig bitter schmeckt. Doch die persönliche Bittertoleranz lässt sich leicht steigern, indem Sie einfach die „Dosis" langsam erhöhen.

Bitter macht schlank

Darüber hinaus bilden Bitterstoffe natürliche Appetitzügler. Sind die Rezeptoren aktiviert, signalisiert dies dem Sättigungszentrum im Gehirn alsbald: „Aufhören, es reicht!" Da moderne Obst- und Gemüsezüchtungen aber nur noch wenige Bitterstoffe enthalten, genügt deren Konzentration häufig nicht mehr, um Hungergefühle wirksam zu dämpfen. Daher rate ich Abnehmwilligen, vor einer Mahlzeit und bei Heißhunger Bitterextrakte in Tropfenform (aus der Apotheke) einzunehmen. Wichtig: Die Extrakte sollten aus natürlichen Quellen wie Mariendistel stammen und weder Alkohol noch Konservierungsstoffe enthalten.

24.
Anti-Aging-Ernährung – gibt es das?

„Natürliche Schönheit kommt von innen." Diesen Werbeslogan, der in den 60er-Jahren aufkam, kann ich voll unterschreiben. Nur dass Sie nicht ein Dragee einwerfen, sondern die richtigen Lebensmittel essen sollten. Dann bekommt Ihr Körper alle Nährstoffe, die ihn gesund halten und äußerlich jung wirken lassen.

Altern ist ein komplexer Prozess, ausgelöst zum großen Teil durch Entzündungen auf Zellebene. Entzündetes Gewebe wiederum produziert freie Radikale, die nicht nur Schäden an den Zellen verursachen und uns damit alt aussehen lassen, sondern auch solche am Erbgut, die am Anfang beinahe aller Zivilisationskrankheiten wie Diabetes, Gefäßverkalkung, Alzheimer und Krebs stehen. Deshalb sprechen Experten auch von „Inflammaging" (engl. inflammation: Entzündung; engl. aging: Altern). Ein weiterer Grund für Falten, Krähenfüße und Co.: Haut, Haare und Nägel stehen in der Rangordnung des Organismus ganz unten. Unser Körper nutzt Vitamine und andere Nährstoffe zuerst für lebenswichtige Organe und Stoffwechselprozesse, ehe er sich um glänzende Haare und feste Nägel kümmert. Daher lässt sich eine Mangelernährung häufig am Hautbild erkennen. Umgekehrt heißt das: Wir können über eine angepasste Ernährung zumindest dafür sorgen, nicht älter zu wirken, als wir müssten!

Antientzündlich ernähren

Generell sind alle Lebensmittel, die antientzündlich wirken (siehe Seite 192) und damit das Gewebe gesund halten, echte Beauty-Foods. Dazu gehören: Omega-3-reiche Nahrungsmittel (fetter Seefisch, Leinöl), Gemüse und Hülsenfrüchte, vor allem aber Nüsse! Für eine Studie ließen Forscher 16 gesunde Frauen zwischen 55 und 80 Jahren zweimal täglich etwa 30 Gramm Mandeln (jeweils 1 Handvoll) als Snack essen, 15 weitere Frauen bekamen stattdessen nussfreie Müsliriegel, Energieriegel oder Salzbrezeln. Abgesehen davon ernährten sich alle Probandinnen wie bisher. Das Ergebnis nach 16 Wochen: In der Mandelgruppe hatte sich die Faltenbreite im Schnitt um 10 Prozent verringert, die

Faltentiefe um 9 Prozent. Auch wenn diese Studie von einem Hersteller gesponsert wurde – Mandeln liefern jede Menge B-Vitamine und Vitamin E, Zink und Kupfer, Nährstoffe also, die für Haut und Haare sehr wichtig sind.

Aging Foods weglassen

Beinahe so entscheidend, wie das Richtige zu essen, ist es, das Falsche wegzulassen. Dazu gehören Fertiggerichte, die häufig viel Zucker, tierische Fette und Transfette sowie künstliche Zusatzstoffe enthalten. All dies befeuert chronische Entzündungen. Besonders übel sind Phosphorsäure und Phosphate: Sie fördern den Zellstress und setzen den Nieren zu. Letzteres beschleunigt Alterungsprozesse um ein Vielfaches, weil das Organ dann nicht mehr in vollem Umfang Schadstoffe aus dem Körper spülen kann. Phosphate stecken vor allem in Wurstwaren, Softdrinks sowie Schmelzkäse, außerdem als Streuhilfe in Pulvern und als Stabilisator in Sahneprodukten.

WAS BRINGEN „NUTRICOSMETICS"?

„Nutricosmetics" ist ein trendiges Wort für „sehr teure Nahrungsergänzungsmittel". Häufig stecken darin Kollagen, Hyaluronsäure, Vitamine und Mineralstoffe, die der Haut guttun. Doch ob Kapsel, Shake oder Pulver: Sie sind nutzlos! Denn Studien haben gezeigt: Isolierte Nährstoffe wirken nicht, anders als solche, die miteinander kombiniert in natürlichen Lebensmitteln stecken! Hinzu kommt: Wer sich artgerecht ernährt (siehe Seite 60), versorgt sich ohnehin ausreichend mit allem, was Nutricosmetics liefern.

Einfach mal nichts essen

Mindestens so gut wie ein Besuch bei der Kosmetikerin und viel günstiger: Fastentage. Die Studien, die einen nachweislich antientzündlichen Effekt des Nichtessens belegen, lassen sich kaum noch zählen. Wer regelmäßig seine nächtliche Nahrungskarenz verlängert (siehe Seite 100) oder ganze Tage aufs Essen verzichtet, aktiviert damit die körpereigene Müllabfuhr, die sogenannte Autophagie.

25.
Was können Sirtuine bewirken?

Sirtuine sind Enzyme, die im Alterungsprozess eine wichtige Rolle spielen und außerdem den Stoffwechsel ankurbeln können. Kein Wunder, dass immer mehr Menschen versuchen, mit der sogenannten Sirtfood-Diät abzunehmen. Was dran ist am Hype um die Proteine – und welche Heilsversprechen überzogen sind …

Zu Beginn der 2000er-Jahre sorgte eine Studie rund um das „Methusalem-Gen" für Aufsehen: Verstärkten Forscher die Aktivität jenes Gens, das die Informationen für ein Enzym aus der Gruppe der Sirtuine bereitstellte, konnten sie damit die Lebensspanne von Fadenwürmern um ein Drittel verlängern. Zwar ließ sich dieser Effekt nicht wiederholen und die Ergebnisse wären auch nicht so einfach auf den Menschen übertragbar gewesen – doch die Faszination für Sirtuine ist geblieben. Zu Recht, denn es gibt Hinweise, dass sich Alterungsprozesse zumindest bei Mäusen auf diese Weise ebenfalls verzögern lassen.

So wirken Sirtuine im Körper

Sirtuine sind so etwas wie die Superkraft der Organismen – weshalb jeder einzelne, vom Virus bis zu uns Menschen, diese speziellen Eiweiße besitzt. Bakterien etwa verfügen über einen Vertreter aus der Sirtuin-Gruppe, Hefen schon über vier – und der Homo sapiens über sieben. Wie es sich für Superwaffen gehört, kommen die Enzyme immer dann zum Einsatz, wenn der Körper unter Stress steht, etwa bei Nahrungsmangel: Dann sorgen Sirtuine dafür, dass unser Körper auf Fettstoffwechsel umstellt und die Zellen im weißen Fettgewebe ihre gespeicherte Energie leichter freigeben. Ähnlich kurbeln Sirtuine den Stoffwechsel an, wenn es gilt, bei extremer Kälte die Körpertemperatur auf einem gesunden Niveau zu halten oder bei einer Infektion das Immunsystem zu aktivieren. Außerdem können die Enzyme den Zelltod verzögern: Dies erklärt möglicherweise, warum Intervallfasten (siehe Seite 100), das die Sirtuin-Aktivität verstärkt, in einigen Tierstudien lebensverlängernde Effekte gezeigt hat.

Sirtfoods – eine Anti-Adipositas-Wunderwaffe?

Weitere Studien deuten darauf hin, dass Sirtuine eine wichtige Rolle spielen bei Krankheiten wie etwa Alzheimer, Diabetes und Adipositas. Letzteres rief Diätgurus auf den Plan: Wer genügend Sirtfoods esse, so ihr Versprechen, nehme automatisch ab. Dafür gibt es bislang jedoch keinen einzigen wissenschaftlichen Hinweis! Was aber richtig ist: Bestimmte sekundäre Pflanzenstoffe können die günstigen enzymatischen Prozesse rund um Sirtuine verstärken. Dazu gehören etwa Allicin, das in Knoblauch und Co. steckt, Capsaicin in Chilis, Curcumin, der Farbstoff in Kurkuma, Quercetin, ebenfalls ein Farbgeber, und Resveratrol (siehe Seite 34), ein Abwehrstoff, der vor allem in Weintrauben vorkommt.

DAS SIND DIE EFFEKTIVSTEN SIRTFOODS

Grünkohl, Stangensellerie, Radicchio, Rucola, rote Zwiebeln, Erdbeeren, Blaubeeren, Zitrusfrüchte, Liebstöckel, glatte Petersilie, Chilischoten, Buchweizen, Soja, Walnüsse, Kakao (pur!), grüner Tee, Kaffee

So helfen Sirtuine Abnehmwilligen trotzdem

Übergewichtige sollten dennoch unbedingt mehr und regelmäßig Sirtfoods zu sich zu nehmen. Denn diese enthalten meist sehr wenig Energie bei einem ausgesprochen günstigen Nährstoffmuster – mit vielen Ballaststoffen, Vitaminen und Mineralstoffen. Dadurch sättigen Sirtfoods extrem gut und können auf diese Weise helfen, sich langfristig energiereduziert bzw. kalorienärmer zu ernähren. Außerdem haben Sirtfoods einen bestätigten positiven Nebeneffekt: Sie wirken dem Muskelabbau entgegen, der bei einer sehr geringen Energieaufnahme von weniger als 1000 Kalorien pro Tag droht.

Nicht alle Sirtfoods sind gesund! *Auch dunkle Zartbitterschokolade (mind. 85 Prozent Kakaoanteil) und Rotwein enthalten den Sirtuin-Aktivator Resveratrol, weshalb sie in entsprechenden Diäten meist auf der Liste günstiger Produkte stehen. Um mit diesen Genussmitteln jedoch eine relevante Menge des Stoffes aufzunehmen, müssten wir den Wein literweise trinken und die Süßigkeit kiloweise essen. Daher kann ich beides nicht als Sirtfoods empfehlen.*

26.
Was ist Spermidin – und was bringt es?

Spermidin ist erst vor wenigen Jahren in den Blickpunkt der Ernährungsforscher gerückt, gehört aber schon jetzt zu ihren Lieblingsobjekten. Denn die Substanz, die im menschlichen Körper und in Lebensmitteln vorkommt, spielt bei wichtigen Stoffwechselvorgängen und im Alterungsprozess eine Hauptrolle.

Männer sind in der Regel schwer für ernährungsmedizinische Themen zu begeistern, beim Wort „Spermidin" jedoch werden sie auf der Stelle hellhörig! Die Substanz kommt – der Name legt es nahe – in der Samenflüssigkeit besonders hoch konzentriert vor, aber auch in beinahe allen anderen Zellarten. Und sie hat so viele Gesundwirkungen, dass Frauen ebenfalls weiterlesen sollten!

Was Spermidin im Körper bewirkt

Spermidin ist eine chemisch sehr komplexe körpereigene Substanz, die vor allem an der Produktion von Zellkernbausteinen beteiligt ist, bei der Zellteilung eine Rolle spielt und dafür sorgt, dass die Zellwände stabil sind. Weil mit jedem Jahr auf der Lebensuhr die Spermidinkonzentration sinkt, liefert dieses Molekül eine Erklärung dafür, warum sich im Alter die Zellteilung verlangsamt, in der Folge das Risiko für entzündliche Prozesse sowie Entartungen zunimmt und die Gehirnleistung sinkt. Beinahe noch wichtiger jedoch ist eine weitere Funktion des Spermidins: Es verstärkt die sogenannte Autophagie, das Selbstreinigungsprogramm der Zellen. Während dieses Vorgangs entsorgt der Körper Müll – wie geschädigte Eiweiße oder nicht mehr funktionsfähige Zellbestandteile –, indem er diese zur Energiegewinnung oder aber als Baumaterial nutzt. Wenn die Autophagie im Alter auch aufgrund der geringeren Spermidinkonzentration weniger gut funktioniert, können sich beispielsweise im Gehirn leichter Proteinablagerungen bilden, die Krankheiten wie Alzheimer mit auslösen. Umgekehrt kann etwa Intervallfasten (siehe Seite 100), das die Autophagie in Gang setzt, solche Erkrankungen hinauszögern. Kein Wunder also, dass der Entdecker der Autophagie, der Japaner Yoshinori Ohsumi, 2016 den Medizinnobelpreis erhielt.

SPERMIDIN ALS HOFFNUNGSTRÄGER DER FORSCHUNG

Es gibt mittlerweile Dutzende (Tier-)Studien zur potenziellen Wirksamkeit von zugesetztem Spermidin: Jede neue Untersuchung bestärkt die Forscher darin, dass es sich bei dieser Substanz um einen echten Alleskönner handelt. Beispielsweise hat sich gezeigt: Ein ausreichendes Level an Spermidin erhält die Funktion der Mitochondrien, der Kraftwerke in den Zellen, wirkt antientzündlich, kann vor Herz-Kreislauf-Krankheiten schützen, die Herzalterung sowie Demenz verzögern und insgesamt das Sterberisiko senken.

Besonders spannend: Ein Team unter Beteiligung des Virologen Christian Drosten fand heraus, dass Zellen, die mit SARS-CoV-2 infiziert sind, eine verringerte Spermidinkonzentration aufweisen. Erhöhten die Wissenschaftler das Spermidinlevel, sank die Viruslast um 85 Prozent! Inwieweit sich all diese Thesen im großen Stil beim Menschen bestätigen, müssen weitere Studien zeigen – wie meine Kollegen erwarte ich sie mit Spannung!

Wie Sie Ihren Spermidinspiegel erhöhen können

Sport kurbelt die körpereigene Spermidinproduktion an und es gibt Hinweise, dass spermidinreiche Nahrung die Konzentration des potenziellen Wunderstoffs im Blut zumindest geringfügig ansteigen lässt. Ein Versuch, dies für sich zu nutzen, kann zumindest nicht schaden, denn die entsprechenden Lebensmittel sind alle gesund! Zu ihnen gehören vor allem Weizenkeime, außerdem Sojabohnen, Kürbiskerne, Pilze, Bohnen, Erbsen und Hartkäse wie Parmesan.

Achtung! *Spermidin gibt es inzwischen auch als Nahrungsergänzungsmittel. Inwieweit sich mit dem isolierten Stoff beim Menschen wirklich positive Effekte erzielen lassen, ist allerdings noch nicht geklärt. Den Nutzen einer vielfältigen pflanzenbasierten, artgerechten Ernährung dagegen haben Forscher mehrfach nachgewiesen – ebenso wie den des Intervallfastens, das die autophagischen Prozesse nachweislich anregt. Darauf sollten Sie setzen!*

27.
Warum ist die Mittelmeerdiät so gesund?

Um die Ernährung am Mittelmeer ranken sich zahlreiche Mythen: Sie soll den Körper fit halten und Menschen etliche zusätzliche Lebensjahre schenken. Es ist auch hier wie so oft bei Legenden: Ein Fünkchen Wahrheit ist dran, doch der Teufel steckt im Detail. Zeit für eine Klärung …

Die Sache scheint so klar wie kaum ein ernährungsmedizinischer Zusammenhang sonst: Die traditionelle Mittelmeerkost lässt Menschen besonders alt werden – gleich mehrere Studien belegen dies. Es sind aber nicht Tomaten, Olivenöl, Zucchini und Sardinen im Speziellen, die etwa die Hundertjährigen auf der griechischen Insel Ikaria so gesund halten. Und es ist auch nicht das Zicklein, das diese ab und an schlachten – sondern vielmehr die Tatsache, dass ihre Ernährung traditionell und frei von Zusatzstoffen ist und alles liefert, was die Menschen brauchen. Damit bildet die Mittelmeerkost schlicht eine lokale Ausprägung artgerechter Ernährung (siehe Seite 60). Dass sich die pure ursprüngliche Lebensweise als Gegenpol zur westlichen Fehlernährung ausgerechnet auf ein paar Fleckchen in Griechenland und Italien sowie Japan und Costa Rica zurückgezogen hat, in die sogenannten Blue Zones, ist jedoch historischer Zufall. Hätte der Trend zu Fast Food und Fertigprodukten vor Helgoland haltgemacht, alle Welt würde heute auf die Helgolanddiät schwören.

Besser als eine schlechte Kopie der Mittelmeerkost

Das heißt: Wir müssen uns hierzulande nicht ernähren wie ein griechischer Landarbeiter in den 60er-Jahren. Was wir vielmehr unternehmen sollten: einen Blick darauf werfen, welche Nährstoffe wir brauchen (Ballaststoffe, pflanzliches Eiweiß, ungesättigte Fettsäuren, jede Menge Mineralstoffe, Vitamine und sekundäre Pflanzenstoffe und dann überlegen, wie wir diese über möglichst saisonale regionale Produkte aufnehmen könnten. Das Gute: Diese Arbeit haben uns Ernährungswissenschaftler bereits abgenommen. Und die sogenannte Nordic

Diet konzipiert – eine Art nordeuropäische artgerechte Ernährungsweise, die es zwar nicht mehr gibt, aber geben könnte, würden wir noch traditionell leben. Kohortenstudien liefern immer mehr Hinweise, dass die Nordic Diet ähnlich gesund ist wie die Mittelmeerdiät. Auch sie senkt das Risiko für Herzinfarkt, bei Männern zudem das für Schlaganfall. Außerdem wirkt sie antientzündlich, beugt Übergewicht vor und erleichtert zugleich das Abnehmen. Einzig im Hinblick auf das Diabetesrisiko ist die Mittelmeerkost überlegen – wohl, weil sie kohlenhydratärmer ist.

SO SETZT SICH DIE NORDIC DIET ZUSAMMEN

Wer sich artgerecht ernähren möchte, wie es unsere Vorfahren in Nordeuropa wahrscheinlich getan haben, kann dies leicht schaffen, wenn er bevorzugt zu diesen Zutaten greift:

- **Kohl:** Brokkoli, Rot- und Weißkohl, Blumenkohl, Sauerkraut, Rettich
- **Wurzel- und Knollengemüse:** Möhren, Schwarzwurzeln, Kartoffeln
- **Obst:** Äpfel, Birnen, Beeren
- **frische Kräuter und Wildkräuter, Algen**
- **Getreide:** (Roggen-)Vollkornbrot, Hafer, Müsli
- **Fisch und Co.:** heimischer fettreicher Fisch (etwa Hering), Muscheln
- **Öle:** Leinsamen- und Rapsöl (Omega-3-Fettsäuren)
- **fettarme Milchprodukte**
- **Fleisch:** Wild oder fettarmes Fleisch

Zwei Dinge sollten wir uns von den noch traditionell lebenden Menschen Italiens und Griechenlands dennoch abschauen: körperlich aktiv sein, aber auch echte Pausen einlegen. Beides sind weitere entscheidende Faktoren einer gesunden Lebensweise – egal, wo wir leben. Wie schwer uns hierzulande insbesondere das Pausemachen fällt, weiß ich selbst nur zu gut: Als ich gelesen habe, dass Männer in einem traditionellen griechischen Kafenion im Schnitt 90 Minuten bei einem Kaffee sitzen, war ich geradezu geschockt. Und motiviert, diese Entspannungsübung zu trainieren. Immerhin: 15 Minuten schaffe ich inzwischen.

28.
Kann ich mich schlau essen?

Nur wenn der Körper alles bekommt, was er braucht, kann er optimal funktionieren. Die Auswirkungen aufs Gehirn sind dabei besonders groß. Forscher verstehen inzwischen immer besser, welche Lebensmittel unserem Oberstübchen guttun und damit unsere geistige Leistungsfähigkeit steigern.

Wenn ein Mensch verdurstet, bekommt er seinen Tod glücklicherweise nicht bewusst mit, denn er fällt vorher ins Koma. Der Grund: Ohne Wasser können Zellen nicht funktionieren. Und da die Zelldichte im Gehirn am höchsten ist, fällt dieses Organ als Erstes aus, wenn die Flüssigkeit im Körper über Tage hinweg weniger wird. Die wichtigste Maßnahme, um konzentriert und leistungsfähig durch den Tag zu kommen, ist daher zugleich die einfachste: ausreichend trinken (siehe Seite 48)!

Was das Gehirn neben Wasser besonders dringend braucht

Essenziell für unser Gehirn sind vor allem Omega-3-Fettsäuren (siehe Seite 26): Diese bilden ein Bauteil der Zellmembranen, helfen bei der Produktion von Botenstoffen wie Serotonin und Noradrenalin sowie bei der Signalübertragung. Darüber hinaus besteht unser Gehirn vor allem aus Eiweiß, weshalb es von (pflanzlichen) proteinreichen Lebensmitteln (siehe Seite 22) profitiert. Und schließlich braucht unser Gehirn komplexe Kohlenhydrate (Ballaststoffe), denn es ist ein echter Energiefresser: Zwar macht das Organ nur etwa 3 Prozent unseres Körpergewichts aus, verbraucht aber ein Fünftel der Energie. Für eine kontinuierliche Versorgung des Gehirns sind deshalb komplexe Kohlenhydrate ideal, da der Körper sie langsam verwertet.

Diese Lebensmittel sind echte Brainfoods

Nüsse bilden das ideale Lebensmittel fürs Gehirn: Sie liefern alle Nährstoffe, die es braucht, in einem perfekten Verhältnis. Außerdem regen sie dessen Leistungsfähigkeit an: Pistazien etwa stimulieren Gammawellen im Gehirn, die beim Lernen eine große Rolle spielen. Außerdem extrem hirngesund: Leinöl (siehe Seite 154), Nüsse (siehe Seite 136), Seefisch, Linsen und dicke Bohnen sowie fermentierte Milchprodukte wie Kefir. Darüber hinaus schätzt unser Gehirn leuchtend-farbiges Gemüse und Obst wie Rotkohl oder Beeren: Diese enthalten besonders viele Flavonoide, sekundäre Pflanzenstoffe, die unsere Auffassungsgabe verbessern. Chilischoten wiederum stecken voller Papaverin – ebenfalls ein sekundärer Pflanzenstoff, der die Stimmung hebt und in Tierstudien das Wachstum von Tumorzellen im Gehirn bremst.

WAS BRINGEN ENERGY-DRINKS?

Geht es nach einem bekannten Hersteller, dann genügt eine einzige Dose Energy-Drink und wir können fliegen! Dass uns diese Mixturen aus Wasser und Zucker, meist versetzt mit Koffein und Taurin, tatsächlich kurzfristig Flügel verleihen, liegt am Zucker. Er löst einen Dopamin-Flash aus und treibt den Glukosespiegel in die Höhe: Wir fühlen uns wacher, konzentrierter, besser gelaunt. Jedoch für nicht einmal eine Stunde! Dann rauscht der Blutzucker wieder in den Keller und nimmt unsere Konzentration gleich mit: Wir fühlen uns ausgelaugter und müder als zuvor! Etwas langsamer wirkt Koffein, dafür hält der Effekt etwa vier Stunden an. Ein Kaffee allein putscht also auf gesündere Weise auf als ein Energy-Drink.

Was die Hirnleistung mindert

Transfette, etwa aus Frittiertem wie Chips oder auch Fertiggebäck, lassen unsere Leistungsfähigkeit rascher sinken und machen depressiv. Fertigprodukte mit Zusatzstoffen, vielen Zucker- und Süßstoffen fördern chronische Entzündungen, die ebenfalls unsere kognitiven Fähigkeiten negativ beeinflussen und so zu Demenz führen können. Außerdem beeinträchtigt Junkfood den Hippocampus, jenen Bereich des Gehirns, der Lern- und Gedächtnisleistungen sowie die Appetitkontrolle steuert. Damit macht uns insbesondere Zuckerreiches süchtig: Wir brauchen immer mehr davon und schaden uns so jeden Tag stärker.

29.
Wie sinnvoll ist personalisierte Ernährung?

Eine Speichelprobe einschicken und anschließend eine individuelle Liste mit Lebensmitteln bekommen, die einen schlank und gesund halten: Genau das verspricht das Konzept der „Personalised Nutrition". Warum es auf einer richtigen Erkenntnis beruht, aber dennoch nicht zu empfehlen ist …

Individualisierung ist einer DER Trends unserer Gesellschaft, auch vor der Medizin macht sie nicht halt. Gut so! Denn die Forschung offenbart zum Beispiel immer stärker, dass Medikamente unterschiedlich wirken, je nachdem ob ein Mann oder eine Frau sie nimmt. Und auch die Ernährungstherapie bezieht geschlechtsspezifische Unterschiede zunehmend ein (siehe Seite 230). Das Konzept der „personalisierten Ernährung" treibt das Ganze jedoch auf die Spitze und damit ein gutes Stück zu weit!

Darauf beruht die personalisierte Ernährung

Jeder von uns verstoffwechselt Nahrung unterschiedlich: Beispielsweise reagiert der Blutzucker einiger weniger Menschen nach einer Scheibe Vollkornbrot stärker als nach Weißmehltoast. Andere erleben rasante Blutzuckeranstiege nach Eiweißreichem wie Nüssen, obwohl die Kurve dabei im Normalfall flach bleibt. Es ist wie bei Medikamenten: 95 Prozent der Menschen vertragen ein Antibiotikum gut, die anderen leiden an starken Nebenwirkungen. Die Ursachen für Unterschiede im Stoffwechsel liegen in den Genen und in sogenannten epigenetischen Modulatoren: Inhaltsstoffen der Nahrung etwa, die die Aktivität unserer Gene steuern und damit auch unseren Stoffwechsel beeinflussen, beispielsweise über das Mikrobiom. Aus all diesen Beobachtungen haben verschiedene Unternehmen nun ein Geschäftsmodell abgeleitet. Ihr Versprechen: Wer seine DNA oder seine Darmflora analysieren lässt, erhält verborgene Informationen zu seinem Stoffwechsel. Und erfährt so ganz individuell, was er essen sollte, um erfolgreich Gewicht zu verlieren und gesund zu leben.

Was das große Problem dabei ist

In der Theorie klingt das Konzept schlüssig. In der Praxis aber ist es verfrüht und fahrlässig, beim jetzigen Stand der Forschung aus allgemeinen Beobachtungen konkrete Ernährungsempfehlungen abzuleiten. Ein Beispiel sind die „Stoffwechseltypen": Ein DNA-Test soll zeigen können, ob jemand etwa zu den „Jägern" gehört, also Eiweißreiches wie Fleisch besonders gut verstoffwechselt, oder aber als „Sammler" eher die Kohlenhydrate. Jeder seriöse Wissenschaftler, der zur Beziehung zwischen Genom, Ernährung und Gesundheit forscht, würde die Hände über dem Kopf zusammenschlagen. Denn im Moment sucht die Wissenschaft noch nach Regelmäßigkeiten in den Auffälligkeiten unseres Stoffwechsels und nach Gründen, die diese erklären. Erst wenn sie gefunden sind – und das wird noch einige Jahre dauern –, lassen sich tatsächlich Ernährungstypen bestimmen und personalisierte Ernährungstipps ableiten.

DNA-Konzept verliert den Genuss aus dem Blick

Hinzu kommt: Die Gene verraten möglicherweise, warum der eine leichter Bauchfett ansetzt als der andere, nicht aber, was uns schmeckt! Und so erhalten Menschen, die ihre DNA analysieren lassen, eine schnöde Lebensmittelliste, unabhängig von den persönlichen Vorlieben. Da erfährt dann im Zweifelsfall der Nudelfan, dass er möglichst nur noch Omeletts essen sollte, und der übergewichtige Zuckerkranke erhält den Rat, mehr Getreide und Obst zu sich zu nehmen, obwohl genau der hohe Kohlenhydrat- und Fruktose-Konsum am Anfang von Adipositas und Diabetes stand. Kurzum: Personalisierte Ernährung ist aktuell nichts als eine teure Diät – und damit wirkungsloser Humbug!

Was Sie wirklich weiterbringt: *Ein Blutbild beim Arzt oder Ernährungsmediziner ist die seriösere und günstigere Möglichkeit, mehr über seine individuelle Nährstoffversorgung zu erfahren. Außerdem kennt der Arzt Vorerkrankungen des Patienten: So kann er im Befundgespräch wirklich individuelle Strategien für eine optimierte Ernährung entwickeln. Mithilfe einer Ernährungstherapie kann der Patient diese dann anpassen und sich bei der Umsetzung coachen lassen. Unterstützung erhalten Sie in den Schwerpunktpraxen für Ernährungsmedizin, zu finden unter www.bdem.de.*

30.
Was macht Rohkost so gesund?

Möhrensticks, Gurkenscheiben, dazu ein paar Apfelschnitze: In roher Form, da sind sich Experten einig, wirken Obst und Gemüse besonders günstig auf unsere Gesundheit. Das hat vor allem zwei Gründe, die jeder kennen sollte, der sich ausgewogen artgerecht ernähren möchte …

Vor Kurzem hat eine Meta-Analyse selbst Experten wie mich, die absolut von der Wirkmächtigkeit der Ernährungstherapie überzeugt sind, in Erstaunen versetzt: Demnach ist ein regelmäßiger Verzehr von Obst und Gemüse geeignet, um Asthma vorzubeugen und bei bestehender Diagnose die Symptome zu lindern – vor allem dann, wenn Patienten beides roh essen! Diese Studie US-amerikanischer Wissenschaftler liefert ein weiteres Argument für die allgemeine Empfehlung, die Hälfte der angeratenen Mindestmenge von 400 Gramm Gemüse und 150 Gramm Obst am Tag in roher Form zu essen! Die zwei folgenden Gründe sind bislang die bekanntesten:

Rohkost ist eine Quelle für die Mimosen unter den Nährstoffen

Sobald wir Obst und Gemüse von der Pflanze lösen, verlieren sie an Nährstoffen. Und das umso mehr, sobald wir sie garen. Neben hitzeempfindlichen und wasserlöslichen Stoffen wie Vitamin C und Enzymen leidet eine Nährstoffgruppe extrem unter der Zubereitung: die sogenannten sekundären Pflanzenstoffe (siehe Seite 14). Doch ausgerechnet sie verleihen Salat, Paprika, Grünkohl, Beeren und Co. einen Großteil ihrer Gesundwirkung. Besonders gut untersucht sind Flavonoide – jene Substanzen, denen beispielsweise Blaubeeren ihre intensive Farbe verdanken. Flavonoide wirken nicht nur antiallergisch (Stichwort Asthma!), sondern auch antientzündlich, antibakteriell und krebshemmend. Daher sollten wir Lebensmittel, in denen viele sekundäre Pflanzenstoffe stecken, so oft wie möglich roh genießen. Wichtig: Essen Sie immer 1 Teelöffel hochwertiges Öl zu Gemüse. Nur dann profitieren Sie nicht allein von den sekundären Pflanzenstoffen, sondern auch von den fettlöslichen Vitaminen A, E, D und K.

AM BESTEN ALLES AUF ROHKOST? BLOSS NICHT!

Immer mehr Menschen ernähren sich hierzulande allein über Nahrung im Urzustand. Davon rate ich ab! Zum einen sind einige extrem gesunde Lebensmittel wie etwa Hülsenfrüchte in roher Form unverträglich bis giftig. Zum anderen kann unser Körper bestimmte Nährstoffe wie Eiweiß, Beta-Carotin und Lycopin aus gegarter Nahrung sehr viel besser verwerten, denn die Evolution hat unseren Körper auf Gekochtes hin optimiert. Als Rohköstler seinen Energie- und Nährstoffbedarf zu decken, ist daher extrem mühsam – außerdem drohen Verdauungsprobleme.

Rohkost sättigt besonders gut

Wer täglich Möhren, Gürkchen und Äpfel knabbert, wird nur sehr schwer ein Gewichtsproblem bekommen bzw. überflüssige Kilos schnell loswerden. Denn Rohkost hat eine extrem geringe Energiedichte: Wir müssten beispielsweise 1,5 Kilo Möhren essen, um auf den Energiegehalt von 100 Gramm Chocolate Cookies zu kommen. Außerdem liefert Rohkost deutlich mehr Volumen als verarbeitete Produkte. Damit aktiviert sie schneller Rezeptoren in der Magenwand, die auf den Füllstand des Organs reagieren, um Sättigung anzuzeigen. Auch müssen wir Rohkost viel stärker kauen als gegarte oder gar ultraverarbeitete Lebensmittel, deren Struktur bereits aufgebrochen ist. Bis wir rohe Nahrung „schluckfertig" haben, braucht es einige Sekunden: In der Summe verschafft das unserem Körper viel von der Zeit, die er benötigt, um Sättigungssignale auszusenden (siehe Seite 96). Daher empfehle ich insbesondere Übergewichtigen, vor jeder Mahlzeit ein paar Gemüsesticks zu essen. Im Anschluss genügt ein – kleiner – Teller Pasta, um sich satt und zufrieden zu fühlen!

Mein Extra-Tipp: *Essen Sie rohes Obst und Gemüse möglichst nur bis zum Nachmittag. Denn sie enthalten viele Ballaststoffe und Zuckeralkohole, die unsere Verdauung aufwendig aufspalten muss. Wer spätabends noch zum Beispiel Salat isst, kann seinen Darm überfordern. Gegartes Gemüse, etwa als Suppe, ist daher zum Dinner die bessere Wahl.*

31.
Inwieweit helfen Functional Foods?

Joghurtdrinks mit bioaktiven Substanzen, die die Immunabwehr stärken sollen, Brot, das mit Omega-3-Fettsäuren versetzt ist: Viele Produkte versprechen heute nicht mehr nur Nahrung und Genuss, sondern auch gesundheitlichen Nutzen. Was wirklich dran ist und worauf Sie getrost verzichten können …

Gummibärchen, angereichert mit Kollagen – einem Strukturprotein, das unter anderem die Haut straff hält: Diese Süßigkeit ist das absurdeste funktionelle „Nahrungsmittel“, das mir in letzter Zeit untergekommen ist. Doch was ist von anderen Functional Foods zu halten? Hier meine Einschätzung:

▶ Dieses eine Functional Food kann unter Umständen nützen

Die allermeisten Menschen hierzulande sind unterversorgt mit Omega-3-Fettsäuren (siehe Seite 26). So kommt es zu einem immer stärkeren Missverhältnis von Omega-3- zu Omega-6-Fettsäuren: Dies ist ein Grund, warum die typisch westliche Ernährung unseren Gefäßen so zusetzt. Daher kann es durchaus helfen, zu Produkten zu greifen, die mit entsprechend günstigen Fetten angereichert wurden. Häufig sind das Brot, Müslis und Margarinen. Allerdings: Einen allzu großen Nutzen sollten Sie sich davon nicht versprechen, denn die enthaltenen Mengen an Omega-3-Fettsäuren sind oft nicht sehr groß. 1 Handvoll Nüsse oder 1 EL Leinöl wären eindeutig die bessere Idee (siehe Seite 154).

▶ Diese Functional Foods bringen nichts

Zu den beliebtesten mutmaßlich gesundheitsfördernden Produkten gehören Probiotika, also mit Mikroorganismen angereicherte Produkte – meist Joghurts und Milchgetränke. Die zugesetzten Bakterien sollen das Immunsystem stärken und vor Infektionen schützen. Das Problem: Um diese Wirkung zu erzielen, müssten die Bakterien den Darm in sehr hoher Zahl erreichen und sich dort dann so ausbreiten, dass sie ungünstigere Bakterienarten verdrängen. Inwieweit dies geschieht, ist wissenschaftlich noch nicht geklärt. Einige Untersuchungen weisen zwar darauf hin, dass sich unser Mikrobiom (siehe Seite 38) möglicherweise tatsächlich minimal verändert, allerdings nur, wenn Konsumenten das Produkt konsequent täglich zu sich nehmen. Die effektivere Wahl: regelmäßig natürliche, fermentierte Lebensmittel essen (siehe Seite 132). Zu diesen gehören Naturjoghurt, Kefir, Sauerkraut und Kimchi.

▶ Diese Functional Foods können sogar schaden

Multifruchtsäfte mit zugesetzten Vitaminen gehören zu den ältesten Functional Foods. Indes: Die allermeisten von uns sind über die Nahrung ausreichend mit Vitaminen versorgt. Wenn Sie zu angereicherten Lebensmitteln greifen, dosieren Sie damit schnell über – insbesondere, wenn Sie parallel die ebenfalls beliebten Multivitamintabletten zu sich nehmen (siehe Seite 50). Im besten Fall scheidet der Körper den Überschuss aus, wie beispielsweise bei Vitamin C. Andere Vitamine aber, etwa A und E, speichert er: Ist die Konzentration daran zu hoch, drohen Zellschädigungen oder Beschwerden wie Kopfschmerzen.

▶ Mein Fazit

Wer ausgewogen isst, braucht keinerlei Functional Foods. Mitunter können sie eine Ergänzung zu einer insgesamt artgerechten Ernährung sein – einen Ersatz für Gemüse, Hülsenfrüchte, Obst und sonstige wertvolle Lebensmittel bilden sie aber nie und nimmer. Wer sich nicht artgerecht ernährt und entsprechend unterversorgt ist mit wertvollen Fettsäuren, Vitaminen, Mineralstoffen und Co., tut sich mit angereicherten Lebensmitteln daher keinen Gefallen: Es ist schwierig, damit eine angemessene Dosierung zu erreichen und so Mangelzustände auszugleichen – anders als über Nahrungsergänzungsmittel, die ein Arzt verordnet hat.

Und was ist mit Smart Foods? *Die Steigerung funktioneller Lebensmittel bilden vorgemixte, dickflüssige Drinks, die eine optimale Nährstoffversorgung aus der Flasche versprechen. Solche „Smart Foods“ halte ich für gefährlich: Isolierte Nahrungsbestandteile liefern nicht die Wirkung wie in Form natürlicher Lebensmittel. Wenn sich Rennradfahrer mit der Flüssignahrung einen Energiekick verschaffen, um die Königsetappe zu überstehen – okay. Als Mahlzeit für jedermann beweist die jedoch nur, wie weit manche sich von artgerechter Ernährung entfernt haben! Wirklich smart? Wäre Selberkochen (siehe Seite 174).*

32.
Trendmineral Magnesium: Was kann der Mineralstoff wirklich?

Der Umsatz mit Nahrungsergänzungsmitteln wächst jährlich um etwa 6 Prozent, der größte Anteil entfällt auf Vitamin- und Mineralstoffpräparate. Innerhalb dieser Gruppe liegen Magnesiumprodukte mittlerweile vorn. Der Hype um das Mineral ist durchaus berechtigt, ergänzen aber müssten Magnesium nur die wenigsten.

Ohne Magnesium geht im Körper nichts. Aufmerksamkeit aber bekam der Mineralstoff über Jahre hinweg nur dann, wenn er fehlte und sich etwa Muskelkrämpfe zeigten. Denn 30 Prozent der 20 Gramm Magnesium, die im Körper gespeichert sind, stecken in den Muskeln, wo sie die Kontraktionen hemmen. Doch nicht nur Sportler, alle von uns sollten auf ihre Magnesiumzufuhr achten. Schließlich hat der Mikronährstoff Dutzende weitere Aufgaben!

Magnesium ist überall im Körper aktiv

Mehr als die Hälfte des Minerals ist im Skelett gebunden: Dort stützt Magnesium das Gewebe und verhindert, dass die Knochen entmineralisieren. Damit ist es ähnlich wichtig wie Kalzium, um die Knochendichte zu erhalten und so etwa Osteoporose vorzubeugen. Die präventive Wirkung von Magnesium konnten beispielsweise britische Forscherinnen belegen, die Daten von mehr als 150 000 Männern und Frauen im Alter von 39 bis 72 Jahren auswerteten. Außerdem ist Magnesium unabdingbar dafür, dass die Herzmuskelzellen funktionieren und die Signalübertragung im Nervensystem normal abläuft. Letzteres erklärt, warum Magnesium Migräneattacken reduzieren kann. Auch im Zuckerstoffwechsel spielt Magnesium eine entscheidende Rolle: Es reguliert die Insulinproduktion in der Bauchspeicheldrüse mit und hilft dem Hormon, Zucker in die Zellen zu schleusen. Bekommt der Körper zu wenig, reagieren die Zellen schlechter auf der Botenstoff – eine Insulinresistenz droht. Erhöhen Diabetiker ihre Magnesiumzufuhr, bessert sich Studien zufolge bei vielen die Insulinsensitivität. Und schließlich ist Magnesium auch an der Stressregulierung beteiligt: Es reduziert die Freisetzung der Hormone Adrenalin und Noradrenalin, wirkt dadurch beruhigend und kann Studien zufolge sogar Angststörungen mindern. Schwimmen bei chronischem Stress permanent zu viele der entsprechenden Hormone im Blut, reduziert dies die Magnesiumkonzentration mitunter deutlich.

Darum ist ein Magnesiummangel so häufig

Obwohl Magnesium so wichtig ist, versorgt sich jeder vierte Mann und etwa jede dritte Frau hierzulande nicht ausreichend damit, besonders betroffen sind Jugendliche. Ein Grund, warum ein Mangel meist erst spät auffällt: Er ruft eher selten die auffälligen Symptome wie etwa Herzrhythmusstörungen hervor.

BESONDERS GUTE QUELLEN FÜR MAGNESIUM

Weizenkleie, Kürbis- und Sonnenblumenkerne, Nüsse (wie Cashewkerne oder Erdnüsse), Vollkornmehl, Hülsenfrüchte (wie Kichererbsen) und magnesiumreiches Mineralwasser

Deutlich öfter kommt es zu unspezifischen Beschwerden wie Reizbarkeit, Kopfschmerzen, Schwindel und Müdigkeit. Schuld an einer Unterversorgung ist fast immer die westliche Ernährung mit stark verarbeiteten Fertigprodukten, Fast Food und Softdrinks, die so gut wie kein Magnesium enthalten. Wer sich dagegen artgerecht ernährt, hat nie Probleme, seinen Tagesbedarf von 300 Milligramm (Frauen) und 350 Milligramm (Männer) zu decken. Das Gleiche gilt für Menschen mit einem erhöhten Bedarf: Jugendliche, Schwangere, Stillende, Personen, die stark unter Stress stehen, sowie Patienten, die Krebsmedikamente, die Pille oder Antibiotika nehmen.

Unterversorgt? So finden Sie es heraus: *Bei etwa jedem Fünften scheidet der Körper Magnesium übermäßig stark aus – aufgrund von Medikamenten gegen Bluthochdruck, Gastritis und Reflux oder auch Darmerkrankungen. Daher empfehle ich grundsätzlich, besonders aber bei entsprechendem Verdacht, das Blut auf Mineralstoffmängel hin untersuchen zu lassen. Stellt der Arzt eine Unterversorgung fest, helfen Nahrungsergänzungspräparate (siehe Seite 50).*

33.

Was sind die 3 spannendsten Erkenntnisse der letzten 10 Jahre?

Ernährungswissenschaftler finden täglich neue Antworten auf die Frage, wie die Ernährung unsere Gesundheit beeinflusst. Einige Entwicklungen der Forschung faszinieren mich dabei besonders, weil sie mir als Ernährungsmediziner Wege aufzeigen, um meinen Patienten noch besser zu helfen. Hier meine Top 3.

Manche ernährungsmedizinische Studie gleicht einem Krimi: Erst geht es darum, dem Täter auf die Spur zu kommen, beispielsweise einem Inhaltsstoff in der Nahrung, der Krankheiten auslöst oder verschlimmert. Und dann gilt es, den Bösewicht unschädlich zu machen – etwa mithilfe eines anderen Inhaltsstoffs. Besonders gefesselt haben mich im vergangenen Jahrzehnt dabei die drei folgenden Erkenntnisse:

▶ Angepasste Ernährung ist oft effektiver als Medikamente

Dass Lebensmittel Krankheiten lindern können, wussten die Menschen schon in der Antike. Heute aber wird immer klarer: Richtige Ernährung kann Krankheiten sogar heilen! Als Diabetologe hat mich beispielsweise 2018 die sogenannte DiRECT-Studie begeistert: Forscher setzten 149 übergewichtige Diabetiker für mehrere Wochen auf eine strenge 800-Kalorien-Diät und gewöhnten sie im Anschluss mithilfe einer Ernährungsberatung an eine normalkalorische gesunde Mischkost. Nach einem Jahr? Waren die Probanden im Schnitt 10 Kilo leichter, jeder Vierte wog mehr als 15 Kilo weniger. Und bei jedem Zweiten hatte sich der Zuckerstoffwechsel normalisiert – der Diabetes war also verschwunden! In der Kontrollgruppe, die mit Medikamenten behandelt wurde, geschah dies nur bei 4 Prozent. Solche Studien bestätigen die Erfahrungen zur Wirkmächtigkeit der Ernährungstherapie, die ich in der Praxis mit meinen Patienten schon seit 20 Jahren mache! Sie geben uns Rückenwind, die Skepsis der Medizinszene legt sich langsam und ich erwarte in Zukunft für nahezu alle Zivilisationskrankheiten solche Nachweise.

▶ Eltern vererben Kindern die Folgen schlechter Ernährung

Schon länger ist bekannt: Wie und was wir essen, beeinflusst die individuelle Aktivität unserer Gene, die dem Stoffwechsel zugrunde liegen – ähnlich wie Rauchen. Aber erst die Forschung der vergangenen Jahre hat gezeigt, dass Eltern die sogenannten epigenetischen Muster an ihre Kinder weitergeben. So programmieren etwa Übergewichtige ihren Nachwuchs schon im Moment der Zeugung auf eine ungünstige Stoffwechsellage und damit auf mögliche Folgekrankheiten. Einen Beleg fanden Wissenschaftler 2016: Sie identifizierten bei Mäusen gleich ein ganzes Netzwerk an Genen, das je nach Gewicht des Vater- und Muttertiers unterschiedlich aktiv war. Jene Nachkommen, die das epigenetische Muster des dicken Elternteils vererbt bekommen hatten, wurden übergewichtig – nicht so die Geschwister ohne diese Variante. Und das, obwohl alle Tiere unter identischen Bedingungen lebten. Weitere Untersuchungen ergaben: Solche epigenetischen Schalter finden sich auch beim Menschen. Eltern haben damit eine unglaubliche Chance. Wenn sie ihre Ernährung spätestens bei aufkommendem Kinderwunsch in Richtung artgerecht drehen, verschaffen sie ihrem Nachwuchs beste Bedingungen für den Start in ein langes, gesundes Leben!

▶ Das Geheimnis der Gesundheit liegt im Darm

Das vergangene Jahrzehnt hat gezeigt: Die Ursache vieler körperlicher und psychischer Krankheiten sowie das Geheimnis ihrer Heilung liegen in unserem Darmmikrobiom versteckt, also der Gesamtheit aller Bakterien dort (siehe Seite 38). Beispielsweise weist eine Studie von 2019 darauf hin, dass die Gabe bestimmter Bakterien möglicherweise Depressiven helfen könnte. Für die Untersuchung verglich ein belgisches Forscherteam das Mikrobiom von mehr als 1000 Depressionspatienten mit dem einer etwa gleichen Anzahl Gesunder. Dies ergab unter anderem: Im Darm der Depressiven war die Zahl der Coprococcus-Keime deutlich verringert. Diese produzieren die kurzkettige Fettsäure Buttersäure (Butyrat), die eine wichtige Rolle für unser Immunsystem spielt und den Reparaturzellen der Nerven als Futter dient.
Experten schätzen: Wir haben gerade einmal 5 Prozent aller Wirkmechanismen des Mikrobioms verstanden. Klar ist aber schon jetzt: Wer seinen Darm gut versorgt, zum Beispiel mit ausreichend Ballaststoffen (siehe Seite 16), hilft damit dem ganzen Körper!

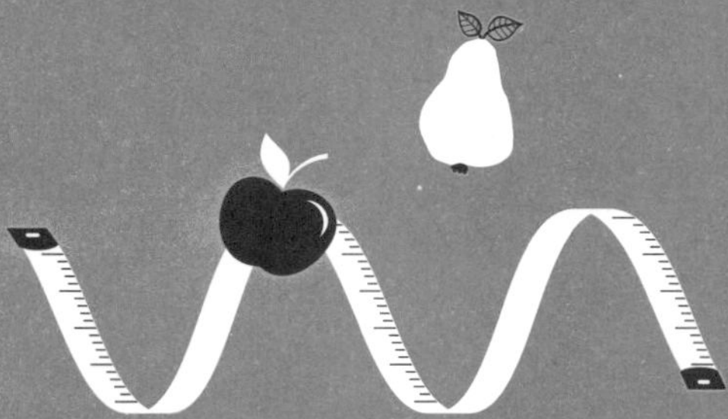

Diäten, Abnehmen und Co.

Nichts ruft ähnlich zuverlässig vermeintliche Ernährungsexperten auf den Plan wie die Frage nach dem idealen Weg hin zu einem gesunden Gewicht. Dabei ist für Diätgurus gar kein Platz mehr! Denn die Wissenschaft weiß inzwischen sehr genau, was Menschen nachhaltig abnehmen lässt, wie dieses Kapitel zeigen wird. Eines vorweg: Diäten helfen nie – sie machen Sie nur dicker!

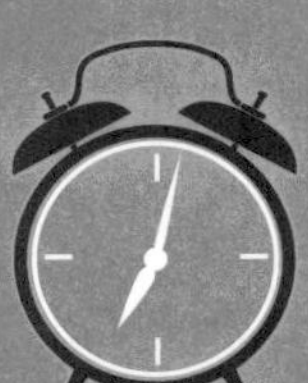

34.
Kalorienzählen: sinnvoll oder nicht?

Wer sich gesünder ernähren und/oder abnehmen will, orientiert sich beim Einkauf häufig an den Kalorienangaben. Denn daran lässt sich schnell erkennen, welches Lebensmittel besonders viel Energie liefert – und damit potenziell der Figur schadet. Eine gute Sache also? Mitnichten!

Weniger Zucker essen und weniger Brot – dafür mehr Gemüse und mehr Hülsenfrüchte: Diese Empfehlungen verstehen die allermeisten meiner Patienten auf Anhieb. Wovon ich jedoch nur die wenigsten auf die Schnelle überzeugen kann, ist mein Rat, auf akribisches Kalorienzählen zu verzichten. Insbesondere Übergewichtige klammern sich an den Energiegehalt von Lebensmitteln als Richtwert wie Dagobert Duck an seine Taler. Dies liegt an zwei weitverbreiteten Annahmen. Die erste: Wer den Kaloriengehalt von Lebensmitteln kennt und zu jenen mit einem niedrigen Wert greift, wählt immer richtig. Zweitens: Wer darauf achtet, dass sich auf dem Kalorienkonto möglichst wenig auf der Haben-Seite ansammelt, lebt automatisch gesund. Das Problem: Beide Annahmen sind falsch.

Kalorie ist nicht gleich Kalorie

Der Kaloriengehalt als Richtwert lässt einen Faktor außer Acht: die Geschwindigkeit, mit der unser Körper ein Lebensmittel verstoffwechselt. Diese ist jedoch entscheidend dafür, wie stark es den Blutzucker beeinflusst – und damit zugleich, wie gut oder schlecht es sättigt. Ein Beispiel: 30 Gramm Mandeln liefern etwa 180 Kalorien, eine Scheibe Toast (ca. 35 Gramm) mit 30 Gramm fettarmem Kochschinken etwa 120 Kalorien. Wer nun aufgrund des geringeren Energiegehalts zum Schinkenbrot greift, liefert seinem Körper jede Menge leere Kohlenhydrate, nur wenig Eiweiß und keine Mikronährstoffe wie etwa Vitamine. Damit sättigt das Brot nicht nur nicht, sondern macht nach kurzer Zeit heißhungrig. Die Nüsse dagegen? Liefern Omega-3-Fettsäuren (siehe Seite 26), Proteine, Vitamine, Mineral- und sekundäre Pflanzenstoffe. Da der Körper diesen Mix viel langsamer verdaut, sättigen die wenigen Kerne gut – und der Heißhunger bleibt aus.

WAS GENAU BEDEUTET „EINE KALORIE“?

Der Begriff bezeichnet eine Maßeinheit: Eine Kalorie entspricht dabei der Menge Energie, die es braucht, um einen Liter Wasser unter spezifischen äußeren Bedingungen um ein Grad zu erwärmen. „Kalorie“ ist dabei eine sprachliche Verkürzung, denn gemeint ist stets „Kilokalorie“ (kurz: kcal). Fachleute nutzen als Maßeinheit inzwischen allerdings lieber „Kilojoule“, da sich mit diesem Wert der Energiegehalt präziser beziffern lässt. Eine Kilokalorie entspricht 4,18 Kilojoule.

Nur stark Übergewichtige sollten Kalorien als Richtwert nutzen

Wer sich artgerecht ernährt (siehe Seite 60), kann sich Kalorienzählen getrost sparen. Denn er wählt dann grundsätzlich aus Lebensmitteln mit einem günstigen Nährstoffverhältnis: Daran können wir uns nicht überessen, weil wir vorher satt sind. Einzig Adipositaspatienten sollten den Kaloriengehalt der Nahrung grob im Blick behalten. Der Grund: Übergewichtige haben meist nicht nur einen deutlich vergrößerten Magen, sondern häufig auch ein gestörtes Hunger-Sättigungs-System (siehe Seite 96). Beides führt dazu, dass sie größere Portionen zu sich nehmen als Normalgewichtige und ihrem Körper so selbst mit Gesundem schnell mehr Energie zuführen, als einer erfolgreichen Gewichtsreduzierung zuträglich wäre. Eine Ausnahme bildet Gemüse, für das es keine maximale Verzehrmenge gibt: Sein Volumen und die enthaltenen Ballaststoffe machen einfach nur satt. Sobald Adipositasbetroffene allerdings ein gesundes Gewicht erreicht haben, rate ich auch ihnen dringend dazu, sich bei der Lebensmittelauswahl nur noch vom Nährstoffmuster lenken zu lassen. Studien ergaben: Wer aus einem bestimmten Nahrungsangebot frei wählen kann, hält ein neues Gewicht besser als Menschen, die sich an strengen Kalorienvorgaben orientieren.

Mein Extra-Tipp: *Sie wollen auf einen möglichst objektiven Richtwert zur Lebensmittelauswahl nicht verzichten? Dann nutzen Sie anstelle der Kalorien die glykämische Last (siehe Seite 112). Diese lässt sich zwar nicht auf den Verpackungen ablesen, dafür aber relativ schnell für die Lieblingslebensmittel berechnen. Und liefert damit eine gute Orientierung für einen gesunden Einkauf.*

35.

BMI, Taille-Größe-Verhältnis, Bauchumfang: Welches Maß ist das beste?

Wer sich artgerecht ernährt, bekommt und hält leicht eine schlanke Figur. Um zu bestimmen, ob Gewicht und Fettverteilung im gesunden Bereich liegen, gibt es verschiedene Maßeinheiten – das verunsichert viele Menschen. Grund genug, die drei bekanntesten genauer unter die Lupe zu nehmen.

Die Umstellung auf eine gesündere Ernährung zahlt sich bei meinen Patienten meist nach wenigen Wochen aus: Sie fühlen sich fitter, dazu sitzt die Hose bei den allermeisten lockerer. Solche Erfolge motivieren! Klar, dass viele sie schwarz auf weiß dokumentieren möchten. Das Problem: Es gibt verschiedene Methoden, Maß zu nehmen, und jede einzelne hat Vor- und Nachteile. Die Übersicht zeigt, welche der drei prominentesten den aussagekräftigsten Wert ergibt.

Maßeinheit 1: der BMI

BMI steht für „Body-Mass-Index“: Dieser Wert setzt das Körpergewicht ins Verhältnis zur Körpergröße. Er hilft dabei, einschätzen zu können, ob die eigene Körpermasse im Normalbereich liegt. So berechnen Sie den BMI:

BMI = Körpergewicht (in kg) durch Größe (in m) zum Quadrat

Beispiel: 80 kg/$(1{,}70)^2$ = 28 (leichtes Übergewicht)

Die Spanne für Normalgewicht ist dabei relativ breit: Laut WHO haben Sie im Bereich von 18,5 bis 24,9 einen gesunden BMI. Liegt der Wert darunter, besteht Untergewicht, liegt er darüber, bedeutet das Übergewicht. Ab einem Wert von 30 besteht Adipositas (Fettsucht) Grad I, ab 35 Adipositas Grad II und ab 40 Adipositas Grad III. Das Problem bei diesem Wert: Der BMI lässt Faktoren wie Körperfettanteil und -verteilung außer Acht. Ein durchtrainierter muskulöser Mensch kommt damit unter Umständen auf das gleiche Ergebnis wie jemand, der sich kaum bewegt, da Muskeln schwerer sind als Fett.

Maßeinheit 2: der Taillenumfang

Der Taillenumfang (auch „Bauchumfang" genannt) hilft, gefährliche Bauchfettmengen zu identifizieren. Denn sammelt sich Fett vor allem in der Körpermitte, erhöht dies unser Risiko für Zivilisationskrankheiten wie Diabetes und Schlaganfall massiv. So messen Sie richtig: Ein Maßband zwischen unterster Rippe und Oberkante des Hüftknochens gerade und eng um die Taille führen – etwa auf Höhe des Bauchnabels. Ausatmen und die Zahl ablesen. Ideal ist laut WHO bei Frauen ein Wert bis 80 Zentimeter, bei Männern bis 93. Dringend abnehmen müssen Frauen bei mehr als 89 Zentimetern, Männer bei mehr als 102. Das Gute: Der Taillenumfang eines trainierten Menschen fällt geringer und damit gesünder aus als der eines Couch-Potato – selbst dann, wenn der BMI gleich ist.

Maßeinheit 3: das Taille-Größe-Verhältnis

Eine aktuellere Messmethode besteht darin, den Taillenumfang durch die Körpergröße in Zentimetern zu teilen (Beispiel: 102 cm/170 cm = 0,6). Damit ergibt das Taille-Größe-Verhältnis (englisch: „Waist-to-Height-Ratio", kurz: WHtR) eine Art besseren BMI: Denn anstelle des Gewichts wird hier der aussagekräftigere Bauchumfangwert ins Verhältnis zur Größe gesetzt. Ideal ist ein Wert unter 0,5. Die WHtR hilft, das Fettverteilungsmuster bei Menschen besser einzuschätzen und so eventuelle gesundheitliche Risiken frühzeitig zu erkennen.

AND THE WINNER IS …
… DAS TAILLE-GRÖSSE-VERHÄLTNIS!

Dieses Maß ist am besten geeignet, um das gesundheitliche Risiko von Menschen zu bewerten, und zwar von über- wie normalgewichtigen Personen. Denn anders als mit den Werten BMI und Taillenumfang allein lassen sich mit der WHtR Studien zufolge auch die „dicken Dünnen" identifizieren: also jene 30 Prozent unter den Normalgewichtigen, die keinen zu großen Taillenumfang haben – aufgrund einer ungünstigen Fettverteilung aber dennoch Risikofaktoren wie Bluthochdruck sowie schlechte Blutfett- und Zuckerwerte aufweisen.

36.

Warum sind manche Menschen schneller satt als andere?

Es gehört zu DEN Rätseln der Ernährungsmedizin: Während die einen nach 80 Gramm Pasta satt sind, schaffen die anderen 150 Gramm – und danach noch ein Tiramisu. Immerhin gibt es mittlerweile Erklärungen für das Phänomen und Erkenntnisse, wie sich der Hunger-Sättigungs-Regelkreis normalisieren lässt …

Sattsein beruht auf sehr komplexen Vorgängen. Unter anderem melden spezifische Mechanorezeptoren in der Magenwand dem Gehirn, wenn diese sich dehnt. Rezeptoren im Darm wiederum signalisieren ihm, wenn genug Nährstoffe eingegangen sind. Dann setzt eine Signalkette ein, an deren Ende wir dieses wohlige Gefühl verspüren von „Es reicht, ich habe genug gegessen". Bei vielen Menschen sind diese Prozesse jedoch so aus dem Takt geraten, dass sie nur noch schwer satt werden. Die gute Nachricht: Wer darüber Bescheid weiß, kann es ändern!

Oft trainieren wir uns das normale Sattempfinden ab

Wenn Eltern ihre Kinder mit Essen trösten oder beruhigen, stört das den natürlichen Hunger-Sättigungs-Regelkreis enorm. Weil die Kleinen so verlernen, Hunger- und Sättigungssignale wahrzunehmen. Zu einem ähnlichen Ergebnis führt Schlingen, das ebenfalls meist anerzogen ist. Denn wer schnell isst, isst leicht zu viel und überdehnt so den Magen immer wieder. Dies sorgt langfristig dafür, dass die Mechanorezeptoren erst dann aktiv werden, wenn wir uns eigentlich komplett überfuttert haben. Auch ständige Diäten (siehe Seite 104) verderben das natürliche Sattempfinden: Denn diese beruhen darauf, Abnehmwilligen Kompetenzen abzusprechen und sie dazu zu bringen, sich teils extremen Kalorienrestriktionen zu unterwerfen. Dadurch vernachlässigen Diäthaltende die Grundbedürfnisse des Menschen, nämlich satt und zufrieden zu sein. Extreme Kalorienreduktionen verführen außerdem zum Snacken und provozieren so Heißhunger (siehe Seite 166).

Hormonelle Dysbalancen bremsen die Sättigung

Übergewichtige und Menschen mit viel Bauchfett entwickeln häufig eine Resistenz im Hinblick auf das Satthormon Leptin, den Gegenspieler des Hungerhormons Ghrelin. Der Grund: Adipozyten, spezielle Zellen im Bauchfett, produzieren derart viel Leptin, dass immer eine große Menge davon im Blut schwimmt und das Gehirn irgendwann nicht mehr darauf reagiert. So bleiben Sättigungssignale aus. Patienten mit Störungen des Zuckerstoffwechsels haben ein weiteres Problem: Bei ihnen produziert die Dünndarmschleimhaut weniger GLP-1, ein Hormon, das die Magenentleerung verlangsamt und im Gehirn das Sättigungsgefühl verstärkt. Daher werden Diabetiker kaum satt. Das Gute: GLP-1 gibt es als Medikament. Für mich ist das verglichen mit Insulin die bessere Behandlungsoption. Denn es normalisiert die Sättigung und hilft damit gegen Übergewicht, das bei vielen Betroffenen die Krankheit ausgelöst hat.

Bewegung ist das Mittel der Wahl, wenn es darum geht, eine Leptinresistenz umzukehren und weitere Störungen im Hinblick auf die Sättigung zu beheben. Ein halbstündiger strammer Spaziergang genügt Studien zufolge bereits. Außerdem hilft Achtsamkeitstraining, die Signale unseres Körpers überhaupt wieder wahrnehmen zu können. Wie das geht? Schnuppern Sie am Essen, wie es riecht, kauen Sie langsam und jeden Bissen mindestens 15-mal. Denn bis erste Sattheitsgefühle aufkommen, vergehen mindestens 20 Minuten.

EX-ÜBERGEWICHTIGE BLEIBEN EIN LEBEN LANG HUNGRIGER

Studien haben gezeigt: Wenn Adipositaspatienten abnehmen, steigt ihr Spiegel am Hungerhormon Ghrelin deutlich an. Ein Effekt, der bestehen bleibt: Der Körper versucht so, sein altes Gewicht möglichst schnell wiederherzustellen. Evolutionsgeschichtlich bildete dieser Mechanismus einen Überlebensvorteil. Heute führt er uns in die Jo-Jo-Falle, wenn wir nicht bewusst gegensteuern, etwa indem wir lernen, bei Heißhunger wenig energiedichte Lebensmittel wie Gemüserohkost zu essen.

37.

Grundumsatz – weshalb sollte ich diesen Begriff kennen?

Wer mithilfe einer Ernährungsumstellung ein Energiedefizit herbeiführt, also mehr Kalorien verbrennt, als er aufnimmt, verliert garantiert Gewicht. Um dies tun zu können, müssen Abnehmwillige zunächst jedoch berechnen, wie viel Energie sie umsetzen. Genau dabei hilft die Größe Grundumsatz.

Ich gebe zu: „Grundumsatz" – das klingt nach Physikunterricht und seltsamen Versuchen, an deren Ende ein winziges Lämpchen zu leuchten beginnt. Aber ich garantiere: Wer sich an die folgende Formel heranwagt und sie regelmäßig nutzt, nimmt planvoller und souveräner ab.

Das verbirgt sich hinter dem Wort „Grundumsatz"

Mit dem Begriff „Grundumsatz" bezeichnen Experten die Energiemenge, die unser Körper pro Tag im absoluten Ruhezustand verbraucht – wenn wir also beispielsweise 24 Stunden im Bett liegen würden. Die lebensnotwendigen Prozesse laufen dann trotzdem ab: Die Organe sind dabei die größten Verbraucher. Wie hoch der Grundumsatz ist, hängt von Faktoren wie Geschlecht, Muskelanteil und Alter ab. Zur Berechnung eignet sich die sogenannte Harris-Benedict-Formel:

Grundumsatz Frauen (in kcal):

655 + (9,5 × Gewicht in kg) + (1,9 × Größe in cm) – (4,7 × Alter in Jahren)

Grundumsatz Männer (in kcal):

66 + (13,8 × Gewicht in kg) + (5,0 × Größe in cm) – (6,8 × Alter in Jahren)

Beispiel: Eine 45-jährige Frau, 1,70 Meter groß und 80 Kilo schwer, hätte so einen Grundumsatz von 1526 Kalorien. Ein gleichaltriger Mann, 1,85 Meter groß und 100 Kilo schwer, dagegen einen von 2065 Kalorien.

Wie der Grundumsatz beim Abnehmen hilft

Der große Vorteil dieses Werts: Wer seinen persönlichen Grundumsatz kennt, hat damit eine ideale individuelle Größe, um erfolgreich Gewicht zu verlieren. Denn wenn Sie am Tag lediglich die Kalorienmenge zu sich nehmen, die Ihrem Grundumsatz entspricht, kommen Sie automatisch auf ein Energiedefizit. Schließlich liegen die allermeisten von uns – zum Glück! – nicht den ganzen Tag im Bett! Wie hoch das Energiedefizit ausfällt, bestimmt dabei das persönliche Aktivitätslevel: Wer vorwiegend sitzend arbeitet, etwa Sachbearbeiter oder Kraftfahrer, kann seinen Grundumsatz mit dem Faktor 1,4 multiplizieren (dem sogenannten PAL-Faktor) und erhält so die Energiemenge, die er an einem durchschnittlichen Tag tatsächlich verbrennt. Bei der Frau im Beispiel wären das 2136 Kalorien. Äße sie nur gemäß ihrem Grundumsatz, käme sie also auf ein Energiedefizit von 610 Kalorien pro Tag (2136 kcal minus 1526 kcal).

So erhöhen Sie das tägliche Energiedefizit leicht

Wer als vorwiegend sitzend tätiger Mensch seine Alltagsaktivität steigert, also etwa morgens mit dem Fahrrad zur Arbeit fährt, jede Stunde zwei Stockwerke Treppen hoch- und runterläuft oder zehn Kniebeugen macht, hebt damit sein Bewegungslevel deutlich. So sehr, dass sein Kalorienverbrauch dem eines Menschen ähnelt, der während der Arbeit auch mal läuft oder aber vorwiegend steht – wie zum Beispiel Lehrer oder Arbeiter in der Produktion. Dann kann der Abnehmwillige wie diese Berufsgruppe insgesamt den Grundumsatz mit dem Faktor 1,6 multiplizieren. Die Frau im Beispiel käme damit auf eine täglich verbrannte Energiemenge von 2441 Kalorien. Ihr Energiedefizit würde dann also statt 610 satte 915 Kalorien betragen (2441 kcal minus 1526 kcal). Und das bedeutet: Sie würde schneller abnehmen oder aber könnte etwas mehr essen über den Tag und würde trotzdem Gewicht verlieren.

Das Abnehmen gelingt? Das sollten Sie beachten: *Sobald der Zeiger auf der Waage nach links rutscht, sinkt der Grundumsatz. Denn unser Körper muss weniger Energie aufwenden, um sein nun geringeres Gewicht in Bewegung zu bringen. Sie sollten Ihren persönlichen Grundumsatz daher mit jedem verlorenen Kilo neu berechnen und Ihre Energiezufuhr entsprechend reduzieren. Geschieht dies nicht, verringert sich Ihr Kaloriendefizit. Die Folge: Die Gewichtsabnahme verlangsamt sich – oder kommt sogar komplett zum Stillstand.*

38.
Was bringt Intervallfasten?

Es soll schlank machen, den Körper reinigen, den Zucker- und Fettstoffwechsel verbessern und sogar das Wachstum von Tumoren hemmen: Intervallfasten ist der aufgehende Star unter den modernen Ernährungskonzepten. Was wirklich dran ist und wie sich das Modell im Alltag umsetzen lässt.

Intervallfasten, auch „intermittierendes“ („unterbrochenes“) Fasten genannt, gewinnt immer mehr Anhänger – sogar unter vielen meiner prominenten Kollegen: So erklärt beispielsweise Fastenexperte Andreas Michalsen, Professor für Klinische Naturheilkunde der Charité Berlin, an möglichst vielen Tagen morgens nur einen schwarzen Kaffee zu trinken – und damit die nächtliche Essenspause beträchtlich zu verlängern. Diese 16:8-Methode ist die bekannteste Variante des Intervallfastens: Es gilt, 16 Stunden am Stück nichts zu essen. Wichtig dabei: Menschen mit einer gestörten Glukosetoleranz oder Diabetes sollten auf das Abendessen, nicht auf das Frühstück verzichten– für den Zuckerstoffwechsel ist dies deutlich gesünder. Bei der 5:2-Diät dagegen essen Menschen an fünf Tagen normal, an zwei nicht aufeinanderfolgenden Tagen der Woche fasten sie. Etwas härtere Varianten: Fasten- und Essenstage im 1:1-Rhythmus wechseln – oder sich auf eine Mahlzeit am Tag beschränken.

Warum der Körper den Nahrungsverzicht braucht

Was alle Methoden eint: Sie helfen unserem Körper, optimal zu funktionieren. Denn wir sind evolutionär darauf programmiert, längere Phasen ohne Nahrung nicht nur zu überstehen, sondern sie auch optimal zu nutzen. Schließlich war es für unsere Vorfahren zum großen Teil Glückssache, wie viel Nahrung sie fanden: Nicht jeden Tag ließ sich ein Beutetier erlegen, auch Früchte gab es nicht ständig. Entsprechend effektiv weiß unser Körper Essenspausen für sich zu nutzen, etwa für die Selbstreinigung: Nach ungefähr zwölf Stunden Nahrungskarenz startet er eine Art körpereigene Müllabfuhr, die sogenannte Autophagie. Dann verwendet er beispielsweise kaputte Zellbestandteile oder

Eiweiße für die Energiegewinnung. Außerdem stellt er den Stoffwechsel auf die Ketose um, baut also aus Fettreserven in der Leber sogenannte Ketonkörper, die ebenfalls Energie liefern. Zudem bringt Intervallfasten die Bakterien im Darm ins Gleichgewicht und steigert die Aktivität von Sirtuinen – Enzymen, die möglicherweise altersbedingte degenerative Erkrankungen herauszögern können (siehe Seite 72). Und schließlich reguliert es die sogenannten CLOCK-Gene, die unseren Biorhythmus steuern, dafür sorgen, dass der Körper auf die Fastenzeit richtig reagiert, und darüber hinaus die Herz- und Nierenfunktion positiv beeinflussen.

WAS AN 5:2-FASTENTAGEN GILT

- Die aufgenommene Energiemenge sollte allerhöchstens 850 Kalorien betragen. Zur genauen, idealen Energiezufuhr beim Fasten gibt es zwar noch keine gesicherten Belege – es gilt aber: je weniger, desto besser!
- Viel trinken unterstützt den Körper: Wasser, ungesüßter Tee und fettfreie Gemüsebrühe sind unbegrenzt erlaubt.

Vielfältige Gesundwirkungen

So wie uns zu viel Nahrung schadet, helfen längere Essenspausen nachgewiesenermaßen, gesund zu bleiben. Beispielsweise kann Intervallfasten das Abnehmen erleichtern, einen erhöhten Blutdruck senken und chronische Entzündungswerte reduzieren, die typische Zivilisationskrankheiten zumindest mit auslösen. Zudem normalisiert die verlängerte Nahrungskarenz den Zucker- und Fettstoffwechsel, der bei vielen Menschen aufgrund der modernen westlichen Ernährung aus dem Takt geraten ist. Bei Mäusen wirkt Intervallfasten außerdem lebensverlängernd und verzögert das Wachstum von Tumoren. Noch ist unklar, inwieweit sich diese Ergebnisse auf den Menschen übertragen lassen. Was absolut klar ist: Essenspausen sind unabdingbar für eine artgerechte Ernährung, wie ich sie empfehle. Denn hätte uns die Evolution nicht auf den Nahrungsverzicht hin optimiert – wir hätten die Jahrhunderttausende ohne Kühlschrank, Supermarkt und Fertiggerichte unmöglich überlebt.

39.

Wieso müssen wir Chips essen, bis die Tüte leer ist?

Bei Salzbrezeln, Erdnussflips und Chips versagt die Willenskraft selbst der Diszipliniertesten unter uns: Wir nehmen uns vor, nur ein paar wenige zu essen, doch schon bald greift die Hand in eine Packung ohne Inhalt. Weshalb das so ist und wie wir es schaffen, uns aus der Falle zu lösen.

Wir können gerade beim Lieblingsitaliener eine Pizza samt Tiramisu zum Nachtisch verputzt haben – Chips und Schokolade zum anschließenden TV-Abend passen trotzdem noch rein. Sicher, der Bauch fühlt sich nicht gut an, wenn wir danach die Reste vom „Snack-Fest" in den Mülleimer packen. Und doch ahnen wir: Das nächste Gelage kommt so sicher wie der Regen in Hamburg. Der Grund, weshalb unsere Willenskraft vor ungesunden Snacks so zuverlässig die Waffen streckt, liegt in einem evolutionsbiologischen Programm: der Fett-Zucker-Gier. Wann immer die beiden Makronährstoffe kombiniert auftreten, setzt dieser Mechanismus Sättigungsprozesse außer Kraft: Beispielsweise produzieren die Inselzellen in der Bauchspeicheldrüse dann weniger Insulin, jenes Hormon, das uns im Zusammenspiel mit weiteren Botenstoffen normalerweise irgendwann signalisiert „Genug gegessen!". Außerdem regt das Programm unser Belohnungssystem dazu an, das Glückshormon Dopamin (siehe Seite 66) auszuschütten – in einer Menge, die uns dazu bringt, wie Drogenabhängige so lange weiterzuessen, bis aller „Stoff" verbraucht ist.

Evolutionär sinnvoll, heute eine Gefahr

Wie Forscher herausgefunden haben, schlagen wir dann besonders hemmungslos zu, wenn Lebensmittel zu etwa 50 Prozent aus Kohlenhydraten bestehen und zu einem Drittel aus Fett. Essen wir dagegen viel von nur einem Makronährstoff, etwa Pommes aus dem Ofen OHNE Majo, also Kohlenhydrate ohne viel Fett, fällt die Dopamin-Ausschüttung geringer aus. Evolutionär betrachtet ist die Fett-Zucker-Gier lange sinnvoll gewesen, denn diese Nährstoffkombi war für unsere

Ahnen ideal. Kohlenhydrate lieferten schnell verfügbare Energie, mit der die Menschen beispielsweise auf der Jagd rasch sprinten konnten. Das Fett dagegen füllte ihre Energiespeicher und erlaubte es so, die mitunter langen Phasen ohne Nahrung zu überstehen. Das große Problem: Während hochkalorische Lebensmittel früher extrem selten waren, gibt es sie in unserer modernen Überflussgesellschaft zu jeder Zeit und an jeder Ecke: in Supermärkten, Imbissen und Bäckereien. Die Industrie weiß sehr genau Bescheid über die uns eingeprägte Gier und setzt vielen Produkten Zucker und Fett im genau süchtig machenden Verhältnis zu. Die Folge: Wir essen regelmäßig über unseren Sattpunkt hinaus, werden dick – und langfristig krank.

WEGE AUS DER FETT-ZUCKER-FALLE

Um das evolutionsbiologische Programm der Fett-Zucker-Gier nicht unnötig zu triggern, wäre es natürlich am besten, die entsprechenden Lebensmittel wie Chips schlicht nicht mehr zu kaufen. Doch das klappt nicht immer. Drei Strategien, wie Sie sich trotzdem, so gut es geht, aus der Falle befreien:

▶ Kaufen Sie anstelle von Snacks im XXL-Format Mini-Packungen, die es inzwischen auch gibt. Sind diese nicht verfügbar, wiegen Sie sich eine 30-Gramm-Portion ab und legen Sie diese in eine kleine Schale, die damit ausgefüllt wird – und packen Sie sich immer ein paar Lieblingsnüsse dazu. So lernen Sie, sich an diesen gesünderen Snack zu gewöhnen.

▶ Wählen Sie statt der klassischen Snacks nährstoffreichere Varianten: etwa Chips aus Hülsenfrüchten, Tortillas aus Quinoa, Erdnussmus statt Erdnussbutter und Bitterschokolade mit mind. 70 Prozent Kakaoanteil.

▶ Stellen Sie gesunde Alternativen zu den typischen Fett-Zucker-Suchtmitteln so oft wie möglich selbst her: zum Beispiel im Ofen gebackene Kichererbsen, Cookies aus Haferflocken, Kakao-Nibs, Nuss-Nugat-Creme mit wenig Zucker und dafür deutlich mehr Kakao sowie Haselnüssen – oder auch Fruchtsorbet anstelle von Sahne-Eis.

40. Warum scheitern Diäten so zuverlässig?

Kaum ein Monat vergeht, in dem nicht ein neues Diätkonzept aufploppt. Eines haben alle gemeinsam: Wer sich an die Vorgaben hält, nimmt mitunter kurzfristig durchaus ab. Nachhaltig ist dieser Erfolg aber (meist) nie. Die Gründe dafür sind simpel und wissenschaftlich belegt. Eine Warnung.

Wer mehr Energie verbrennt, als er dem Körper zuführt, verliert Gewicht: So simpel ist die Formel hinter jedem Gewichtsverlust. Weil diese aber niemanden zum Kauf neuer Abnehmbücher und -produkte verführt, ersinnen vermeintliche Ernährungsexperten immer neue Diäten. Wie die „Sirtfood"-Methode (siehe Seite 72) rund um sirtuin-aktivierende Lebensmittel, mit denen etwa Sängerin Adele kräftig abgenommen hat. Ein solcher Erfolg beruht aber nicht auf der spezifischen Nahrung, sondern auf den Rezepten, die Diäthaltende mit auf den Weg bekommen. Diese beschränken die Energiezufuhr – und schwupps, schon sind wir wieder bei oben genannter Formel. Jede „Wunderdiät" ist also alter Wein in neuen Schläuchen, der langfristig niemandem hilft. So hat eine Meta-Studie gezeigt: Mit welcher Methode Abnehmwillige auch immer Gewicht verloren, nach zwölf Monaten hatten so gut wie alle die Kilos wieder auf den Rippen.

Diäten verlieren den Menschen aus dem Blick

Die meisten Diäten fordern von jetzt auf gleich eine umfassende Umstellung der eigenen Ernährung: morgens Porridge, mittags Rohkost pur und abends ein Süppchen – gesund, keine Frage! Doch wir Menschen sind Gewohnheitstiere und meist auf ungesunde Lebensmittel geprägt (siehe Seite 162). Bekommt unser Gehirn plötzlich weniger Energie, verlangt es energischer als je Nachschub – und wir fallen, allen Erfolgen zum Trotz, nach spätestens acht Wochen zurück in alte Ernährungsmuster. Hinzu kommt: Diäten machen strikte Vorgaben, vermitteln aber nur wenig Wissen aus der Nährstoff- und Stoffwechselkunde. Somit lernen Übergewichtige nicht, sich selbstwirksam gesünder zu ernähren. Und schließlich:

Ob Ananasdiät oder Paleo – aufgrund ihrer Einseitigkeit können Diäten zu Mangelzuständen oder langfristig ungesunden Nährstoffverhältnissen führen. Diese lassen den Körper rebellieren und den Menschen die Diät abbrechen.

DIE BESTE DIÄT? IST KEINE!

Der einzige Weg hin zu einem nachhaltigen Gewichtsverlust ist eine professionelle Ernährungsberatung! Diätgurus unterstellen mir gern, ich würde nur deshalb für diese plädieren, weil ich sie selbst im medicum Hamburg anbiete. Ich bitte die Kritiker dann, mir 100 Menschen zu zeigen, die mit ihrer Methode langfristig Kilos verloren haben. Passiert nie, klar! Ich dagegen habe mit meinem Team Tausende Patienten zu einem gesunden Gewicht geführt und damit zu besseren oder komplett normalen Blutwerten. Denn anders als Diäten vermittelt eine individuelle Ernährungsberatung …

- wie artgerechte Ernährung funktioniert (siehe Seite 60),
- welche ganz persönlichen Ernährungsfehler der Patient macht,
- wie sich ungesunde, in der Kindheit erlernte Essensmuster überwinden lassen (siehe Seite 162),
- warum es so wichtig ist, Stress zu reduzieren,
- wieso Sport im Laufe des Abnehmens immer wichtiger wird,
- weshalb es so entscheidend ist, nicht zu viele Veränderungen auf einmal umzusetzen („20:80-Prinzip“, siehe Seite 114).

Wiederholte Diäten schaden, statt zu nützen

Sich eine nachhaltig schlankere Figur anzueignen, gleicht einem Marathon. Diäten versprechen den Erfolg im Sprint – eine Lüge mit üblen Konsequenzen: Nehmen Menschen infolge wiederholter Diäten regelmäßig ab und zu, verringert ihr Körper den Grundumsatz (siehe Seite 98) und verteidigt Fettreserven stärker. In der Folge legen Übergewichtige, insbesondere ältere, immer schneller an Gewicht zu und wiegen durch den Jo-Jo-Effekt nach jeder Diät meist mehr als davor.

41.

Low Carb oder Low Fat: Womit nehme ich besser ab?

Kaum eine Frage ist ähnlich umstritten wie jene, ob Abnehmwillige nun eher am Fett sparen sollten oder an den Kohlenhydraten. Immerhin: Die Forschung liefert neue Antworten und benennt einen klaren Favoriten, wenn auch nicht aufgrund des zu erwartenden Gewichtsverlusts …

Auf den ersten Blick wirkt die Sache eindeutig: 1 Gramm Fett liefert neun Kalorien, 1 Gramm Kohlenhydrate nur vier – wer den Fettanteil seiner Ernährung reduziert, müsste also automatisch besser abnehmen als Übergewichtige, die auf Kohlenhydratreiches wie Nudeln, Reis und Kartoffeln verzichten. Dass dies nicht stimmen kann, zeigt das sogenannte amerikanische Paradox: Obwohl der Fettkonsum in den USA seit Jahrzehnten deutlich sinkt, steigt parallel die Zahl der Übergewichtigen noch deutlicher. Grund genug, die beiden Ernährungskonzepte Low Carb und Low Fat einmal genauer zu vergleichen.

Die Abnehmwirkung im Check

Wer weniger Energie aufnimmt, als er verbrennt, verliert Gewicht – egal, ob er am Fett oder an den Kohlenhydraten spart. Dass diese so einfache Rechnung immer aufgeht, bestätigt die Forschung: Entsprechende Studien zeigen stets ein Unentschieden im Abnehmeffekt von Low-Carb- und Low-Fat-Konzepten. Geben Studienleiter dagegen keine Kalorienrestriktion vor, schlägt das Pendel zugunsten von Low Carb aus. Beispielsweise teilten Forscher der Stanford University 609 übergewichtige Probanden in zwei Gruppen ein: Die erste sollte für acht Wochen lediglich die Kohlenhydratzufuhr auf 20 Gramm pro Tag reduzieren, die andere nur die Fettzufuhr auf 20 Gramm. Anschließend baten die Wissenschaftler die Teilnehmer, den Kohlenhydrat- bzw. Fettanteil langsam auf jene geringstmögliche Menge zu erhöhen, von der die Probanden annahmen, dauerhaft mit ihr auszukommen. Zudem sollten alle ihre Gemüsezufuhr maximieren, die Zuckeraufnahme minimieren sowie Weißmehl, Transfette und verarbeitete Lebensmittel meiden. Ergebnis nach zwölf Monaten: Die Probanden aus der Low-Fat-Gruppe hatten im Schnitt 5,3 Kilo verloren, die aus der Low-Carb-Gruppe mit 6,0 Kilo ein wenig mehr. Wer sich besonders gut an die Empfehlungen zur Zucker-Weißmehl-Reduktion gehalten hatte, nahm noch stärker ab.

Die Gesundwirkung im Check

Bei der Frage, wie die Ernährungskonzepte unsere Gesundheit beeinflussen, liegt ebenfalls das Low-Carb-Modell vorn – und zwar deutlich. Denn diese Ernährungsform ist in der Regel sehr reich an Ballaststoffen, Pflanzenproteinen und gesunden Fetten – bei sehr wenig Zucker. Wer so abnimmt, senkt das Risiko für Herz-Kreislauf-Erkrankungen stärker als mit dem Low-Fat-Modell. Ein Grund: Menschen, die auf fettarm bauen, ersetzen gesunde fettreiche Lebensmittel wie Olivenöl oder Nüsse oft durch solche mit vielen raffinierten Kohlenhydraten, etwa Brot und Nudeln aus Weizenmehl. Das lässt den Blutzucker Achterbahn fahren und verstärkt so Hungergefühle. Zudem sorgt es für einen Mangel an Fettsäuren, die unser Herz und unsere Gefäße dringend benötigen (siehe Seite 26). Auf lange Sicht macht damit das Defizit an gesundem Fett die positiven Auswirkungen zunichte, die der Gewichtsverlust auf die Gesundheit hat.

MEIN FAZIT

Als Internist und Diabetologe ist mein Rat klar: Wer abnehmen möchte, sollte besonders an den verarbeiteten Kohlenhydraten sparen und nicht an – gesunden! – pflanzlichen Fetten. Einige Low-Carb-Konzepte wie die LOGI-Methode gleichen einer Ernährungsumstellung im Sinne meines Konzepts der artgerechten Ernährung und erleichtern damit den Weg hin zu einer dauerhaft gesunden Lebensweise. Sie wollen partout auf fettarm setzen? Dann streichen Sie eher die tierischen Fette und versuchen es testweise für maximal drei Monate. Wählen Sie dabei möglichst viele gesunde kohlenhydratreiche Lebensmittel, etwa Vollkornprodukte und Hülsenfrüchte. Dies gilt auch für die Low-Carb-Fraktion: Die wenigen Kohlenhydrate, die Sie essen, sollten aus gesunden Quellen stammen!

42. Wer sollte auf Formula-Produkte setzen?

Dreimal am Tag Pulver in Milch anrühren, den Mix trinken – und die Zahl auf der Waage sinkt? Lange galten solche Formula-Diäten als Abnehmmethode für Verzweifelte, die geradewegs in die Jo-Jo-Falle führt. Inzwischen sieht die Forschung das anders: Einigen können die Produkte tatsächlich helfen.

In einer Umfrage erklärten hierzulande 4,3 Millionen Menschen ab 14 Jahren, sehr interessiert an Diätprodukten zu sein. Und knapp 40 Prozent von diesen gaben an, in den drei Monaten vor der Befragung rezeptfreie Mittel zum Abnehmen gekauft zu haben. Formula-Shakes gehören zu den beliebtesten. Wer die Mahlzeiten durch einen angerührten Drink ersetzt, nimmt, so das Versprechen, in wenigen Tagen zwei, drei Kilos ab. Das stimmt sogar. Doch da die meisten danach weiteressen wie zuvor, haben sie die Pfunde genauso schnell wieder drauf. Daher empfehle ich Formula-Produkte nur einer einzigen Patientengruppe.

Schwer Adipöse profitieren

Kommen extrem übergewichtige Menschen zu mir, leiden die meisten bereits unter großen gesundheitlichen Problemen wie Diabetes oder Arthrose. Diese Patienten sollten möglichst schnell möglichst viel Gewicht verlieren, da die überflüssigen Kilos häufig Ursache der Beschwerden sind. Genau dafür eignen sich (medizinische) Formula-Produkte. Sie liefern alle Makro- und Mikronährstoffe, die wir brauchen, in einem guten Mix: mit viel Eiweiß, gesunden Fetten, komplexen Kohlenhydraten, dazu Ballast- und Mineralstoffen sowie Vitaminen – und ohne Zucker. Produkte aus der Drogerie dagegen sind oft gesüßt und enthalten mitunter sogar potenziell schädliche Stoffe wie Chlorate.

Die Vorteile der Formula-Produkte

Formula-Shakes liefern pro Tag 800 bis 1200 Kalorien: Dies führt bei Adipositaspatienten zu einem enormen Energiedefizit – und dadurch zu einer schnellen

Gewichtsreduktion. Den meisten Patienten rate ich dazu, drei bis sechs Wochen lang auf Formula-Produkte zu setzen. In dieser Zeit nehmen sie im Schnitt 10 bis 15 Kilo ab. In Extremfällen empfehle ich eine längere Kur von bis zu drei Monaten – dann beträgt die Abnahme mitunter 30 Kilo. Ein weiterer Vorteil: Der Körper wechselt aufgrund der geringen Kalorienzufuhr in den Fastenmodus. Dann nutzt er zum überwiegenden Teil Fettreserven, um seine Energieversorgung zu sichern. Dies wirkt sich extrem positiv auf den Stoffwechsel aus: Erhöhte Blutzuckerwerte normalisieren sich, auch eine Fettleber verschwindet meist schnell. Das belegen sowohl Studien als auch meine Erfahrungen in der Praxis.

WAS ZU BEACHTEN IST

In Eigenregie sollte niemand Formula-Produkte nutzen! Allein ein Arzt kann die für den Patienten ideale Dosierung finden, um einerseits den Hunger im Rahmen zu halten, andererseits die schnelle Abnahme zu sichern. Zudem garantiert eine professionelle Begleitung, dass Patienten genau verstehen, worauf sie sich einlassen, welche Nebenwirkungen drohen und wann Motivationslöcher auftreten. Geschieht dies nicht, ist die Abbruchrate hoch.

Wichtig zu wissen: Nachhaltigen Erfolg haben Patienten allein dann, wenn sie die Shake-Mahlzeiten als Start in eine Ernährungsumstellung betrachten. Denn langfristig gewährleistet nur eine artgerechte Ernährung, dass Übergewichtige weiter abnehmen und das Gewicht später halten können. Nach einer Formula-Kur fällt die Umstellung leichter, denn diese setzt den Körper quasi zurück auf null. Schokoriegel und Softdrinks nehmen wir dann als so übersüßt wahr, wie sie sind, und die Riesenportionen, die stark Übergewichtige meist essen, schaffen sie dann nicht mehr.

Achtung! *Schwangere, Stillende sowie Jugendliche unter 18 Jahren dürfen Formula-Produkte nicht nutzen. Patienten mit Typ-1-Diabetes, akuten Erkrankungen, Gallensteinen und Gicht sowie Menschen über 65 sollten sie nur in Absprache mit einem erfahrenen Ernährungsmediziner nehmen.*

43.
Helfen Light-Produkte beim Abnehmen?

Von Butter über Fruchtjoghurts bis hin zu Cookies und Fleischsalat: Fett- und zuckerreduzierte Produkte stapeln sich zu Dutzenden in den Kühltheken und Regalen der Supermärkte. Zugreifen sollte hier niemand, denn die vermeintlichen Diäthelfer sabotieren Abnehmversuche zuverlässig …

Sechs von zehn Deutschen haben mindestens einmal fett-, zucker- oder schlicht kalorienreduzierte Produkte gekauft, etwa jeder Fünfte lässt sich regelmäßig von entsprechenden Aufdrucken zum Kauf verführen. Besonders wütend macht mich der Hinweis „für Diabetiker geeignet". Als könnte es verarbeitete Nahrungsmittel geben, von denen Zuckerkranke besonders profitierten! Das Gegenteil ist wahr: Light-Produkte machen uns dicker und kränker. Hier die Gründe:

▶ Light-Produkte sättigen schlechter

Fett muss unser Darm aufwendig aufspalten: Das verzögert die Magenentleerung und die Energie geht erst nach und nach ins Blut. Beides erklärt, warum etwa ein kleiner griechischer Joghurt (10 Prozent Fett) gut sättigt, während wir von der Magervariante zwei Becher verdrücken können. Noch schlimmer als bei Magerprodukten wird es, wenn Hersteller Fett durch Zucker ersetzen. Die Energie aus Süße gelangt schnell ins Blut, anschließend sackt der Glukosespiegel rasant wieder ab und Heißhunger entsteht. Ganz oben auf der Übelskala: Produkte, in denen künstliche Süßstoffe wiederum den Zucker ersetzen. Diese bringen unseren Glukosestoffwechsel komplett aus dem Takt (siehe Seite 122) und sorgen für verstärkten Appetit. Unter anderem wohl deshalb, weil sie Süßrezeptoren anregen, aber keine Kalorien liefern, sodass der Körper mit Hungersignalen reagiert.

▶ Light-Produkte sind nicht unbedingt kalorienärmer

Fett liefert satte neun Kalorien pro Gramm – klar, dass Hersteller daran gern sparen. Allerdings ist es auch ein Geschmacksträger: Enthält ein Lebensmittel weniger, leidet das Aroma. Also setzen Hersteller fettreduzierten Produkten häufig einen anderen Geschmacksgaranten zu: Zucker. Und zwar meist in einer solchen Menge, dass die fettarme Variante ähnlich viel Energie liefert wie das Original. Bei Fruchtjoghurts unterscheiden sich die Versionen häufig nur um zehn Kalorien auf 100 Gramm. Ungesetzlich ist das nicht: Ein Produkt gilt dann als „light", wenn es beispielsweise 30 Prozent weniger Zucker ODER Fett enthält.

▶ Light-Produkte lassen uns mehr essen

Vor allem Übergewichtige unterschätzen, wie viel Energie sie über den Tag hinweg zu sich nehmen. Genau dieses Problem verschärfen Light-Produkte! Bei normaler Butter etwa haben die meisten von uns Hemmungen, sie sich 5 Millimeter dick aufs Brot zu schmieren. Nicht so bei kalorienreduziertem Streichfett: Solche Produkte vermitteln uns das angenehme Gefühl, etwas Gesundes zu essen. Also etwas, an dem wir nicht sparen müssen. Die Folge: Abnehmwillige führen sich damit im besten Fall die gleiche Energiemenge zu, im schlimmsten Fall eine größere. Auf diese Weise verhindern Light-Produkte, dass wir unser Essverhalten so anpassen, wie es für unsere Figur günstig und unseren Körper gesund wäre.

▶ Light-Produkte enthalten häufig Zusatzstoffe

Um ein kalorienreduziertes Lebensmittel zu erhalten, mixen Hersteller oft Wasser und Zusatzstoffe unter das Original, damit es ähnlich appetitlich wirkt. Beispielsweise wird Frischkäse häufig mit Stickstoff aufgeschlagen und anschließend mit dem Bindemittel Carrageen versetzt. So nimmt er an Volumen zu und wirkt dabei angenehm fluffig. Weitere typische Zusätze in Light-Produkten: Gelatine, Emulgatoren, Säuremittel, Farb- und Konservierungsstoffe, Aromen und Genusssäuren (z.B. Zitronen-, Apfel- oder Weinsäure).

Was die Wissenschaft sagt: *Dutzende Studien belegen, dass diejenigen, die regelmäßig zu Light-Produkten greifen, nicht nur nicht abnehmen, sondern sogar noch schneller an Gewicht zulegen. Dies erklärt das Paradox, warum der Konsum von fett-, zucker- und kalorienreduzierten Lebensmitteln zwar kontinuierlich steigt, die Menschen gleichzeitig aber immer dicker werden. Zudem gehören Light-Produkte zu den ultraverarbeiteten Nahrungsmitteln. Und diese senken, wenn man sie regelmäßig isst, nachweislich unsere Lebenserwartung (siehe Seite 130).*

44.
Glykämische Last: Was bedeutet der Wert und warum ist er wichtig?

Wie stark ein Lebensmittel unseren Blutzucker beeinflusst, ist eines der wichtigsten Kriterien, um Nahrung zu beurteilen. Die sogenannte glykämische Last, kurz GL, liefert einen Wert, der es uns erlaubt, gesund von eher ungesund zu unterscheiden. Warum das so ist und wie Sie den GL-Wert berechnen.

Was mich in Gesprächen mit Patienten zuverlässig überrascht: Seit einigen Jahren wissen die meisten sehr genau über den sogenannten glykämischen Index (kurz: GI) Bescheid – dank prominenter Diätkonzepte, die auf diesem Wert basieren, wie etwa der Glyx-Diät. Der GI gibt an, wie schnell 50 Gramm Kohlenhydrate eines Lebensmittels den Blutzucker an- und wieder abfallen lassen – verglichen mit der Blutzuckerwirkung von 50 Gramm reiner Glukose. Die Skala reicht dabei von 0 bzw. „nicht berechenbar" für kohlenhydratfreie Lebensmittel (etwa Öl, Fleisch, Fisch, Kaffee oder Tee) bis zu 100 (Traubenzucker, eben Glukose). Je geringer der GI, desto langsamer gehen die Kohlenhydrate ins Blut. Auf den ersten Blick wirkt das GI-Konzept schlüssig, doch auf den zweiten offenbart es einen entscheidenden Nachteil: Der Wert lässt außer Acht, dass Lebensmittel bei gleicher Menge unterschiedlich viele Kohlenhydrate liefern. Das führt zu einer üblen Verzerrung: Pastinaken und Weißbrot beispielsweise haben den gleichen, sehr hohen GI von 75 – doch das Gemüse liefert pro 100 Gramm nur 12 Gramm Kohlenhydrate, Baguette dagegen satte 50 (siehe rechts). Das bedeutet: Weißbrot beeinflusst den Blutzucker sehr viel stärker, als es Pastinaken tun.

Die glykämische Last ist der aussagekräftigste Wert

Wer allein den glykämischen Index zur Lebensmittelauswahl nutzt, vergleicht möglicherweise also ungewollt Äpfel mit Birnen. Deshalb rate ich wie alle Ernährungsmediziner dringend dazu, die sogenannte glykämische Last (GL) als Orientierungshilfe bei der Lebensmittelauswahl zu nutzen. Denn dieser Wert bezieht neben dem glykämischen Index auch die Kohlenhydratmenge mit ein, die ein Lebensmittel enthält. Und liefert damit einen Wert, der die Blutzuckerwirkung verschiedener Nahrungsmittel tatsächlich vergleichbar macht.

SO BERECHNEN SIE DIE GLYKÄMISCHE LAST

Für die GL eines Lebensmittels brauchen Sie dessen glykämischen Index (GI) sowie die enthaltene Kohlenhydratmenge. Die Formel lautet:

Glykämische Last (GL) =
(GI durch 100) x aufgenommene Kohlenhydratmenge

Für unser Beispiel „Pastinake versus Weißbrot" ergibt sich damit folgende Rechnung (bezogen auf eine Menge von jeweils 100 Gramm):

GL (100 Gramm Weißbrot) = (75/100) × 50 = 37,5
GL (100 Gramm Pastinaken) = (75/100) × 12 = 9

Wer nun noch den höheren GL-Wert durch den niedrigeren teilt, erfährt, wie viel von welchem Lebensmittel er für die gleiche Blutzuckerwirkung essen könnte. In unserem Beispiel führt das zu einem Wert von 4,12. Das heißt: Ich dürfte mehr als viermal so viel Pastinake essen wie Weißbrot, um den Blutzucker in gleichem Maß zu beeinflussen.

Als Faustregel gilt: Ein GL-Wert unter 10 ist super, einer zwischen 11 bis 19 gerade noch okay. Liegt der Wert bei 20 oder mehr, lässt ein Lebensmittel den Blutzucker Achterbahn fahren, wir sollten es also möglichst selten essen. Aber: Auch der GL dient nur der Orientierung – denn die Aufnahme von Fett und Protein kann die Blutzuckerwirkung von Nahrung verlangsamen.

Das bringt's für den Alltag: *Wer sich die Mühe macht, einmal den GL-Wert ein paar seiner Lieblingslebensmittel zu berechnen, wird zu spannenden Erkenntnissen kommen. Diese können motivieren, sich gesünder zu ernähren. Ich beispielsweise nasche, wenn ich nicht anders kann, anstelle von Fruchtgummi nur noch Zartbitterschokolade mit mind. 70 Prozent Kakaoanteil. Denn die kommt auf einen GL-Wert von 12,5 – Fruchtgummi dagegen auf 57.*

45.
Wie radikal sollte eine Ernährungsumstellung erfolgen?

Zu meinen wichtigsten Aufgaben als Ernährungsmediziner gehört das Bremsen: Denn die allermeisten wollen zu viel zu schnell. Rasante Erfolge versprechen allein Diäten, jedoch als Garanten des Scheiterns. Tatsächlich gilt bei Ernährungsumstellungen: Wer sich wenig vornimmt, schafft langfristig am meisten.

Etwa die Hälfte meiner Patienten hat derart üble Beschwerden, dass ihr Leidensdruck sie enorm motiviert. „Ich ändere mein Leben jetzt von Grund auf. Ich schaffe das, ganz sicher!" Sätze wie diese höre ich daher oft. Das Problem: Wer sein Ernährungsverhalten um 180 Grad zu drehen versucht, macht sich sein Gehirn zum Feind. Denn unser Denkorgan schätzt Gewohnheiten, da diese besonders wenig Energie verbrauchen. Eine radikale Umkehr sorgt zudem dafür, dass der Stoffwechsel in den Hungersparmodus schaltet und stärker an seinen Fettreserven festhält. Mit einer entspannten Ernährungsumstellung gemäß meinem 20:80-Prinzip lässt sich beides verhindern:

▶ Schritt 1: erkennen, dass Sie der Herr im Haus sind

Sie haben drei Diäten unternommen und sind schwerer oder kränker als je zuvor? Dann als Erstes weg mit den Schuldgefühlen! Nicht Sie tragen die Verantwortung fürs Scheitern, sondern die Methode! Denn Diäten empfehlen zwar mitunter die richtigen Lebensmittel, vernachlässigen aber die wichtigste Erkenntnis der Ernährungsmedizin: Sich dauerhaft gesünder zu ernähren, klappt nur, wenn wir satt und zufrieden sind. Und das, was uns Genuss beschert, langsam in Richtung gesund ändern. Auf welche Weise das passiert, bestimmen Sie allein!

▶ Schritt 2: den eigenen Esstyp bestimmen

Notieren Sie für eine Woche akribisch, was Sie wann genau essen und trinken. Versuchen Sie dann zu erkennen, zu welchem Esstyp Sie gehören. Sind Sie der Esspraktiker, der auf schnelles, meist günstiges Essen setzt? Der Natürlich-Esser, der es fair und bio liebt und sich mit Nahrungsmitteln auskennt? Der Kaloriensparer, der nur auf den Energiegehalt schaut und sich Genuss oft verbietet? Der Feinschmecker, der auf Qualität setzt und oft und gern isst? Oder gehören Sie eher zu den Gewohnheitsessern, die häufig aus Langeweile snacken, weil sie traurig sind oder sich belohnen möchten?

▶ Schritt 3: Ziele identifizieren

Den Esstyp zu kennen, erleichtert es, anschließend schlechte Gewohnheiten auszumachen. Wie etwa diese: Ich esse zu hektisch/insgesamt zu viel/zu viele Fertigprodukte/zu viele Kohlenhydrate/zu wenig Eiweiß/zu wenig Gemüse/zu wenig Ballaststoffe/zu wenig genussvoll/zu viel, wenn ich traurig bin/oft mehr, als ich bräuchte, um satt zu sein. Haben Sie zehn ungünstige Gewohnheiten zusammen, wählen Sie jene zwei aus, die Sie am leichtesten ändern können. Und formulieren diese in positive Ziele um. Zum Beispiel so: „Ich möchte weniger Fertiggerichte essen“ und „Ich möchte bei jeder Mahlzeit nur so viel essen, bis ich satt bin“.

▶ Schritt 4: eigene Lösungsstrategien entwickeln

Überlegen Sie nun, wie Sie die beiden Ziele in kleinen Schritten erreichen könnten, ohne sich zu quälen. Nehmen Sie sich etwa vor, nur eine halbe Tiefkühlpizza zu essen und statt der anderen Hälfte Salat oder Gemüsesuppe. Oder zwischendurch und vor allem vor jeder Mahlzeit ein großes Glas Wasser zu trinken und danach 10 Minuten zu warten, denn unser Sattgefühl braucht Zeit (siehe Seite 96). Auch gut: Verdoppeln Sie den Eiweißanteil bei den Mahlzeiten und halbieren Sie umgekehrt die Kohlenhydratmenge, da diese Kombination besser sättigt. Gehen Sie diese Schritte für einen Monat konsequent, danach läuft es von selbst. Und dann? Formulieren Sie die nächsten zwei Ziele samt Lösungsstrategien für die kommenden vier Wochen …

Tabus sind tabu! *Die wichtigste Regel bei einer Ernährungsumstellung lautet: keine Verbote! Das einzige Tabu ist, so wenig zu essen, dass Hunger zum ständigen Begleiter wird. Die Gefahr ist dann groß, viel Muskelmasse zu verlieren, die besonders im Alter schwer wieder aufzubauen ist. Eine extrem niedrigkalorische Ernährung empfehle ich – unter ärztlicher Begleitung – nur Menschen, die aus gesundheitlichen Gründen sehr schnell abnehmen müssen.*

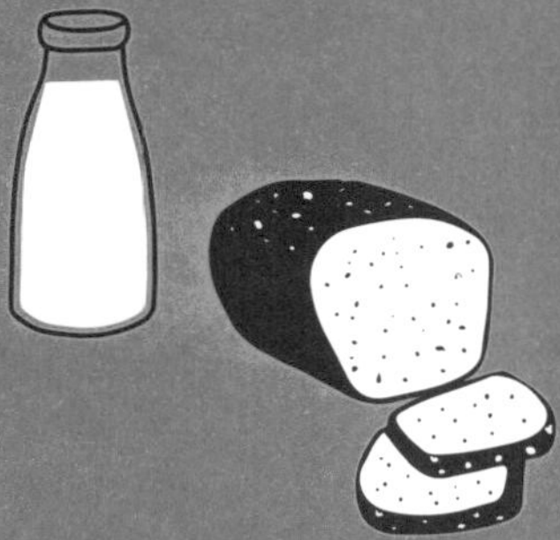

Richtig einkaufen

Brauchen wir eigentlich Superfoods? Welche Kohlart ist die gesündeste? Darf ich noch Fisch essen? Ist Bio wirklich besser? Auf den folgenden Seiten beantworte ich Fragen rund um eine clevere Lebensmittelauswahl, die die Voraussetzung bildet, um sich gesund ernähren zu können. Nach der Lektüre wissen Sie genau, was öfter im Einkaufswagen landen sollte und was lieber nicht …

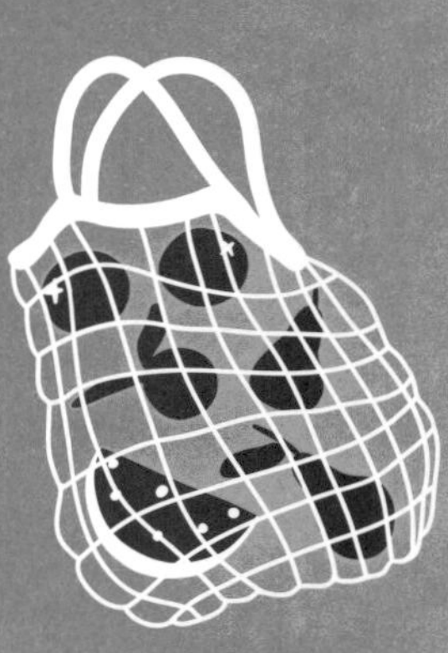

46.

25 pro Woche: Warum ist pflanzliche Vielfalt so wichtig?

Dass 400 Gramm die Mindestmenge an Gemüse sind, die wir täglich zu uns nehmen sollten, wissen inzwischen die meisten. Dass dabei die Vielfalt bestimmt, wie sehr wir von pflanzlichen Lebensmitteln profitieren, ahnen aber nur wenige. Dabei ist mittlerweile mehr als klar: Auch auf dem Teller gewinnt Diversität!

„Ich esse jetzt täglich meine 300 Gramm Möhren und dazu meist noch eine Paprika", berichtete mir kürzlich ein Rheumapatient. „Super für den Anfang", erwiderte ich, „jetzt müssen Sie nur noch für 23 andere Sorten Gemüse, Obst, Kräuter und Nüsse Platz auf dem Teller schaffen." Zugegeben, keine sehr sympathische Antwort. Aber Studien zeigen immer deutlicher: Die Menge allein macht's nicht – wir brauchen pflanzliche Vielfalt auf dem Speiseplan!

25 verschiedene Pflanzen liefern alle sekundären Pflanzenstoffe

Forscher wissen inzwischen gut darüber Bescheid, warum viele unterschiedliche Sorten Gemüse, Obst, Kräuter und Nüsse uns gesünder halten als eine große Menge weniger Vertreter. Ein Grund: je größer die Vielfalt, desto stärker die antioxidative Wirkung der pflanzlichen Lebensmittel. Denn es sind vor allem sekundäre Pflanzenstoffe (siehe Seite 14), die den Stress der Zellen durch freie Sauerstoffradikale mindern. Und da Brokkoli, Paprika, Möhren, Walnüsse und Co. jeweils unterschiedliche Vertreter dieser Nährstoffgruppe liefern, versorgt uns nur ein bunter Speisezettel ausreichend mit allen günstigen Substanzen, die sich dann in der Wirkung ergänzen.

Vielfalt beeinflusst Mikrobiom und Gehirnleistung positiv

Darüber hinaus ist inzwischen belegt: Ein vielgestaltiger pflanzlicher Mix vergrößert die bakterielle Vielfalt in der Darmflora. Eine (kleine) Studie konnte sogar zeigen, welche Bakterien genau profitieren: Gaben Forscher ihren Probanden innerhalb von vier Tagen 24 statt elf pflanzliche Lebensmittel zu essen, wuchs die relative Fülle an günstigen Bakterien aus dem Stamm der Firmicuten, wie zum Beispiel *Faecalibacterium* und *Clostridium XIVa*. Diese Keime verwerten Ballaststoffe unter anderem zu Buttersäure, die die Immunfunktionen steuert, unsere Darmbarriere stärkt und Stoffwechselprozesse im Gehirn unterstützt. Letzteres könnte das Ergebnis einer Meta-Analyse erklären, wonach pflanzliche Vielfalt auf dem Teller mit verbesserten Gedächtnis- und Konzentrationsleistungen und möglicherweise auch mit einem geringeren Demenzrisiko einhergeht.

So schaffen Sie die Vielfalt leicht

Zusammengenommen sollten Sie pro Woche 25 verschiedene Sorten Gemüse, Obst, Kräuter und Nüsse zu sich nehmen. Das klingt erst mal viel, doch als ich neulich mit meinem Freund, dem Fernsehkoch Tarik Rose, in der Studioküche stand, hat er diese Vielfalt unbewusst in ein einziges Drei-Gänge-Menü gepackt! Gute Köche machen das intuitiv richtig.

Eine wissenschaftliche Grundlage für genau die Zahl 25 gibt es dabei nicht: Sie ist schlicht die Zielgröße, die ich in der Praxis von meinen Patienten als ambitioniert, aber machbar erfahren habe. Schaffen Sie mehr, umso besser! Wichtig zu wissen: Der Fokus sollte auf Gemüse liegen, nicht etwa auf zuckerreichem Obst. Und: Hülsenfrüchte zählen nicht, diese sind derart wichtig, dass Sie sie täglich essen sollten (siehe Seite 140). Auch Stärkereiches wie Kartoffeln gehört nicht auf die Liste: Es enthält sehr viele Kohlenhydrate und sollte daher nicht unbegrenzt auf den Tisch.

Nach diesem Beispiel für einen Tagesablauf können Sie bereits 15 von 25 Pflanzen abhaken:

- **Frühstück:** 30 g Haferflocken mit 100 g Magerquark, je 20 g Him-, Blau- und Johannisbeeren (dazu nach Belieben 1 TL Leinöl und 1 TL Honig)
- **Mittags:** gemischter Blattsalat mit Möhren-, Gurken- und Paprikastiften, mit Joghurtdressing (gewürzt mit Petersilie, Schnittlauch, roten Zwiebelwürfeln und frischem Knoblauch), dazu 125 g Lachsfilet aus dem Ofen
- **Abends:** Gemüsesuppe aus je 100 g Zucchini, Kürbis und Kartoffeln, abgeschmeckt mit Salz, Pfeffer, 1 EL Rapsöl mit Butteraroma (oder normale Butter), dazu Kresse als Topping
- **Snack:** 1 Handvoll Mandeln oder Pistazien

47.
Ist Bio wirklich besser?

Wer einmal zwei Möhren blind verkostet hat – eine Bio-Möhre vom Wochenmarkt und eine aus dem 2-Kilo-Beutel vom Discounter –, der weiß: Beim Geschmack schlägt Bio-Gemüse konventionelle Ware meist um Längen. Aber ist es auch gesünder? Und was gilt bei tierischen Produkten? Ein Überblick.

„Bio – das ist doch alles Geldmacherei", sagen die einen, „Quatsch, es ist viel besser für uns!", erklären die anderen. Um Klarheit in diese oft heftig geführte Diskussion zu bringen, gestatten Sie mir einen kurzen Exkurs in Sachen Botanik. Wenn Pflanzen wachsen, produzieren sie sogenannte sekundäre Pflanzenstoffe. Diese sind unter anderem für das Aroma von Obst, Gemüse und Hülsenfrüchten verantwortlich, für ihren Duft und ihre oft faszinierende Farbigkeit. Die Aufgabe solcher Substanzen: Nützlinge anlocken – und Fressfeinde abwehren. Gibt es nun keine Fressfeinde in der Umgebung der Pflanzen, müssen sie weniger oder gar keine dieser Substanzen bilden. Und genau das ist beispielsweise der Fall, wenn Bauern in konventioneller Landwirtschaft Insektizide sprühen (müssen), um den Ertrag zu erhöhen und um so bei den unwürdig günstigen Lebensmittelpreisen überhaupt etwas zu verdienen. Das ist übel für die Pflanzen, die nicht wachsen können, wie es die Natur vorsieht – und auch für uns Menschen. Denn sekundäre Pflanzenstoffe halten uns gesund, indem sie etwa das Immunsystem unterstützen sowie die Zellen vor freien Radikalen schützen und damit jung halten. Bei pflanzlichen Produkten ist also klar: Bio-Qualität lohnt sich! Auch weil diese neben dem Mehr an sekundären Pflanzenstoffen ein Weniger an Schadstoffen aufweisen: Das konnte ein internationales Forscherteam mit einer Meta-Studie zeigen, für die es mehr als 340 Untersuchungen zum Thema auswertete.

Wie ist es bei tierischen Produkten?

Genauso haben Fleisch, Milch und Butter in Bio-Qualität ein günstigeres Nährstoffmuster, enthalten etwa mehr Omega-3-Fettsäuren und weniger Schädliches wie resistente Keime oder Antibiotika-Rückstände. Auch dies konnten Wissenschaftler mithilfe von Meta-Analysen zeigen. Anders als bei pflanzlichen Produkten ist Fleisch aus ökologischer Landwirtschaft allerdings deutlich teurer als das konventionell aufgezogener Tiere. Hier schafft ein Rat Abhilfe, den ich aus ernährungsmedizinischer Sicht seit jeher gebe: Essen Sie generell weniger Fleisch und verkleinern Sie die Portionen. Wer das schafft, ernährt sich nicht nur gesünder, sondern wird den Wechsel auf Bio-Ware im Portemonnaie kaum spüren. Tipp: Kaufen Sie, wenn möglich, ein ganzes Tier, etwa ein Hähnchen. So ein Bio-Gockel kostet bei mir auf dem Markt satte 24 Euro. Doch daraus koche ich drei Essen für mindestens zwei Personen: gebackene Hähnchenkeulen, Frikassee aus dem Brustfilet und mithilfe der Knochen und Flügel noch eine Hühnersuppe. Macht pro Mahlzeit und Nase gerade einmal vier Euro fürs Fleisch!

ACHTUNG BEI TIEFKÜHLPRODUKTEN

Tiefgekühlte Ware konserviert wertvolle Inhaltsstoffe sehr gut, Gemüse etwa wird erntefrisch gefrostet und ist eine gute Alternative, wenn das Frischesortiment im Supermarkt klein ist. Achten Sie jedoch auch hier darauf, wo die Waren herkommen: Produkte aus dem Ausland haben wegen der langen Kühlung eine noch schlechtere Ökobilanz als frische Exoten.

Die Grenzen des Bio-Segens

Vor einigen wenigen Gefahren allerdings können selbst Produkte in Bio-Qualität nicht schützen. So enthält beispielsweise fast jeder Reis – egal, unter welchen Bedingungen er wächst – Spuren von Arsen. Dieses Umweltgift kann, regelmäßig aufgenommen, Gefäße und Nerven schädigen und so das Herz-Kreislauf-System belasten. Reis sollte daher in kleinen Mengen und nicht täglich auf den Tisch kommen: Damit lässt sich das Gesundheitsrisiko beinahe auf null senken – und der Blutzucker freut sich über die reduzierte Kohlenhydratzufuhr (sofern Sie nicht die kleine Portion Reis mit Nudeln oder Kartoffeln ergänzen). In seltenen Fällen ist Bio-Qualität konventioneller Ware auch in Sachen Geschmack nicht überlegen. Sommersüße Tomaten etwa bekommen Sie außerhalb der Hochsaison nie. Denn dann stammen die Früchte aus Spanien oder sogar Afrika: Durch die Kühlung während des Transports geht Aroma verloren.

48.
Künstliche Süßstoffe – Fluch oder Segen?

Weltweit konsumieren Menschen immer mehr künstliche Süßstoffe – der Verkauf von Light-Getränken eines bekannten Herstellers etwa steigt seit Jahren im zweistelligen Prozentbereich. Da die Substanzen keine Kalorien liefern, bilden sie eine wirkungsvolle Waffe im Kampf gegen Übergewicht. Oder?

Die ersten künstlichen Süßstoffe gab es bereits im 19. Jahrhundert, doch ihren Siegeszug traten sie erst Anfang der 80er-Jahre an. Denn damals zeigte sich in aller Deutlichkeit, dass der konstant steigende Zuckerkonsum, insbesondere durch Softdrinks, eine der Hauptursachen für die explodierende Zahl der Übergewichtigen war. Klar, dass das Heilsversprechen künstlicher Süßstoffe auf fruchtbaren Boden traf – und so vor allem bei Diabetikern anstelle des Würfelzuckers bald Süßstoff-Tabletten in der Kaffeetasse landeten. Das Paradoxe jedoch: Parallel zum wachsenden Konsum künstlicher Süßstoffe wuchs die Übergewichtsrate weiter. Und zugleich die Zahl der Studien, die Saccharin, Aspartam, Acesulfam und Cyclamat als mögliche Dick- und Krankmacher enttarnten.

Wie künstliche Süße schadet

Ein besonders erschreckendes Ergebnis liefert aktuell die Langzeitstudie eines europäischen Forscherteams mit knapp einer halben Million Teilnehmern: Probanden, die erklärten, täglich mindestens zwei Gläser künstlich gesüßte Softdrinks zu trinken, hatten ein um 26 Prozent erhöhtes Risiko, im Untersuchungszeitraum von etwa 16 Jahren zu sterben – verglichen mit jenen, die weniger als ein Glas pro Monat konsumierten. Wählten die Teilnehmer normal gezuckerte Softdrinks, erhöhte sich ihre Sterblichkeit um 8 Prozent. Süßstoffe sind demnach für den Körper noch schlechter als haushaltsüblicher Zucker! Hinweise, warum das so ist, liefert unter anderem die Arbeit israelischer Forscher. Diese erkannten mithilfe mehrerer Untersuchungen: Direkt nach dem Konsum von Süßstoffen verändert sich der Blutzucker zwar nicht – allerdings steigt bei Probanden, die

Light-Produkte zu sich nehmen, der Blutzuckerspiegel nach normalen Mahlzeiten stärker an als bei jenen, die keine künstlichen Süßstoffe konsumieren. Besonders schädlich sind diese Effekte laut einer aktuellen Studie dann, wenn Menschen die Süßstoffe in Kombination mit Kohlenhydraten aufnehmen, also etwa zu Pommes eine zuckerfreie Cola trinken.

Warum genau der Glukosestoffwechsel derart aus dem Takt gerät, wissen die Forscher noch nicht. Eine mögliche Erklärung: Die Süßstoffe docken an ähnliche Rezeptoren an wie Zucker und stören damit die Ausschüttung bestimmer Hormone. Klar dagegen sind die fatalen Folgen der Störung im Zuckerstoffwechsel: Im Blut schwimmt dann permanent zu viel Insulin, was den Fettabbau hemmt und dafür sorgt, dass sich das Fett vermehrt in der Körpermitte anlagert. Dieses Bauchfett (siehe Seite 95) verschärft die bestehende Problematik weiter. Somit stehen Süßstoffe am Beginn eines Teufelskreises, der nach einigen Jahren beinahe zwangsläufig zu extremem Übergewicht und Diabetes führt.

SO ENTKOMMEN SIE DEM SÜSSSTOFF-DILEMMA

Viele Menschen sind buchstäblich süchtig nach künstlich gesüßten Produkten und konsumieren etwa Light-Softdrinks wie andere Leitungswasser. Sie erkennen sich wieder? Dann sollten Sie das Problem wie folgt angehen:

▶ **Schritt 1:** Steigen Sie zunächst von den Light-Produkten auf die normal gezuckerte Variante um. Das klingt paradox, doch so lassen sich die zusätzlichen Negativwirkungen der Süßstoffe verhindern. Manche Menschen sagen mir, sie könnten das nicht, weil zuckerige Produkte einen klebrigen Film auf den Lippen hinterließen. Hier gilt: Wie alles ist auch das eine Sache der Gewöhnung!

▶ **Schritt 2:** Gehen Sie den sanften Entzug an, indem Sie die tägliche Zuckerzufuhr allmählich Stück für Stück auf ein nicht gesundheitsschädliches Maß reduzieren. Wie Sie das leicht schaffen können, beschreibe ich ausführlich auf Seite 176.

49.
Wie hilft Kaffee unserem Körper?

Er treibt den Blutdruck in die Höhe und entzieht dem Körper Wasser: So lauten zwei von vielen negativen Wirkungen, die Kaffeegegner dem Heißgetränk nachsagen. Doch damit liegen sie nicht nur falsch, sie unterschlagen auch die vielen positiven Effekte des Kaffeekonsums. Zeit für eine Richtigstellung.

Kaffee ist das liebste Getränk der Deutschen: Mehr als 160 Liter trinkt jeder von uns durchschnittlich pro Jahr – und damit mehr als von Mineral-, Quell- und Tafelwasser (148 Liter), Erfrischungsgetränken (115 Liter) und Bier (101 Liter). Individuell betrachtet schwankt der Konsum beträchtlich. Während die einen mit einer morgendlichen Tasse des Wachmachers auskommen, beschließen andere noch das Dinner mit einem Espresso, ohne Schlafstörungen befürchten zu müssen. Der Grund dafür: Infolge genetischer Unterschiede verstoffwechseln Menschen Kaffee verschieden schnell. Doch egal, in welcher Menge: Für die meisten von uns ist regelmäßiger Kaffeegenuss eine gute Idee! Denn dieser aktiviert die körpereigene Müllabfuhr, dazu liefert jede Tasse Kaffee einer Studie zufolge etwa 1 Gramm lösliche Ballaststoffe – gesunde Kohlenhydrate, von denen wir Deutschen im Schnitt zu wenig zu uns nehmen (siehe Seite 16).

„BULLETPROOF COFFEE“ – WIRKLICH EIN SCHLANKMACHER?

Ein starker Kaffee mit 1 EL Bio-Butter und 1 TL Kokosfett-Extrakt (MCT-Öl): Wer diesen „kugelsicheren Kaffee“ morgens trinkt, soll lange satt bleiben – und auf Dauer schlank werden. Wissenschaftliche Belege dafür fehlen jedoch komplett. **Besser:** ein Porridge mit Beeren und 1 TL Leinöl, dazu ein schwarzer Kaffee. Dieser Mix sättigt noch stärker – und liefert dem Körper deutlich mehr wertvolle Nährstoffe.

Kaffee hilft, Krankheiten vorzubeugen

Insbesondere den präventiven Wirkungen von Kaffee kommen Forscher immer besser auf die Spur. Laut einer Meta-Studie schützen seine Inhaltsstoffe das Herz-Kreislauf-System, erhalten die Lungenfunktion, beugen Nieren- und Leberbeschwerden sowie Diabetes vor und können helfen, Depressionen, Gicht, Gallensteine und sogar Krebs zu vermeiden. Auch neurologisch hat Kaffee einen schützenden Effekt – und kann auf diese Weise Krankheiten wie Parkinson und Alzheimer verzögern. Dank all dem scheint uns Kaffee zusätzliche Lebenszeit zu schenken, wie eine britische Kohortenstudie mit einer halben Million Teilnehmern nahelegt. Der lebensverlängernde Effekt zeigte sich bereits bei weniger als einer Tasse pro Tag – und auch noch bei mehr als acht Tassen. Ob der Kaffee Koffein enthielt oder nicht, war unerheblich. Allerdings: Studienaussagen wie diese, die auf persönlichen (Verzehr-)Angaben beruhen, sind stets mit Vorsicht zu genießen. Zum einen schummeln Menschen gern, zum anderen ist die Qualität der erhobenen Daten nicht immer gut. Und schließlich lässt sich ein kausaler Zusammenhang mit Beobachtungsstudien allein nicht herstellen – ein Grundproblem der meisten Untersuchungen zum Thema Ernährung. Die Annahme, dass Kaffee dem Körper Wasser entziehen könnte, ist dagegen mit Sicherheit widerlegt. Auch der blutdruckerhöhende Effekt verschwindet nach ein paar Wochen, sodass selbst Hypertonie-Patienten bis zu fünf Tassen Kaffee am Tag trinken dürfen. Einzig folgende Gruppen sollten sich das Heißgetränk versagen:

- **Schwangere:** Kaffee erhöht das Risiko für Frühgeburten
- **Menschen mit hohem Stresspegel:** Kaffee unterdrückt das eigentliche Ruhebedürfnis
- **Heilfastende:** Kaffee regt den Appetit an und kann den Magen reizen
- **Migränepatienten:** Kaffee kann Attacken auslösen
- **Menschen mit hohem Knochenbruchrisiko (Osteoporose):** Kaffee kann die Ausscheidung von Kalzium erhöhen

Schwarz gewinnt! *Auf Zucker im Kaffee sollten Sie ebenso verzichten wie auf Kuhmilch: Tierische Proteine unterbrechen nachgewiesenermaßen die vom Kaffee in Gang gesetzten Selbstreinigungsprozesse der Zelle und machen wahrscheinlich auch andere gesundheitsfördernde Wirkungen zunichte. Bei Pflanzendrinks geschieht dies nicht – in Fastenphasen verzichte ich jedoch auch darauf.*

50.
Vegane Ersatzprodukte – eine clevere Alternative?

Pflanzenbasierte Burger, Würstchen und Frischkäseröllchen gelten als gesund. Kein Tier muss für sie leiden und auch die Umwelt belasten sie weniger: All das spricht für Fleischersatzprodukte. Aber sind die veganen Lebensmittel aus dem Labor auch wirklich gut für uns? Hier mein Fazit.

Hersteller veganer Fleischersatzprodukte sind die aktuellen Börsenlieblinge: Beispielsweise hatte sich der Aktienwert eines kalifornischen Unternehmens im Mai 2019 am Ende des ersten Handelstages beinahe verdreifacht. Kein Wunder: Bei pseudotierischen Waren aus Pflanzenstoffen wachsen Nachfrage und Angebot seit Jahren rasant. Von Würstchen über Burger und Fischstäbchen bis hin zu Parmesan – für beinahe jedes tierische Original gibt es mittlerweile eine vegane Alternative. Ich teste die Produkte bei mir im medicum Hamburg regelmäßig. Einiges spucke ich auf der Stelle aus, weil Konsistenz und Geschmack unerträglich sind. Anderes ist durchaus genießbar. Manche vegane „Feta-Alternative" und veganer Frischkäse etwa kommen dem Original erstaunlich nahe. Trotzdem esse ich diese Lebensmittel privat nicht, denn: Hinter den Ersatzprodukten steht nicht primär die Natur, sondern eine Armada versierter Chemiker!

Ersatzprodukte können schaden

Bereite ich zu Hause eine vegane Bulette zu, mixe ich Pilze, Hülsenfrüchte, (teil-)entöltes Leinmehl und Kräuter im Blitzhacker – verarbeite also natürliche Lebensmittel zu einem ebenso natürlichen Gericht. In den Produktionshallen der Vegan-Künstler dagegen passiert Folgendes: Maschinen isolieren beispielsweise aus Erbsen zunächst das reine Protein und mischen dieses anschließend mit vielen weiteren Zutaten – von denen Rote-Bete-Saft für die fleischähnliche Farbe noch die gesündeste ist. Die anderen Zusätze wie künstliche Aromen und Stabilisatoren machen das Ganze zu einer Kunstfrikadelle, zu Astronautennahrung. Mit gesunder Ernährung hat so etwas nichts mehr zu tun.

Im Gegenteil: Vegane Ersatzprodukte gehören zur ultraverarbeiteten Nahrung, die uns, regelmäßig konsumiert, nachweislich schadet (siehe Seite 126). Mein Rat: Verzichten Sie weitestgehend auf die veganen Retortenprodukte! Ein – deutlich reduzierter – Konsum von ökologisch produzierten Fleisch- und Fischwaren sowie Eiern und Milchprodukten ist die gesündere Variante. Diese Lebensmittel liefern wertvolle Proteine, Fettsäuren und sogar Vitamine. Ganz ohne Zusätze.

ES MUSS DAS KUNSTPRODUKT SEIN? SO TREFFEN SIE DIE BESTE WAHL

Immer mehr Menschen ernähren sich vegan. Einigen aber fällt es schwer, auf die spezifische Geschmacksqualität tierischer Lebensmittel zu verzichten. Die folgenden Kriterien helfen, zumindest das Ersatzprodukt mit dem am wenigsten schädlichen Nährstoff-Mix zu finden (Angaben pro 100 Gramm):

- **Proteine:** Ideal ist eine Mischung aus verschiedenen Eiweißquellen, etwa Soja, Lupinen, Seitan und Erbsen. Insgesamt sollte der Eiweißgehalt mindestens 18 Gramm betragen.
- **Fett:** Rapsöl ist aufgrund seines günstigeren Fettsäuremusters besser als Sonnenblumenöl. Die Fettmenge sollte 8 Gramm nicht überschreiten – im besten Fall ist das Fettsäureverhältnis verzeichnet und die gesättigten Fettsäuren machen weniger als 1 Gramm aus.
- **Kohlenhydrate:** Gut sind weniger als 15 Gramm, der Zuckeranteil sollte 1 Gramm unterschreiten.
- **Ballaststoffe:** Der Gehalt sollte angegeben sein und über 5 Gramm liegen.
- **Salz:** je weniger, desto besser – auf jeden Fall unter 1 Gramm.
- **Zusatzstoffe:** Idealerweise enthält das Produkt weder Stabilisatoren wie Gummi arabicum noch Emulgatoren wie Carrageen, Geschmacksverstärker wie Hefeextrakt, künstliche (Räucher-)Aromen oder Maltodextrin – und auch keine künstlichen Süß- und Farbstoffe.

51. Milch ist gesund – oder?

In der Werbung für Milch ist es – wie so oft – ganz einfach: Wer regelmäßig viel davon trinkt, bleibt fit und kann alles erreichen, insbesondere Höchstleistungen im Sport. In den vergangenen Jahren jedoch hat das Image des weißen Proteinlieferanten Kratzer bekommen. Warum weniger hier mehr ist.

Die Idee, Kuhmilch nicht den Kälbern zu überlassen, sondern sie als Nahrungsmittel für erwachsene Menschen zu nutzen, ist vergleichsweise jung: Vor etwa 7500 Jahren sorgte eine Genmutation dafür, dass nicht mehr nur der Dünndarm von Säuglingen und Kleinkindern das Enzym Laktase produzierte, das Milch verdaulich macht, sondern auch der von Erwachsenen. Dadurch war es dem Menschen erst möglich, gewisse Landstriche ganzjährig zu bewohnen. In Asien dagegen setzte sich die Mutation nicht durch, weshalb beispielsweise 90 Prozent der Chinesen Milch bis heute nicht vertragen. Seit einigen Jahren sinkt der Milchkonsum hierzulande jedoch deutlich – zuletzt um 3,6 Prozent verglichen mit dem Vorjahr. Umgekehrt wächst der Umsatz mit pflanzlichen Alternativprodukten kontinuierlich. Zumindest ab und an auf Soja-, Hafer- oder Lupinendrinks umzusteigen, halte ich für eine gute Idee! Nicht nur, weil sie Tierleid verringern und – wenn die Ausgangsstoffe aus Europa stammen – die Umwelt weniger belasten. Sondern auch, weil es Hinweise darauf gibt, dass ein Milchgenuss von 600 Millilitern pro Tag oder mehr die Lebenserwartung verkürzt.

Weshalb Milch uns schaden kann

Positiv an Milch: Sie liefert gut verfügbares Eiweiß und gesunde Omega-3-Fettsäuren, sofern sie von Kühen aus ökologischer Weidehaltung stammt. Außerdem bildet Milch eine gute Quelle für B-Vitamine sowie den wichtigen Mineralstoff Kalzium. Negativ dagegen ist: Milch enthält Galaktose, einen Einfachzucker, sowie Arachidonsäure, eine Fettsäure: Beide Stoffe erhöhen das Risiko für Zivilisationskrankheiten wie Diabetes, lassen die Zellen schneller altern und befeuern Autoimmunerkrankungen wie rheumatoide Arthritis sowie andere entzündliche Erkrankungen. Wer daran leidet, dem rate ich von Milch eher ab bzw. zu fettarmer Milch. Außerdem steht Milch im Verdacht, ebenso wie Rindfleisch spezifische Erreger zu enthalten, die chronische Entzündungen hervorrufen und damit eine krebsfördernde Umgebung schaffen können.

ROHMILCH – NICHT ZU TOPPEN?

„Direkt von der Kuh – das ist einfach das Beste!“: Rein geschmacklich mag diese These stimmen, die insbesondere Öko-Fundamentalisten gern vertreten. In Sachen Gesundheit ist sie bedenklich. Denn Milch „lebt“: Sie enthält nicht nur Bakterien und Immunzellen, sondern mitunter auch Krankheitserreger. Daher sollten Schwangere, Kleinkinder und chronisch Kranke, die ein geschwächtes Immunsystem haben, keine Rohmilch trinken und auch auf Käse verzichten, der daraus hergestellt ist. Entsprechende Produkte wie Gruyère, Parmesan oder Emmentaler sind zu erkennen am Label „mit Rohmilch hergestellt“.

Reduzierter Konsum mindert Risiken

Auch wenn es zu den meisten dieser Zusammenhänge bislang nur Tierstudien gibt, scheinen mir die Ergebnisse bedeutsam genug, um meinen Milchkonsum bewusst einzuschränken – und auch meinen Patienten dazu zu raten. Selbst wenn sich keine Erkenntnis auf den Menschen übertragen ließe (was ich bezweifle!), ist eine Sache längst bewiesen: Pflanzliche Proteine sind deutlich gesünder als tierische (siehe Seite 22). Schon deshalb lohnt es sich, öfter mal ungesüßten Haferdrink in den Kaffee zu geben. Insbesondere Frauen fragen mich oft, ob ein Weniger an Milch nicht der Knochengesundheit schade. Tut es nicht: Forscher haben die vor Osteoporose schützende Wirkung von Milch als Mythos enttarnt. Wer sie als Durstlöscher nutzt und mehr als 400 Milliliter pro Tag davon trinkt, hat im Gegenteil ein erhöhtes Risiko für brüchige Knochen. Und für Männer könnte damit das Risiko steigen, ein Prostatakarzinom zu entwickeln. Eine gute alternative Kalziumquelle, die Milliarden Menschen weltweit nutzen, sind grüne Gemüsesorten – und Mandeln!

52.
Wie schädlich sind verarbeitete Lebensmittel?

Schokocroissant, Dosensuppe, Tiefkühlpizza: Kaum ein Haushalt, der nicht voll ist mit stark verarbeiteten, sogenannten prozessierten Nahrungsmitteln. Sie versorgen unseren Körper aber nicht mit dem, was er braucht – und gefährden mit Zusätzen unsere Gesundheit. Eine ernst gemeinte Warnung!

Verarbeitete, hochkalorische „Lebensmittel" wie Fertigcroissants, Instant-Pasta und künstlich gesüßtes Cookie-Dough-Eis dürften diesen Namen meiner Meinung nach gar nicht tragen: Sie bilden einen Mix aus chemischen, industriell hergestellten Ausgangsstoffen und liefern damit so gut wie keine Nährstoffe, die wir brauchen – etwa Vitamine oder Ballaststoffe. Dafür aber jede Menge billige (Trans-)Fette (siehe Seite 20) sowie Zucker und Salz in einer Menge, die natürliche Lebensmittel und Selbstgekochtes nie enthalten würden. Nicht zu vergessen all die künstlichen Zusatzstoffe wie Stabilisatoren, Antioxidationsmittel, Farbstoffe, Geschmacksverstärker, Bindemittel und Emulgatoren: Mit diesen können Hersteller beispielsweise aus Knochen und sonstigem Abfall der industriellen Fleischproduktion noch schmackhafte Chicken-Nuggets zaubern.

Ultraverarbeitete Nahrung verkürzt unser Leben

Die Folgen für alle, die solche Produkte konsumieren, sind extrem. Die Menschen nehmen zu – denn das typische Fett-Kohlenhydrat-Verhältnis verarbeiteter Nahrung triggert evolutionäre Programme, die unser Sattgefühl unterdrücken (siehe Seite 170). Außerdem werden wir krank: Zwar sind nicht alle Zusatzstoffe gesundheitsgefährdend, einige jedoch verschlimmern nachgewiesenermaßen verschiedene Beschwerdebilder wie chronische Darmentzündungen. Zudem gewöhnen wir uns durch sie an unnatürliche Geschmacksmuster und mögen Gesundes bald nicht mehr. Aus diesen Gründen erhöht der regelmäßige Konsum von Tiefkühlpizza, Gebäck und Snacks unser Sterberisiko. Die Hochrechnung der „Global Burden of Disease Study" zeigte: 2017 starben weltweit elf Millionen

Menschen an Erkrankungen, die auf eine ungesunde Ernährung mit prozessierter Nahrung zurückzuführen sind. Damit stellte diese eine größere Gefahr dar als Tabakkonsum, der im gleichen Jahr acht Millionen Tote verursachte. Die negativen Folgen für unsere Gesundheit fallen umso drastischer aus, je länger der Zeitraum ist, in dem wir die entsprechenden Produkte essen – und je stärker diese verarbeitet sind (siehe Seite 130). Das heißt umgekehrt: Solche Produkte vom Speiseplan zu streichen und etwa durch Rohkost zu ersetzen (siehe Seite 82), ist die effektivste ernährungsmedizinische Maßnahme überhaupt! Leicht wird das nicht: Die Industrie gewöhnt uns von klein auf an künstliche Aromen – schon in der Babynahrung stecken häufig Geschmacksstoffe. Diese sorgen dafür, dass wir später die prozessierten Lebensmittel den unverarbeiteten nicht nur vorziehen, sondern meist sogar einen regelrechten Widerwillen gegen das ursprüngliche Naturprodukt empfinden.

DIE FOLGENDEN TRICKS HELFEN

▶ **Clever mixen**

Sie lieben Linsensuppe? Dann mixen Sie die gesunde selbst gekochte mit der fertig gekauften Variante. Erst im Verhältnis 1:1, dann 2:1, 3:1 und so weiter. Dieses Prinzip funktioniert mit jedem Gericht – und beispielsweise auch gut mit Softdrinks, die Sie so immer weiter verdünnen.

▶ **Kräftig würzen**

Nutzen Sie bei jeder Gelegenheit Gewürze und Kräuter als natürliche Geschmacksverstärker, um Gesundem das vermeintlich Fade zu nehmen. Curry, Paprika, Kurkuma, Lorbeer, Thymian und Rosmarin etwa geben ein kräftiges Aroma und stärken nebenbei die Gesundheit zusätzlich.

▶ **Fertignahrung gesund aufpeppen**

Sie kommen von Tiefkühlpizza nicht los? Dann kaufen Sie ein Bio-Produkt mit möglichst wenig Zutaten (etwa Pizza Margherita) und belegen Sie es mit viel frischem Gemüse. Haben Sie sich daran gewöhnt, kaufen Sie nur noch den Hefeteig fertig, kochen die Tomatensauce selbst und belegen das Ganze mit wenig Käse und viel Gemüse.

53.
Was macht fermentierte Lebensmittel so wertvoll?

„Fermentiert“ bedeutet so viel wie „vergärt“ – wirklich lecker klingt das nicht. Doch Lebensmittel wie Sauerkraut, in denen Mikroorganismen für Aroma und Haltbarkeit sorgen, schmecken nicht nur hervorragend, sie unterstützen zudem unseren Körper. Es gibt viele gute Gründe, sie öfter zu essen …

Wer Sauerkraut schon einmal selbst hergestellt hat, weiß: Es ist ganz schön mühsam – zugleich aber eine spannende Angelegenheit, weil das Lebensmittel jeden Tag anders aussieht. Dafür muss man das Kraut in feine Streifen schneiden, ordentlich salzen und mit einem Stampfer pressen (unsere Großeltern nutzten für die Großproduktion die Füße!). Bald ist das Kraut von einer Lake bedeckt: In ihr befinden sich Milchsäurebakterien, die nun beginnen, unter Sauerstoffabschluss die Kohlenhydrate des Kohls in Milchsäure umzuwandeln. Dabei entsteht ein saures Milieu, in dem Fäulnisbakterien nicht überleben können. Nach einigen Wochen ist der Prozess abgeschlossen und ein echtes Superfood entstanden: Sauerkaut enthält nicht nur jede Menge Vitamine und Mineralstoffe, sondern auch besagte Milchsäurebakterien und die Milchsäure selbst. Dank dieser gehört das Gemüse wie alle fermentierten Nahrungsmittel zu den ultragesunden sogenannten probiotisch wirkenden Lebensmitteln.

So unterstützen Probiotika den Körper

Probiotisch heißt übersetzt „für das Leben“ – was es ziemlich gut trifft. Denn Probiotika sind Mikroorganismen, die auch in unserer Darmflora vorkommen und so etwas wie die Lieblingsuntermieter des Darms sind. Schließlich stellen sie nicht nur kurzkettige Fettsäuren wie Propionsäure her, die wir für unsere Nervenzellen brauchen, sondern bilden zudem sogenannte Bacteriocine, die krank machende Keime abwehren können. Darüber hinaus stärkt die von den Bakterien hergestellte Milchsäure die Darmschleimhaut, regt die Darmbewegung an und hilft bei der Energiegewinnung, etwa in der Leber.

Fermentierte Lebensmittel halten uns gesund

Sauerkraut, außerdem Joghurt, Kefir, Kimchi, Brottrunk, Tempeh, Natto, Sojasauce, Kombucha-Tee: Die Liste der fermentierten Lebensmittel ist lang. Noch länger: die Liste ihrer positiven Wirkungen. So stärken sie etwa das Immunsystem, halten krank machende Erreger fern, helfen dabei, Angststörungen zu mindern, abzunehmen und Durchfall sowie entzündliche Krankheiten wie Neurodermitis zu lindern. Außerdem gibt es Hinweise darauf, dass Probiotika Muskelschmerzen reduzieren. Daher gilt Fermentiertes als Hoffnungsträger in der ernährungsmedizinischen Behandlung von Fibromyalgie, einer rätselhaften Krankheit, die auch „Weichteilrheuma" genannt wird.

Dank all dem erhöhen fermentierte Lebensmittel, regelmäßig konsumiert, womöglich sogar unsere Lebenserwartung! Schließlich leben Japaner im Schnitt am längsten – bei ihnen kommt Fermentiertes wie Misopaste, Sojasauce und Tempeh täglich auf den Tisch. Jetzt muss niemand zum Sojasaucen-Fetischisten werden. Ich rate aber dringend dazu, neben einer grundsätzlich ausgewogenen Ernährung täglich ein Sauermilchprodukt zu essen (ohne Zuckerzusatz!). Und mindestens einmal pro Woche Sauerkraut aus dem Frischebeutel (nicht pasteurisiert/sterilisiert) – oder idealerweise natürlich selbst hergestelltes …

EXTRAGUT FÜR ALLE, DIE ÖFTER VEGAN ESSEN WOLLEN!

Patienten, die weniger Fleisch essen sollen, dies aber nur schwer schaffen, empfehle ich pflanzliche fermentierte Lebensmittel immer ganz besonders. Denn diese liefern jede Menge „Umami" – jene Geschmacksqualität, die ansonsten vor allem Fleisch aufweist. Sie könnten zum Beispiel Suppen mit Misopaste würzen, Gemüsepfannen mit Sojasauce abschmecken oder anstelle von Steak einmal ein Stück Tempeh braten. All das hilft, die Sehnsucht nach dem typischen Fleischaroma zu befriedigen, ohne dabei entzündungsfördernde Fettsäuren aus selbigem zu sich zu nehmen.

54.
Welche Kohlart ist am gesündesten?

Vor allem in der Herbst- und Winterküche spielt Kohl eine Hauptrolle. Doch mancher steht mitunter ratlos vor der großen Sortenvielfalt. Da liegt es nahe, nach jenem Kohl zu greifen, der die größte Gesundwirkung verspricht. Und tatsächlich hat die Forschung zwei klare Favoriten.

Eines vorweg: Welche Kohlsorte auch immer Sie kaufen – Ihr Körper wird es Ihnen danken. Denn Kohl ist ein echtes Nährstoffwunder: Er liefert Vitamine, darunter auch Vitamin E und Vertreter aus der B-Gruppe, die sich sonst eher wenig in Gemüse finden. Besonders hoch ist der Gehalt an Vitamin C: Weißkohl beispielsweise enthält, wenn er frisch ist, pro 100 Gramm bis zu 51 Milligramm davon – ähnlich viel wie eine Orange, bei nur einem Drittel des Zuckers. Außerdem bildet Kohl eine gute Quelle für Ballaststoffe, von denen 90 Prozent der Deutschen zu wenig essen, sowie für sekundäre Pflanzenstoffe, die dem Gemüse seine oft kräftige Farbe und das intensiv-würzige Aroma verleihen.

Kohl-Superheld Nummer 1: Brokkoli

Besonders auf zwei Sorten stimmen Forscher regelmäßig ein Loblied an. Die erste: Brokkoli. Seine Röschen liefern nicht nur die knochenstärkenden Mineralstoffe Kalzium und Magnesium, sondern auch jede Menge eines Senfölglycosids, des sogenannten Sulforaphans. Dieser sekundäre Pflanzenstoff, ein Abbauprodukt von Glucosinolaten, sorgt für den Geschmack und regt zudem die Produktion gefäßschützender Enzyme an. Er kann entzündliche Prozesse ebenso hemmen wie die Ausbreitung von Tumorzellen. Außerdem bremst Sulforaphan die Glukoseneubildung in der Leber, was den Zuckerstoffwechsel positiv beeinflusst. Diese Wirkung ist so stark, dass ein Extrakt aus Brokkolisprossen sogar bei Diabetes helfen kann, wie schwedische Forscher herausfanden. Sie teilten 103 Patienten mit Typ-2-Diabetes, von denen die meisten das Medikament Metformin einnahmen, in zwei Gruppen ein. Die Teilnehmer der einen Gruppe erhielten den sulforaphanreichen Extrakt, die Probanden der anderen

Gruppe bekamen ein Placebo. Das Ergebnis nach drei Monaten: Bei den trotz der Medikation schlecht eingestellten Patienten stabilisierte sich der Stoffwechsel, sowohl Nüchtern- und Langzeitzuckerwert sanken. Übergewichtige Probanden nahmen überdies ab, was für Diabetiker gemeinhin besonders schwer ist.

Kohl-Superheld Nummer 2: Grünkohl

Lange war das dickblättrige Gemüse eine norddeutsche Spezialität, doch in den vergangenen Jahren hat Grünkohl das Herz insbesondere US-amerikanischer Smoothie-Fans erobert. Kein Wunder: Er liefert so viel Eiweiß wie Milch und eignet sich damit prima, um die ernährungsmedizinisch günstige Maxime zu realisieren, tierische Proteine vermehrt durch pflanzliche zu ersetzen (siehe Seite 22). Außerdem enthält Grünkohl sehr große Mengen an Lutein: Dieser sekundäre Pflanzenstoff aus der Gruppe der Carotinoide schützt die Netzhaut vor oxidativen Lichtschäden und kann helfen, das Fortschreiten einer altersbedingten Makuladegeneration aufzuhalten. Darüber hinaus zeigen verschiedene Studien, dass Grünkohl – wie Brokkoli auch – positiv auf das Herz-Kreislauf-System wirkt.

ROH AM BESTEN

Die meisten kennen Kohl aus Eintöpfen und Wintergerichten wie Grünkohl mit Pinkel. Doch einige der gesunden Inhaltsstoffe sind hitzeempfindlich. Das heißt: Unser Körper kann besonders viel von ihnen aufnehmen, wenn wir das Gemüse roh essen. So macht sich etwa Brokkoli gut als Salat: Ich mixe die Röschen gern mit roter Paprika, Cocktailtomaten, Walnüssen, Schafskäse und einer Olivenöl-Balsamico-Vinaigrette. Das Öl aromatisiert nicht nur, sondern macht auch das im Brokkoli enthaltene fettlösliche Lutein erst für den Körper verfügbar.

Das hilft gegen Blähungen: *Ballaststoffe in Kohlgewächsen können mitunter zu unangenehmen Flatulenzen führen. Um diesen vorzubeugen, trinke ich zu Gerichten mit Blumenkohl, Brokkoli und Co. einen Fenchel-Anis-Kümmel-Tee. Noch bequemer schaffen Bittertropfen aus der Apotheke Abhilfe, die man vor der potenziell blähenden Mahlzeit einnimmt.*

55.

Nüsse: Welche Sorten enthalten die meisten Nährstoffe?

Nüsse liefern nicht nur wertvolle pflanzliche Eiweiße und Fettsäuren, sondern auch jede Menge Mineralstoffe und Vitamine. Entsprechend zahlreich sind ihre positiven Wirkungen auf unseren Körper. Doch zu welcher Sorte sollten wir greifen? Hier meine drei knackigen Favoriten.

„Aber Nüsse haben so viele Kalorien, die machen doch dick!" Diese Sorge äußern viele meiner Patienten. Zu Unrecht: Denn die im Schnitt 650 Kalorien auf 100 Gramm stammen aus äußerst gesunden Fettsäuren und Eiweiß. Entsprechend haben verschiedene Studien gezeigt: Ein regelmäßiger Verzehr selbst großer Mengen Nüsse (80 Gramm; etwa 2 gute Handvoll am Tag) beeinflusst das Gewicht nicht negativ. Dafür aber schützt der Konsum vor vielen Krankheiten und lindert bestehende Beschwerden. Deshalb sollte jeder täglich zu diesen Nährstoffbomben greifen – ohne die Menge zu beschränken: Mit ihrer einmalig günstigen Mischung aus Eiweißen, Fetten und Ballaststoffen sättigen Nüsse derart gut, dass sich niemand daran überessen kann. Besonders empfehlenswert ist das folgende Top-Trio ...

Für die Herzgesundheit: Walnüsse

Die unangefochtene Königin unter den Superfoods ist die Walnuss. Denn sie weist das günstigste Fettsäuremuster auf: Das Verhältnis von Omega-3- zu Omega-6-Fettsäuren beträgt bei ihr 1:4 – das ist perfekt (siehe Seite 26)! Damit helfen schon 30 Gramm Walnüsse pro Tag, die Elastizität der Blutgefäße zu erhalten oder zu verbessern. Außerdem senken Walnüsse das schlechte LDL-Cholesterin besser als Seefisch. Beide Wirkungen stärken das Herz-Kreislauf-System – und schützen so vor Herzinfarkt und Schlaganfall, die in vielen Fällen tödlich enden. Dazu gibt es Hinweise, dass Walnüsse dank ihres hohen Gehalts an krebshemmenden Stoffen wie Vitamin E und dem Polyphenol Pedunculagin helfen können, Prostata- und Brustkrebs vorzubeugen.

Für den Zuckerstoffwechsel: Mandeln

Diabetikern und Diabetes-Gefährdeten empfehle ich Mandeln besonders, da sie sich positiv auf den Blutzucker auswirken. Denn beim Verzehr von Mandeln erhöht sich im Darm der Spiegel an GLP-1 – einem Hormon, das Sättigungssignale ans Gehirn sendet und die Bauchspeicheldrüse zur Insulinproduktion anregt. So hat eine (kleine) Studie gezeigt: Diabetiker, die regelmäßig 20 Prozent ihres Energiebedarfs über Mandeln decken (das sind bei 2000 Tageskalorien etwa 70 Gramm oder 2 Handvoll), können den Langzeitzuckerwert verbessern. Damit bilden Mandeln neben Gemüse den einzigen gesunden Snack für Menschen mit Zuckerstoffwechselproblemen – und sättigen dank ihres hohen Eiweißanteils von 21 Prozent besonders gut.

Für den Fettstoffwechsel: Pistazien

Die grünen Kerne empfehle ich vor allem Menschen mit schlechten Blutfettwerten und entzündlichen Erkrankungen wie rheumatoider Arthritis. Studien belegen: Der Konsum von Pistazien (mind. 25 Gramm pro Tag) kann beides bessern. Zudem beschleunigen sie die Fettverbrennung, unterstützen mit ihrem hohen Gehalt an Mineralstoffen wie Kalium und Magnesium die Herzgesundheit und helfen, den Blutdruck zu regulieren – weshalb auch Hypertonie-Patienten profitieren. Hinzu kommt: Wir brauchen eine gute Weile, bis wir Pistazien aus der Schale gepult haben. Diese Zeit genügt, um das Sättigungszentrum im Gehirn zu aktivieren. So helfen Pistazien gut gegen Heißhunger und das Verlangen nach Snacks. Und unterstützen damit Adipositaspatienten beim Abnehmen.

WANN IST EINE NUSS EINE NUSS?

Nüsse sind sogenannte Schließfrüchte: Eine dreischichtige verholzte Schale umschließt einen meist einzelnen Samen, der in der Schale vom Baum fällt. Zu den echten Nüssen gehören Hasel-, Wal- und Macadamianüsse. Bei Hülsen- und Steinfrüchten dagegen essen wir nicht den Samen, sondern den Kern, der von einer verholzten Fruchtwand umgeben ist. Zu Letzteren gehören etwa Pistazien und Pekannüsse, die Erdnuss ist eine Hülsenfrucht.

56.
Darf ich noch Brot essen?

„Auf welches Lebensmittel könnten Sie nie verzichten?“ Diese Frage würde die Mehrzahl der Deutschen, da bin ich sicher, kurz und knapp beantworten mit: „Auf Brot!“ Die gute Nachricht: Das muss auch keiner. Die schlechte: Ändern und einschränken sollten die allermeisten ihren Brotkonsum jedoch unbedingt.

Dass der Genuss von Brot nicht grundsätzlich schlecht sein kann, darauf deuten Untersuchungen in den sogenannten Blue Zones hin – Regionen, in denen die Menschen bei traditioneller Lebensweise außergewöhnlich alt werden. Häufig besteht deren Ernährung nämlich zu einem Großteil aus Brot, wie etwa auf der griechischen Insel Ikaria. Indes: Die meisten Hundertjährigen dort haben ihr Brot nicht nur stets selbst gebacken – und zwar aus Vollkornmehl –, sie haben sich auch extrem viel bewegt. Und damit die 50 Gramm Kohlenhydrate, die das Brot im Schnitt pro 100 Gramm liefert, auf der Stelle wieder verbrannt.

Der typisch deutsche Brotkonsum macht dick

Ähnlich wie die Bewohner von Ikaria essen auch wir Deutschen viiiiel Brot: Gut 70 Kilo verputzt jeder im Schnitt pro Jahr, also knapp 200 Gramm am Tag (etwa 4 Scheiben). Für unsere wenig traditionelle Lebensweise jedoch ist dieser Verbrauch deutlich zu hoch. Zum einen, weil anders als auf der Insel der Langlebigen hierzulande nur etwa 10 Prozent des konsumierten Brots aus Vollkorn besteht. Sehr viel lieber mögen wir Mischbrot mit hohem Weizenmehlanteil oder Toast, der nur Weißmehl enthält. Solche Lebensmittel liefern kaum Ballaststoffe, Vitamine und Mineralstoffe, dafür aber viel schnell verfügbare Energie. Dadurch sättigt dieses Brot kaum und lässt den Blutzuckerspiegel rapide an- und absteigen, was nach einer Stunde für neuen Heißhunger sorgt. Daher ist für mich die moderne Auslegung der traditionellen deutschen Brotkultur, die laut UNESCO zum Immateriellen Kulturerbe zählt, eine Ursache für das rasant wachsende Übergewichtsproblem unserer Gesellschaft. Hinzu kommt: Brot zählt zu jenen Lebensmitteln, die unser Körper „sauer“ verstoffwechselt. Wer davon viel isst und umgekehrt nur wenig basenförderndes Gemüse, der kann tendenziell leicht übersäuern. Und das wiederum erhöht die Neigung des Körpers zu stillen Entzündungen (siehe Seite 192).

Mein Fazit: bewusster und weniger Brot essen

Nur wer täglich schwer arbeitet, darf weiterhin seine 200 Gramm Brot pro Tag verzehren und dabei ruhig auch mal eine Scheibe inhaltsleeren Toast. Alle anderen sollten den Konsum an ihren individuellen Gesundheitszustand anpassen. Wer beispielsweise übergewichtig ist oder Diabetiker, sollte maximal 100 Gramm Brot täglich essen – idealerweise morgens und eher in Form von Eiweißbrot oder Vollkorn-Nuss-Brot. Menschen mit Darmproblemen (etwa Colitis ulcerosa) sollten schauen, wie sie auf Vollkornbrot reagieren: Nehmen die Beschwerden zu, sollten sie höchstens 50 Gramm leichter verdauliches Weißbrot essen und ansonsten bekömmliche gesündere Getreideprodukte wie Haferflocken wählen. Letzteres gilt insgesamt für Menschen mit entzündlichen Erkrankungen: Sie profitieren von einer brotarmen Ernährung häufig unmittelbar.

DAS IDEALE BROT …

- enthält sehr viel Eiweiß und gesunde Fettsäuren aus Samen und Kernen (etwa Leinsamen, Flohsamenschalen, Sonnenblumenkernen) sowie Nüssen (idealerweise Walnüssen);
- besteht höchstens zur Hälfte aus Mehl – ideal sind eiweißreiche Mehle wie (teil-)entöltes Leinmehl und/oder Vollkornmehl;
- beinhaltet keine Zusatzstoffe, wie beispielsweise Bindemittel oder Geschmacksverstärker;
- durfte mindestens vier Stunden gehen: Das macht Antinährstoffe wie etwa Phytinsäure unschädlich, die sonst in Vollkornprodukten steckt und die Aufnahme von Eisen und Kalzium im Körper reduziert. Außerdem verringert eine lange Teigführung den Gehalt an speziellen darmreizenden Kohlenhydraten, den FODMAPs (siehe Seite 206).

57.
Warum sollten Hülsenfrüchte täglich auf den Tisch?

Linsen, Kichererbsen, dicke Bohnen und Co. galten lange als Essen für arme Leute. Inzwischen erleben sie bzw. ihre isolierten Proteine ein Comeback in veganen Fleischersatzprodukten. Doch nur im Ganzen sind Hülsenfrüchte ein Gesundwunder – und was für eines! Ein Loblied …

Kaum eine Entwicklung in Sachen Nahrungsmittelkonsum frustriert mich mehr als diese: Seit Jahren nimmt der Verbrauch von Hülsenfrüchten ab, nicht einmal auf ein 1 Kilo pro Kopf und Jahr kommen wir hierzulande. Vor 150 Jahren war es noch das 20-Fache! Dahin sollten wir dringend zurück, denn Hülsenfrüchte sind absurd unterschätzte – und günstige! – Superfoods.

Spitzenlieferanten für Spitzennährstoffe

Hülsenfrüchte empfehle ich zuallererst jenen vielen Patienten, die mich fragen, wie sie überhaupt auf 30 Gramm der so gesunden Ballaststoffe kommen sollen (siehe Seite 16). 100 Gramm getrocknete weiße Bohnen etwa enthalten bereits satte 23 Gramm davon. Das Gleiche rate ich Menschen, die weniger tierisches und mehr pflanzliches Eiweiß essen sollten (dazu gehören sieben von zehn Deutschen!). Darüber hinaus stecken Hülsenfrüchte voller sekundärer Pflanzenstoffe wie Flavone und Phenolsäuren, die antioxidativ wirken. Außerdem unterstützen die kleinen Kraftpakete sämtliche Stoffwechselprozesse im Körper, indem sie wichtige Mineralstoffe und Spurenelemente wie Kalium, Magnesium, Eisen und Zink liefern. Besonders günstig für Veganer: Hülsenfrüchte enthalten zwei Stoffe, die sonst kaum in pflanzlichen Produkten vorkommen – die Aminosäure Lysin, die der Körper nicht selbst herstellen kann, und Vitamine aus der B-Gruppe, die unter anderem unser Nervensystem braucht, um funktionieren zu können. Fett liefern sie kaum, dafür helfen Hülsenfrüchte beim Abnehmen und gegen Blutzuckerschwankungen – dank komplexer Kohlenhydrate, die langsam und kontinuierlich ins Blut übergehen und damit gut sättigen.

VIELFÄLTIGE VERWENDUNGSMÖGLICHKEITEN

Linsen- und Erbsensuppe – mehr fällt vielen beim Stichwort Hülsenfrüchte nicht ein. Auch mir ging es so! Ein Blick in die Küchen der Länder, in denen sie traditionell eine große Rolle spielen, hat geholfen.

Hier einige meiner Lieblingsgerichte als Anregung:

• Indisches Linsencurry mit Spinat • Hummus • Falafel • Toskanischer Bohnensalat • Fava (griechisches Linsenpüree) • mit Curry gewürzte, ofengebackene Kichererbsen (als Snack) • Tofusteaks • Mujadarra (Linsen-Reis-Gericht mit Schmorzwiebeln) • pikant eingelegte Tempeh-Schnitzel (Produkt aus fermentierten Sojabohnen)

Leguminosen verlängern das Leben

Immer neue Studien zeigen: Hülsenfrüchte sind für unseren Körper ähnlich günstig wie Gemüse, Vollkornprodukte und Nüsse! So senkt ein täglicher Verzehr von mindestens 50 Gramm am Tag die Wahrscheinlichkeit für Herz-Kreislauf-Erkrankungen und koronare Herzprobleme, Bluthochdruck, Übergewicht sowie Darmkrebs. Entsprechend ist die Mortalitätsrate bei regelmäßigem Konsum von Leguminosen reduziert – verglichen mit jener, wenn Menschen keine oder nur sehr wenige Leguminosen essen. Da überrascht es nicht, dass sich Hülsenfrüchte zuverlässig auf dem Speiseplan der Menschen in den „Blue Zones“ zeigen, jenen Gegenden, in denen zumindest die noch traditionell lebenden Bewohner außergewöhnlich häufig die 100-Jahre-Marke knacken.

Jedes Böhnchen ein Tönchen? *Viele verzichten auf Hülsenfrüchte, weil sie mögliche Blähungen und Flatulenzen befürchten. Dem lässt sich leicht vorbeugen: einfach das Einweichwasser abgießen und die Kernchen noch einmal waschen. Nach dem Garen das Kochwasser abgießen und die Hülsenfrüchte nochmals in einem Sieb abbrausen. So werden Stoffe abgewaschen, die blähend wirken und sich durch die Zubereitung gelöst haben. Außerdem gilt: Starten Sie bei Hülsenfrüchten nicht von 0 auf 100: Lassen Sie dem Darm Zeit, sich an eine immer höhere Menge Hülsenfrüchte bzw. Ballaststoffe zu gewöhnen.*

58.
Wieso schaden Fleisch- und Wurstwaren dem Körper?

Auf Salami, Steak und Schnitzel verzichten oder zumindest die Portionen deutlich verkleinern? Insbesondere für meine männlichen Patienten ist dies die schwierigste Maßnahme bei einer Ernährungstherapie. Doch sie gehört zu den wichtigsten überhaupt – aus gleich mehreren Gründen …

Die Frage, wie ungesund Fleisch wirklich ist, bildet das Dilemma der Ernährungsforschung perfekt ab. Große Beobachtungsstudien zeigen: Begeisterte Fleisch- und Wurstesser leiden im Durchschnitt häufiger an quasi allen Zivilisationskrankheiten. Das Problem ist allerdings, dass solche Studien nur Wechselbeziehungen abbilden, nicht aber ursächliche Zusammenhänge. Dafür bräuchte es eine randomisierte Studie als Goldstandard der Forschung. Wissenschaftler müssten dafür zunächst Tausende Probanden mit einem identischen Lebensstil und ähnlichen Erbanlagen finden. Dann der einen Gruppe einen hohen Fleischkonsum verordnen, der anderen eine rein pflanzliche Ernährung. Und nach vielen Jahren schauen, wer wie krank geworden ist. Praktisch unmöglich und ethisch nicht vertretbar! Für mich sind jedoch die bereits vorhandenen Hinweise, wonach ein exzessiver Fleischkonsum schadet, mehr als überzeugend.

Was Wurst und Fleisch zum Risikofaktor macht

Die WHO listet Wurst in die gleiche gesundheitliche Risikoklasse ein wie Tabakkonsum. Denn sie gehört zu den stark verarbeiteten Produkten (siehe Seite 142) und enthält damit häufig Zusatzstoffe, die potenziell krebserregend sind, wie etwa Nitritpökelsalz. Auch beim Grillen oder Braten verarbeiteter Fleischwaren wie marinierter Nackensteaks entstehen kanzerogene Stoffe, zum Beispiel polyzyklische aromatische Kohlenwasserstoffe (PAK). Selbst unverarbeitetes rotes Fleisch ist ab einem Konsum von mehr als 500 Gramm pro Woche ungünstig: Während der Verdauung entstehen sogenannte TMAOs (Trimethylamin-N-Oxide) – Stoffe, die mit Arteriosklerose und Diabetes in Verbindung stehen.

Zudem nehmen Fleischesser viel zu viel Hämeisen auf, eine Eisenvariante, die der Körper besonders gut verwerten kann. Der Überschuss lagert sich in verschiedenen Organen an und fördert über toxische Sauerstoffradikale DNA-Mutationen in den Zellen, was die Krebsentwicklung, etwa im Darm, begünstigt. Darüber hinaus liefert insbesondere Schweinefleisch viel Arachidonsäure, die chronische Entzündungen befeuert und so das Risiko für viele Erkrankungen erhöht (siehe Seite 192).

Wie viele Fleischprodukte Sie ohne Reue genießen können

Eines vorab: Empfehlungen zum Fleischkonsum basieren auf Studien, die beinahe zwangsläufig systematische Ungenauigkeiten aufweisen. Beispielsweise sind Menschen, die weniger Fleisch essen, im Durchschnitt schlanker, sportlicher und rauchen weniger – was die Ergebnisse natürlich stark verzerren kann. Zudem versuchen Industriesponsoren vermehrt, Studiendesigns zu beeinflussen – Fleischhersteller ebenso wie Produzenten veganer Ersatzprodukte. Sicher ist: Schnitzel, Steak und Frikadellen rauben gesünderen Lebensmitteln Platz auf dem Teller, weshalb Fleischfans häufig unterversorgt sind, etwa mit krebshemmenden und antientzündlichen sekundären Pflanzenstoffen.
Fleisch zugunsten von mehr Gemüse zu reduzieren, ist daher der Königsweg: für unsere Gesundheit, für die Tiere und die Umwelt. Nun aber meine Konsumempfehlung! Bei Wurst gibt es leider keine tolerable Menge: Sie liefert so viel Ungutes, dass wir darauf verzichten sollten. Ich selbst liebe Wurst, gönne mir aber maximal alle 14 Tage ein Stück. Beim Fleisch genügen 150 bis 200 Gramm pro Woche, um uns mit ausreichend Vitamin B_{12} zu versorgen – und diese Menge ist sehr wahrscheinlich gesundheitlich unbedenklich. Wichtig: Kaufen Sie unbedingt die hochwertigste Bio-Variante! Dieses Fleisch enthält mehr gesunde Fette (siehe Seite 120) und die Tiere leiden weniger.

Weniger Fleisch? So klappt's: *Sie können Ihren Fleischkonsum leicht reduzieren, indem Sie in Ihren Lieblingsgerichten den Fleischanteil verringern und dafür mit gesunden pflanzlichen Lebensmitteln deutlich strecken. Ich mixe beispielsweise gern grob pürierte, gegarte Kidneybohnen oder Kichererbsen (aus der Dose) und Hackfleisch im Verhältnis von 4:1, würze die Masse kräftig mit Petersilie und forme daraus gesunde Frikadellen. Die Mini-Menge Fleisch genügt dann bereits für den gewohnten Geschmack!*

59.
Ist Fischkonsum heute noch okay?

Fisch, insbesondere aus dem Meer, enthält viele gesunde Inhaltsstoffe. Doch immer mehr Menschen plagt ein schlechtes Gewissen, wenn sie ein Lachsfilet in den Ofen schieben – angesichts leer gefischter Ozeane und wachsender Schadstoffbelastungen. Wie ich das Problem sehe und wozu ich rate.

Mit unschöner Regelmäßigkeit begegnen mir Reportagen, die im Foto den Magen eines verendeten Seevogels zeigen, der voll ist mit Zivilisationsabfall. Oder eine tote Schildkröte, die sich in einem Plastiknetz verheddert hat. Unter anderem durch solche Bilder wird immer offensichtlicher: So sehr wir auch Wasser mit Reinheit verbinden – die Ozeane sind längst kein sauberer Lebensraum mehr. Entsprechend mehren sich die Studien, wonach sich all die Umweltgifte, Mikroplastikteilchen und Schwermetalle wie Quecksilber besonders in großen Raubfischen anreichern. Und wir die gesundheitsschädlichen Stoffe aufnehmen, wenn wir etwa Thunfisch essen – gerne noch roh im Sushi. Darüber hinaus stehen viele Arten, wie etwa der Kabeljau als prominentes Beispiel, aufgrund der industriellen Fischerei regelmäßig kurz vor der Ausrottung. Einzig Fangquoten bewahren sie noch davor. All das spricht dafür, Fische auf die Rote Liste verbotener Lebensmittel zu setzen. Doch es gibt es auch Argumente, die für Fisch auf dem Tisch sprechen – speziell der Nährstoff-Mix. Lachs, Hering und Co. liefern viel von dem, was wir Menschen brauchen und was der Körper mitunter nicht selbst herstellen kann: beispielsweise essenzielle, mehrfach ungesättigte Fettsäuren, leicht verdauliche Proteine, dazu Mineralstoffe wie Jod sowie Vitamine.

Was ich empfehle

Den Konsum von Fisch bewusst reduzieren, aber nicht ganz aufgeben: Dafür habe ich mich persönlich entschieden – und dazu rate ich auch meinen Patienten. Das Gute: Eine 50-Gramm-Portion reicht vollkommen aus, um von den wertvollen Inhaltsstoffen zu profitieren. Pro Monat sollten es nicht mehr als 500 Gramm Fisch sein. Außerdem wichtig: unbedingt Bio-Qualität kaufen und

GESUNDE PFLANZLICHE ALTERNATIVEN

Mit einigen Lebensmitteln lässt sich der Nährstoff-Mix von Fischen ganz ohne tierische Produkte nachbilden. Die folgenden Lebensmittel sind ein guter Ersatz für Fisch, weil …

Hanf-, Lein- und Nussöl	… sie ähnlich viele gesunde ungesättigte Omega-3-Fettsäuren wie fetter Seefisch enthalten, die unser Körper unbedingt braucht.
Algen	… auch sie voller wichtiger Mineralstoffe wie Jod stecken und dazu Vitamine, Antioxidantien und Omega-3-Fettsäuren liefern. Achtung: Aufgrund des hohen Jodgehalts sollten Sie unbedingt die auf der Packung empfohlene Verzehrmenge beachten!
Pilze	… sie ähnlich gute Quellen für leicht verdauliche Eiweiße bilden und in der Textur an Fisch erinnern.

darauf achten, dass der Fisch, wenn er nicht aus einer Aquakultur stammt, mit Angelmethoden gefangen wurde und nicht mit Schleppnetzen! Außerdem empfehle ich, öfter mal Meeres- durch Süßwasserfisch zu ersetzen. Zwar enthält letzterer weniger Omega-3-Fettsäuren, der Unterschied ist aber marginal – auch deshalb, weil etwa Lachse heute direkt nach dem Laichen getötet werden, wenn sie ohnedies fettarm sind. All diese Maßnahmen verringern das Risiko, durch den eigenen Fischkonsum die weltweiten Bestände übermäßig zu belasten – und über die Tiere zu viele schädliche Stoffe aufzunehmen.

Bitte nicht! *Von Bratfisch aus Soja bis Garnelen aus Yamswurzel: Vegane Ersatzprodukte enthalten meist Zusatzstoffe, die der Körper nicht braucht und die ihm schaden können (siehe Seite 126). Selbst die natürlichen Zutaten darin sind – da stark verarbeitet – nie so wertvoll, wie sie es in unverarbeiteter Form wären.*
Besser: *Algen als „fischigen" Geschmacksverstärker nutzen! So kommt etwa ein Mix aus Roter Bete, Äpfeln, gebratenen Auberginen, Gewürzgurken und Nori-Flocken (getrocknete Algen) Heringssalat geschmacklich nah.*

60.

Lein-, Floh- oder Chiasamen: Was ist am besten?

Samen gehören so unbedingt zur artgerechten Ernährung wie Vollkorn und Gemüse. Weil die positiven Wirkungen der kleinen Kraftpakete immer offenbarer werden, finden sie inzwischen häufiger ihren Weg in Müslis und Brote. Aber welche sind am gesündesten? Die drei prominentesten Saatkörner im Check.

Die Aktionsauslagen meines örtlichen Discounters wirken auf mich wie die Kulisse eines Horrorfilms – mit all den Burgersaucen, Dosensuppen und Pasta-Bechern. Vor ein paar Wochen jedoch habe ich dort haltgemacht, denn ich sah Packungen mit Lein-, Chia- und Flohsamen. Zu zweien greife ich oft!

▶ Leinsamen: das Nährstoffwunder schlechthin

Die Samenkörner des Flachses („Gemeiner Lein") gehören für mich dank ihres Nährstoffmusters in die Champions League der Lebensmittel! Sie bestehen zu etwa 40 Prozent aus wertvollem Leinöl (siehe Seite 154), zu mehr als 20 Prozent aus gesundem Eiweiß, liefern jede Menge Ballaststoffe und viele wichtige Mikronährstoffe. Beispielsweise Lecithin, einen Bestandteil der Zellmembran, das Antioxidans Plastochromanol-8 und die Stoffgruppe der Lignane, die im Körper hormonähnlich wirken. Wichtig insbesondere für Veganer: Leinsamen ist eine gute Quelle für B-Vitamine, die sonst in pflanzlichen Lebensmitteln wenig vorkommen. Klar, dass immer neue Studien zeigen: Der regelmäßige Konsum von Leinsamen stärkt die Herzgesundheit und wirkt krebsvorbeugend. Verwenden Sie vor allem die geschrotete Saat, dann kann der Körper die wertvollen Inhaltsstoffe besser verwerten. Ganze Körnchen scheiden wir häufig unverdaut aus.

Achtung! *Leinsamen enthält Linamarin, einen Ausgangsstoff von Blausäure: Diese hemmt ein Enzym, das die Zellatmung mitbestimmt. Im Extremfall droht ein tödlicher Sauerstoffmangel. Für die toxische Wirkung müssten wir jedoch sehr viel Leinsamen essen! Gut 20 Gramm pro Tag (etwa 2 EL) sind laut Bundeszentrum für Ernährung (BZfE) unbedenklich.*

Flohsamen: der Darmhelfer Nummer 1

Die Schalen vom Samen der Knöterichgewächse erinnerten Menschen früher an Flöhe. So kam die Saat zu ihrem gewöhnungsbedürftigen Namen, der nicht wenige vom Kauf abhält. Diese Hemmung zu überwinden, rate ich vor allem Patienten, die – etwa zu Beginn einer Ernährungstherapie – nur schwer ihren Ballaststoffbedarf von mindestens 30 Gramm pro Tag decken können. Denn Flohsamen besteht zu 85 Prozent daraus, Leinsamen „nur" zu 38 Prozent. Da die enthaltenen Ballaststoffe viel Wasser aufnehmen können, quellen Flohsamen im Magen und Darm zu einer Gelmasse auf: Dies erhöht das Stuhlvolumen sowie dessen Flüssigkeitsanteil, weshalb die Körner gegen Verstopfung helfen. Und natürlich befördern sie auch alle weiteren positiven Wirkungen, die die Forschung Ballaststoffen zueignet (siehe Seite 16).

Chiasamen: der absolut verzichtbare Exot

Chia bietet keinerlei Mehrwert verglichen mit heimischen Samenarten. Daher möchte ich auch gar nichts zum Nährstoffgehalt schreiben, sondern direkt auf den eigentlichen Nutzen von Chiasamen eingehen: Chia ist ein Lehrstück für modernes Lebensmittelmarketing! Denn in seinem Fall ist die Industrie einem gut erprobten Rezept gefolgt: 1. Man suche ein exotisches Produkt, das in den Herkunftsländern sehr billig zur Verfügung steht. 2. Man fahnde nach einer Gesundwirkung desselben – bei traditionellen Lebensmitteln wie Chia kein Problem! 3. Man drucke diesen Nutzen prominent auf die Packung und stelle das Produkt mit einem extremen Preisaufschlag ins Supermarktregal. 4. Man mische das unverarbeitete Produkte unter industrielle Fertigwaren, etwa gezuckerte Müslis und Milchprodukte. Fertig ist das Health Washing! So nenne ich es, wenn Lebensmittelhersteller vorgeben, sich um das Wohlergehen der Kunden zu kümmern, dabei aber eigentlich nur den Umsatz steigern wollen. Daher rate ich Ihnen dazu, auf Chiaprodukte weitgehend zu verzichten – zumindest auf die verarbeiteten! Gegen einen selbst gemachten Chiapudding auf dem Brunchbüfett ist dagegen nichts einzuwenden.

Egal, welche Samen Sie wählen – eines ist immer wichtig: viel dazu trinken! Nur so können sie ordentlich aufquellen und somit sättigen und ihren Gesundeffekt entfalten. Leinsamen kann etwa das Vierfache seines Trockengewichts an Wasser binden, Chiasamen das Zwölffache, Flohsamen sogar das 40-Fache.

61.
Ist Tiefkühlkost eine gute Wahl?

Fix eine Tüte öffnen, den Inhalt in Pfanne, Topf oder Ofen geben – und fertig ist das Abendessen! Keine Frage: Tiefkühlprodukte sparen Zeit. Darüber hinaus versprechen Hersteller, sie seien die gesündere Alternative etwa zu Dosenwaren. Aber stimmt das? Wie so oft hängt die Antwort vom Einzelfall ab.

Durchschnittlich 47 Kilo gefrorene Lebensmittel verbraucht hierzulande jeder von uns pro Jahr – Tendenz steigend. Ob der Griff zu Tiefkühlwaren eine gute Idee ist, entscheidet deren Verarbeitungsgrad. Hier meine Drei-Stufen-Skala:

Rote Karte für ultraverarbeitete Tiefkühlprodukte

In den Tiefkühltruhen der Supermärkte nehmen den meisten Platz Dinge ein, die schon selbst gekocht keine Gesund-Hits sind: Hacklasagne, Gyros, Salami-Pizza und – besonders schlimm – Mini-Windbeutel. Hier heißt es: Hände weg! Denn in den 13 Tiefkühlpizzen, die wir pro Jahr essen, steckt aufgrund der industriellen Herstellung nichts Wertvolles mehr. Dafür aber umso mehr Ungesundes, etwa Wurst mit künstlichem Phosphat, die uns schadet (siehe Seite 142), und gesundheitsgefährdende Zusatzstoffe wie Farb- und Konservierungsmittel. Tiefkühlprodukte mit langer Zutatenliste gehören zu den ultraverarbeiteten Lebensmitteln: Essen wir diese regelmäßig, verkürzt das nachgewiesenermaßen unser Leben – egal, ob sie aus der Tiefkühltruhe stammen oder dem Dosenregal.

Gelbe Karte für wenig verarbeitete Tiefkühlprodukte

Eine Tiefkühl-Asia-Gemüsepfanne liegt zuverlässig in meinem Gefrierschrank: Dazu greife ich immer dann, wenn sonst wirklich nichts im Haus ist – etwa nach der Rückkehr aus dem Urlaub. Und das ohne schlechtes Gewissen: Viele solcher (Bio-)Produkte enthalten inzwischen außer Zucchini, Paprika, Zwiebeln und Nudeln nur Kräuter, Salz und Pfeffer als Aromagaranten. Damit ist diese Ruckzuck-Kost gesünder als jedes Gericht vom Imbiss. Und eine gute Lösung, sofern die Zutatenliste wirklich keine künstlichen Zusatzstoffe verzeichnet.

Grüne Karte für unverarbeitete Tiefkühlprodukte

Naturbelassene Waren, etwa Gemüse und Fisch, frieren die Hersteller direkt nach der Ernte oder dem Fang ein und kühlen sie dabei in wenigen Minuten auf minus 18 Grad herunter. Dieses Schockfrosten sorgt dafür, dass die Flüssigkeit in und zwischen den Zellen zu vergleichsweise kleinen Kristallen gefriert. Dadurch nimmt die Zellstruktur keinen Schaden und das wiederum bewahrt Nähr- und Aromastoffe. Lagert Gemüse dagegen an der Luft, verliert es schnell wertvolle Substanzen: Spinat beispielsweise liefert nach zwei Tagen im Kühlschrank 80 Prozent weniger Vitamin C als direkt nach der Ernte. Das heißt: Wer regional und saisonal auf dem Markt kauft, trifft zwar in ökologischer Hinsicht die beste Wahl, nährstofftechnisch aber nur dann, wenn er die Waren schnell verarbeitet. Andernfalls sind Tiefkühlprodukte die bessere Option: Tiefkühlgemüse enthält selbst nach einem Jahr Lagerung mehr gesunde Inhaltsstoffe als Frischware nach wenigen Tagen im Kühlschrank. Hinzu kommt: Fangfrisch eingefrorener Fisch ist weniger keimbelastet als jener aus der Kühltheke.

DAS SOLLTEN SIE BEIM UMGANG MIT TIEFKÜHLKOST BEACHTEN

Sobald Tiefkühlkost auftaut, setzt der Nährstoffverlust ein. **Achtung:** Bei gekauften Tiefkühlprodukten bezieht sich das Mindesthaltbarkeitsdatum auf eine Lagertemperatur von minus 18 Grad. Diese erreichen oft nur die oberen Fächer im Gefrierschrank daheim. Verbrauchen Sie weiter unten aufbewahrte Waren daher zügiger. **Und:** Tiefkühlprodukte stets innerhalb von 24 Stunden nach dem Auftauen verarbeiten, sonst drohen extreme Keimbelastungen! Alles, was Sie selbst zubereiten, dürfen Sie natürlich auch einfrieren. Dass dies etwa bei Pilzgerichten ungesund sei, ist ein Mythos. **Wichtig ist nur:** Lassen Sie nichts auf der Anrichte stundenlang abkühlen, sondern packen Sie alles schnell in den Kühlschrank und dann ins Tiefkühlfach! Auf diese Weise verringern Sie das Risiko, dass sich Keime bilden, gen null.

62.

Sind natürliche Zuckeraustauschstoffe wie Xylit eine gute Idee?

Früher war klar: Haushaltszucker kommt in den Kaffee, Puderzucker auf den Schokokuchen und Gelierzucker verwandelt Erdbeeren in Konfitüre. Heute liegen die süßen Dinge komplizierter, auch aufgrund neuer natürlicher Zuckeraustauschstoffe. Grund genug für einen ernährungswissenschaftlichen Check.

Xylit, Erythrit, Yacon: Die Namen der Neulinge im Süßmittelregal klingen, als würden sie einer isländischen Sage entstammen. Und tatsächlich versprechen sie Märchenhaftes, nämlich Dolce Vita ohne Reue! Doch wie es so ist mit Märchen: Nicht alles sollten wir für bare Münze nehmen …

Das sind die prominentesten Zuckeraustauschstoffe

- **Kokosblütenzucker:** erhitzter, eingedickter und getrockneter Nektar der Kokospalmenblüten
- **Stevia:** zuckerähnliche Stoffe aus den Blättern der Steviapflanze
- **Xylit:** ein Zuckeralkohol, der unter anderem in Birkenrinde vorkommt. Wird meist über ein mehrstufiges Verfahren aus Maisstärke gewonnen
- **Erythrit:** ein Zuckeralkohol, der in Pilzen, Käse, Melonen und Birnen steckt. Fast ausschließlich über die Fermentation anderer Kohlenhydrate gewonnen
- **Yacon:** Sirup aus den Knollen der Yacon-Pflanze
- **Lucuma:** Pulver aus getrockneten Früchten des gleichnamigen Baums, der in den Anden wächst

Die Vorteile der neuen Süßen

Abgesehen von Kokosblütenzucker liefern die trendigen Süßungsmittel weniger Energie als Haushaltszucker, Erythrit und Stevia sind beinahe kalorienfrei. Der wichtigste Vorteil jedoch: Alle Zuckeraustauschstoffe – erneut mit Ausnahme von Kokosblütenzucker – beeinflussen den Blutzuckerspiegel deutlich weniger. Lucuma beispielsweise hemmt das Enzym Alpha-Glucosidase, wodurch unser

Körper die Kohlenhydrate sehr viel langsamer verdaut und Blutzuckerschwankungen ausbleiben. Einige Zuckeraustauschstoffe haben weitere positive Effekte: Yacon etwa dient den nützlichen Darmbakterien als Futter, Xylit hemmt kariesauslösende Bakterien und Lucuma liefert Polyphenole – sekundäre Pflanzenstoffe, die antientzündlich wirken und Zellstress durch freie Radikale verringern.

Die Nachteile der neuen Süßen

Wer Zucker durch Austauschstoffe ersetzen will, sollte sich vorher zum Produkt seiner Wahl umfassend schlaumachen. Sonst drohen unangenehme Nebenwirkungen. Xylit etwa bindet Wasser im Darm und kann damit abführend wirken, ebenso wie Erythrit – beides sollte daher langsam „eindosiert" werden. Stevia weitet die Gefäße, was bei Menschen mit niedrigem Blutdruck Probleme verursachen kann. Kokosblütenzucker, Yacon und Lucuma sind für Fruktose-Intolerante ungeeignet. Hinzu kommen die unterschiedlichen Eigenschaften, etwa im Hinblick auf Süßkraft und Backverhalten. Stevia beispielsweise süßt 300-fach stärker als Haushaltszucker und ist aufgrund seines geringen Volumens zum Backen nicht verwendbar. Ebenso wenig Kokosblütenzucker, weil er klumpt und ähnlich wie Lucuma einen starken Eigengeschmack hat. Und schließlich: Zuckeraustauschstoffe sind nichts für den kleinen Geldbeutel: Xylit, Erythrit und Kokosblütenzucker kosten schnell zehn Euro pro Kilo – Yacon sogar 50.

Mein Fazit: Ab und an mit Lucuma anstelle von Haushaltszucker den Kaffee zu süßen, ist durchaus eine gute Idee. Aber auch bei den Austauschstoffen gilt: Das Äquivalent zu 25 Gramm Haushaltszucker sind das Maximum, weniger ist mehr – und gar nichts das Allerbeste! Denn allen Vorteilen zum Trotz befeuern auch die Zuckeralternativen unsere Sucht nach dem süßen Geschmack. Diese loszuwerden, ist jedoch eine der Voraussetzungen, um gesunde Lebensmittel neu lieben zu lernen – und sich artgerecht zu ernähren.

Folgewirkungen? Unklar! *Wie künstliche Süßstoffe werden auch natürliche Zuckeraustauschstoffe in aufwendigen Verfahren industriell hergestellt: Sie gehören also zu den ultraverarbeiteten Lebensmitteln (siehe Seite 130), die der Gesundheit schaden können. Da sie relativ neu auf dem Markt sind, fehlen bislang noch groß angelegte Studien, die klären, wie die Stoffe bei dauerhafter Verwendung wirken. Auch deshalb sollten wir sehr zurückhaltend damit süßen!*

63.
Was bringt sogenanntes Pseudogetreide?

Brot, Reis, Mais, Nudeln und Kartoffeln liefern jede Menge Kohlenhydrate. Da ist es eine gute Idee, nach Getreide-Alternativen zu suchen, die ein deutlich günstigeres Nährstoffmuster aufweisen. Zum Glück gibt es davon jede Menge! Hier die vermeintlich gesündesten im Schnell-Check …

Quinoa, Amarant, Buchweizen: Diese Pflanzen bilden wie Getreide Körnerfrüchte, gehören aber nicht wie Weizen, Roggen und Co. zur Familie der Süßgräser. Deshalb heißen sie auch „Pseudogetreide". Bis vor etwa zehn Jahren standen diese Lebensmittel lediglich bei Ernährungsexperten regelmäßig auf dem Speiseplan – heute kennt sie jeder. Eine tolle Entwicklung! Denn Pseudogetreide ist züchterisch nur wenig bearbeitet und weist damit gesunde Eigenschaften von Wildpflanzen auf. Während der Gehalt an sekundären Pflanzenstoffen sehr hoch ist, fehlen viele Allergene, die etwa Weizen problematisch machen (siehe Seite 196). Außerdem liefern Quinoa, Amarant und Buchweizen weniger Kohlenhydrate bei deutlich mehr Eiweiß – und dieses ist aufgrund seiner spezifischen Aminosäurenzusammensetzung auch noch besonders hochwertig. Dank all dem sättigt Pseudogetreide deutlich besser als echtes Getreide und treibt den Blutzucker weniger stark in die Höhe.

Weiterer Vorteil: Pseudogetreide ist gut verträglich

Quinoa, Amarant und Buchweizen sind frei von Gluten – jenem Klebereiweiß, das in echtem Getreide steckt und das viele Menschen nicht oder nicht gut vertragen (siehe Seite 196). Dafür liefert es viele Mikronährstoffe, zum Beispiel Vitamine aus der B-Gruppe, die unsere Gehirnfunktion stärken, zudem den Mineralstoff Eisen, der die Blutbildung anregt, und Lecithin, das unsere Leber schützt. Die Körner sind also extrem gesund: Studien zeigen, dass die kleinen Nährstoffbomben antientzündlich wirken, oxidativen Stress in den Zellen mindern und den Stoffwechsel sowie das Herz-Kreislauf-System positiv beeinflussen.

Die Exoten möglichst aus heimischem Anbau beziehen

Auch wenn Quinoa und Amarant gerade sehr angesagt sind und der Fairtrade-Gedanke ein guter ist: Beides sollten Sie nur kaufen, wenn die Körner aus europäischer Landwirtschaft stammen. Danach zu suchen, kostet Zeit (das weiß ich aus eigener Erfahrung!) und die Produkte sind deutlich teurer. Aber es lohnt sich. Denn Pseudogetreide aus Südamerika hat einen langen Transportweg hinter sich, der dem Klima schadet und auch dafür sorgt, dass die Waren mit vielen Schadstoffen belastet sind. Hinzu kommt: In den Ursprungsländern wie Peru bilden Quinoa und Amarant Grundnahrungsmittel, die sich durch den weltweiten Hype extrem verteuert haben. In der Folge müssen die Ärmsten auf günstigere Energielieferanten wie Mais ausweichen – und die sind deutlich ungesünder.

FÜR KINDER NICHT GEEIGNET!

Alle drei Pseudogetreidesorten enthalten Oxalsäure, Quinoa und Amarant zudem Gerbstoffe. Diese verschwinden zwar, wenn wir die Körner waschen, und Erwachsene vertragen Gerbstoffe meist problemlos. Bei Kindern jedoch ist das Verdauungssystem noch nicht ausgereift: Pseudogetreide kann bei ihnen einen Mangel an Vitaminen, Mineralstoffen und Enzymen verursachen und die Haut lichtempfindlicher machen – daher sollten Kinder unter zwei Jahren keines essen.

Dieses Pseudogetreide ist besonders zu empfehlen

Buchweizen ist schon lange in Europa heimisch: Die Franzosen etwa bereiten ihre Galettes seit jeher aus „blé noir“ zu. Als Diabetologe liebe ich dieses Pseudogetreide besonders: Tierstudien weisen darauf hin, dass es unseren Zuckerstoffwechsel verbessert und damit Diabetikern hilft, ihre Werte zu normalisieren! Ich persönlich nutze Buchweizen bei jeder Gelegenheit: In Form von Mehl optimiere ich damit das Nährstoffverhältnis in Brot und Pfannkuchen. Die ganzen Körner nutze ich als lecker-nussigen Reisersatz. Buchweizenflocken mixe ich ins Müsli und binde mit ihnen anstelle von Paniermehl Frikadellen.

64.
Welches Öl ist das gesündeste?

Olivenöl hat in der Mittelmeerküche seit Jahrtausenden einen festen Platz – und erobert sich auch die deutschen Pfannen und Salatschüsseln immer mehr. Zu Recht! Und doch gibt es ein anderes Pflanzenfett, das Olivenöl in Sachen Nährstoffgehalt noch deutlich übertrifft.

Bei meinen Großeltern gehörten Kartoffeln mit Quark und Leinöl zu den kulinarischen Dauerbrennern. Dass sie damit sich und mich unglaublich gesund ernährt haben, zählte zu meinen ersten Erkenntnissen während der Ausbildung zum Ernährungsmediziner. Denn: Leinöl weist von allen Ölen das gesündeste Fettsäuremuster auf (siehe Seite 154): Zu mindestens 50 Prozent besteht es aus sogenannter Alpha-Linolensäure (ALA). Diese Omega-3-Fettsäure ist besonders wertvoll, weil unser Körper sie nicht selbst herstellen kann. Und er daraus – liefern wir ihm über die Nahrung genug – die extrem gesunde langkettige Omega-3-Fettsäure Eicosapentaensäure (EPA) produzieren kann, die in natürlicher Form nur in Algen und Fisch vorkommt. Damit leistet Leinöl einen kaum zu überschätzenden Beitrag zur artgerechten Ernährung: Sich gut mit Omega-3-Fettsäuren zu versorgen, ist dabei – neben einer ausreichenden Zufuhr von Ballaststoffen – der wichtigste Punkt überhaupt.

Wichtig: Leinöl bewusst einkaufen und lagern

So wertvoll Alpha-Linolensäure ist, so vielfältig sind ihre Eigenschaften: An der Luft zersetzt sie sich, Wärme und Helligkeit mag sie auch nicht. Schon während der Produktion von Leinöl kann daher viel der gesunden Fettsäure verloren gehen. Aus diesem Grund sollten Sie nur solche Produkte kaufen, die Begriffe wie „Omega-geschützt", „omega-safe" oder „oxyguard" auf dem Etikett tragen. Dann haben die Hersteller das Leinöl unter Ausschluss von Licht und Sauerstoff gepresst. Daheim sollten Sie die Flasche nach dem Gebrauch möglichst fest verschließen und das Leinöl anschließend an einem dunklen und kühlen Ort aufbewahren – idealerweise also im Kühlschrank.

NICHT NUR DIE FETTSÄUREN MACHEN LEINÖL SO GESUND

Neben dem günstigen Fettsäuremuster enthält Leinöl viele sekundäre Pflanzenstoffe. Besonders wertvoll sind dabei die sogenannten Lignane: Sie gehören zu den Phytoöstrogenen, die im menschlichen Körper hormonähnlich wirken. Und Studien zufolge damit möglicherweise vor hormonabhängigen Krebsarten wie Brust- und Prostatakrebs schützen. Außerdem helfen sie gegen Hormonstörungen wie Menstruationsbeschwerden oder Hitzewallungen während der Menopause.

Bloß nicht sparsam verwenden!

Empfohlen ist eine Mindestaufnahme von 2 Gramm Alpha-Linolensäure pro Tag, wobei das „mindestens" hier für mich entscheidend ist! Denn da wir insgesamt im Durchschnitt viel zu wenige Omega-3-Fettsäuren aufnehmen, rate ich Patienten eher zu 10 Gramm pro Tag, was knapp 2 EL Leinöl entspricht. Wichtig: Da das Fett keine Hitze verträgt, beginnt es bereits bei knapp über 100 °C zu rauchen – dann bilden sich gesundheitsschädliche Transfettsäuren (siehe Seite 20). Daher sollten Sie niemals mit Leinöl braten! Doch auch so sind die Verwendungsmöglichkeiten vielfältig. Ich persönlich mische 1 EL Leinöl morgens mit 150 Gramm Magerquark und 100 Gramm Beeren zu einem echten Powerfrühstück. Ähnlich gut macht sich das Öl in Dips und Salatdressings, aber auch in Gemüsepfannen und zu Fisch: Einfach erst zum Servieren 1 bis 2 TL pro Portion darüberträufeln. Auf diese Weise verleiht das Öl den Gerichten nicht nur eine zusätzliche komplexe Geschmacksnuance, sondern verbessert darüber hinaus auch das Nährstoffverhältnis – und erhöht die Sättigungswirkung!

Mein Extra-Tipp: *Wenn wir Leinöl in Kombination mit Kurkuma essen, kann unser Körper die Alpha-Linolensäure nicht nur in EPA umwandeln, sondern auch in sogenannte Docosahexaensäure (DHA) – das hat eine Studie gezeigt. Bei DHA handelt es sich um eine weitere langkettige Omega-3-Fettsäure, die nur in Algen und Fisch vorkommt und für uns Menschen extrem wichtig ist, weil sie unser Gehirn bei der Arbeit unterstützt.*

65.
Butter oder Margarine – was sollte aufs Brot?

Die Frage, welches Fett wir uns am besten auf die Stulle schmieren sollten, gehört zu jenen, die am längsten und ausführlichsten diskutiert worden sind: erst von Experten, später dann von jedermann am Frühstückstisch. Inzwischen ist das Ergebnis der Forschung deutlich und aller Streit beendet.

„Gute Butter“: An diesem Lebensmittel bemaß sich lange Zeit unser relativer Wohlstand. Wer sie sich täglich aufs Brot streichen konnte, möglichst noch daumendick, galt nicht mehr als wirklich arm – anders als jene, die sich das Fett nur an Feiertagen leisten konnten. In den 80er-Jahren jedoch geriet Butter in Verruf: Fett insgesamt und gesättigte tierische Fette im Besonderen standen plötzlich im Verdacht, das Herz-Kreislauf-System zu schädigen. Zudem sollte Butter aufgrund ihres Cholesteringehalts die Gesundheit der Gefäße gefährden. In der Folge setzte der Siegeszug der Margarine ein. Und wie ist es heute? Die zwei Streichfette im Check:

Butter ist rehabilitiert

Die Annahme, dass gesättigte Fette tierischen Ursprungs das Risiko für Herz-Kreislauf-Erkrankungen und damit die Sterblichkeit erhöhen könnten, ist mittlerweile widerlegt. Und im Hinblick auf das Cholesterin haben Forscher gezeigt: Die entsprechenden Mengen aus der Nahrung reichen nicht aus, um den Blutspiegel an Cholesterin signifikant zu erhöhen. Tatsächlich enthält Heumilchbutter in Bio-Qualität sogar viele Omega-3-Fettsäuren, die unserem Körper guttun (siehe Seite 26). Zusammengefasst: Die Butter muss sich heute niemand mehr vom Brot nehmen lassen!

Auch Margarine ist – nicht mehr – ungesund

Lange habe ich vom Genuss von Margarine abgeraten. Denn insbesondere zu Zeiten, in denen Hersteller das Fett als gesunde Alternative zur Butter priesen, enthielten die Produkte jede Menge industriell gehärteter Fette, sogenannte Transfette, die unserem Körper nachweislich schaden (siehe Seite 20). Da die üble Wirkung von Transfetten inzwischen gut belegt und in der Bevölkerung besser bekannt ist, haben die Hersteller sie aus ihren Produkten weitgehend verbannt. Die allermeisten Margarinen sind heute praktisch frei davon. Allerdings enthalten fast alle Produkte Aromen und Emulgatoren, dazu häufig ökologisch ungünstiges Palmfett. Wenn Sie jedoch eine Margarine ohne all diese Zutaten wählen, am besten noch in Bio-Qualität, ist sie zumindest nicht ungesund!

Mein Fazit

Mit der Butter-Margarine-Frage können Sie es halten wie der Pfarrer Nolte, der bekanntlich machte, was er wollte! Mittlerweile gibt es auch ein empfehlenswertes Produkt, dass Butter- und Margarine-Fans am Frühstückstisch harmonisch zusammenbringt: Ein sogenanntes Mischstreichfett auf Butterbasis, das mit Rapsöl versetzt ist, sonst aber keine Zusätze enthält. Es liefert das typische Butteraroma bei deutlich mehr wertvollen Omega-3-Fettsäuren und ist dazu direkt aus dem Kühlschrank streichfähig. Das macht es zu einem der wenigen Neuentwicklungen der Lebensmittelindustrie, die ich als Ernährungsmediziner guten Gewissens empfehlen kann! Wer Margarine bevorzugt, kann auch ungehärtete Produkte mit einem hohen Anteil an kalt gepresstem Bio-Öl nehmen. Aber egal, ob Sie nun Butter wählen, Margarine oder ein Mischfett: Daumendick sollten Sie nichts davon aufs Brot streichen. Denn pflanzliche Öle liefern trotz allem das mit Abstand gesündeste Fettsäureverhältnis, insbesondere Leinöl (siehe Seite 154). Daher sollten Sie den Großteil Ihrer Fettkalorien, die 35 bis 40 Prozent der Tagesenergiemenge ausmachen sollten, über diese decken. 10 Gramm Butter oder Margarine am Tag sind aber völlig okay! Das kommt Ihnen wenig vor? Dann versuchen Sie, diese Menge nur auf ein Brot oder Brötchen zu schmieren und das zweite lediglich mit Käse zu belegen, ohne Fett darunter: Das Aroma ist meist so intensiv, dass Sie es kaum bemerken werden!

Achtung! *Spezielle pflanzliche Cremefette, die uns die Werbung zum Braten empfiehlt, sollte niemand kaufen. Es sind absolute Kunstprodukte, die Zusatzstoffe wie Emulgatoren, Aromen, Farbstoffe und Säuerungsmittel enthalten. Zudem bringen sie keinerlei Zusatznutzen: Mit raffiniertem Rapsöl etwa lässt sich alles bei jeder Temperatur problemlos und gesünder braten oder frittieren!*

Endlich gesund essen

Der Kühlschrank steckt voller gesunder Sachen, doch Sie holen sich trotzdem lieber etwas vom Imbiss? Oder wissen nicht, wie Sie der Zuckersucht entkommen sollen – und ob es wirklich nötig ist, gut zu frühstücken und abends weniger zu essen? Fragen wie diese beantwortet das nächste Kapitel und zeigt damit auf, wie Sie Ihr Essverhalten einfach und genussvoll auf „artgerecht“ drehen können.

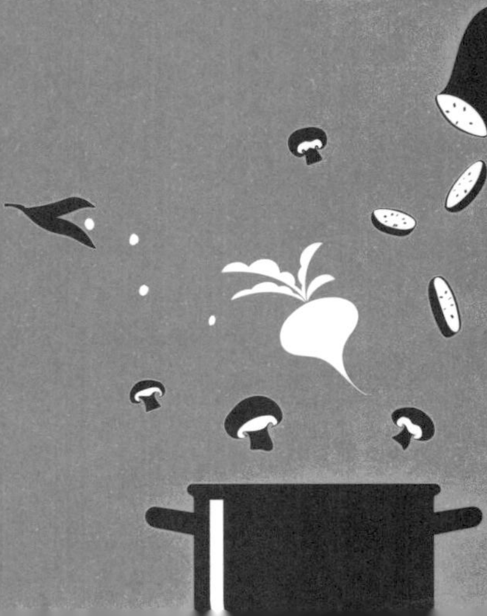

66.
Können wir uns beim Essverhalten etwas von den Großeltern abschauen?

Früher war alles besser? Mitnichten! Einiges aber war gut, insbesondere in Bezug auf die Ernährung. Aus diesem Grund empfehle ich, einen genauen Blick auf das Essverhalten unserer Großeltern zu werfen. Hier vier typische Maßgaben von früher, die wir heute unbedingt nachahmen sollten.

„Kind, jetzt iss deinen Teller leer, sonst regnet es morgen!" Diese Ansage war so ziemlich der einzige ernährungstechnische Irrtum unserer Großeltern. Denn wer Kinder dazu anhält, über den Sattpunkt hinaus zu essen, bringt ihren natürlichen Hunger-Sättigungs-Regelkreis aus dem Takt (siehe Seite 162). Daher hat Zwang am Esstisch nichts verloren. Ansonsten aber hat die ältere Generation unbewusst vieles von dem umgesetzt, was Ernährungstherapeuten heute empfehlen. Insbesondere die folgenden Weisheiten sind mittlerweile wieder wichtiger denn je:

▶ „Gegessen wird zu den Mahlzeiten!"

Wirklich nur morgens, mittags und abends zu essen, ohne dazwischen zu naschen (abgesehen vom Sonntagskuchen), ist eine lebensverlängernde Maßnahme. Denn ewiges Snacken belastet unsere Bauchspeicheldrüse: Sie muss Extraschichten fahren, um genügend Insulin zu produzieren, das die immer neuen Zuckerladungen in die Zellen schleust. Zudem lässt Zwischendurchessen den Blutzucker derart Achterbahn fahren, dass wir beinahe durchgängig heißhungrig sind. So macht Snacken auf Dauer dick und krank. Gründe genug, sich Omas hochgezogene Augenbraue vorzustellen, wenn wir zu den Chips greifen.

▶ „Fleisch ist etwas Besonderes!"

In der Kantine ein Schnitzel und abends noch eine Currywurst? Für unsere Großeltern unvorstellbar. Bei ihnen gehörte Fleisch zum Sonntag und zu festlichen Gelegenheiten. Das Prinzip Sonntagsbraten wieder zu pflegen, bildet heute einen der wichtigsten ernährungstherapeutischen Ratschläge. Denn ein hoher

Fleisch- und Wurstkonsum kann unser Risiko für chronische Entzündungen und entsprechende Folgeerkrankungen wie rheumatoide Arthritis erhöhen (siehe Seite 42). Außerdem sorgen die inzwischen üblichen großen Portionen für Übergewicht: 100 bis 150 Gramm Fleisch kann unser Körper auf der Stelle verstoffwechseln, die zweite Scheibe Braten dagegen landet im Fettgewebe. Daher sollten wir uns – wie früher meist die Großmütter – mit einem kleinen Stück begnügen.

▶ „Nach dem Essen sollst du ruhn oder 1000 Schritte tun!"

Getreu diesem Motto legte sich nach dem Sonntagsbraten der Großvater meist aufs Sofa und die Großmutter machte sich mit den Gästen auf zum Verdauungsspaziergang. Perfekt, denn Ruhe und Bewegung sind die beiden richtigen Optionen nach einer reichhaltigen Mahlzeit. Insbesondere Menschen mit Reflux und Darmproblemen sollten den Gang nach draußen wählen: Bei jedem Schritt bewegt sich die Bauchdecke mit, das aktiviert Zellen im Magen, die den Nahrungsbrei weiterleiten. Zudem kann beim Laufen Magensäure, die während der Verdauung entsteht, nicht nach oben fließen und damit auch kein Sodbrennen auslösen. Wer frei von Beschwerden ist, darf es sich dagegen in Ruhe bequem machen: So kann sich der Körper auf die Verdauung konzentrieren und ist nach etwa einer halben Stunde wieder bereit für anderes. Wie im modernen Alltag nach dem Essen mit Vollgas weiterzuarbeiten, widerspricht den Bedürfnissen unseres Körpers und kann Verdauungsstörungen auslösen.

▶ „Es ist alles erlaubt, aber in Maßen!"

Eine Packung Kekse auf einmal essen: Für jene Älteren, die in den Mangeljahren nach dem Zweiten Weltkrieg groß geworden sind, eine undenkbare Völlerei! Heute dagegen sind solche Exzesse beinahe normal: Wir nutzen Leckereien etwa, um uns bei Stress zu beruhigen, bei Kummer zu trösten oder uns für Geleistetes zu belohnen. Und so bildet das Übermaß inzwischen die Hauptursache für ernährungsbedingte Krankheiten. Es ist also angeraten, sich wie die Großeltern ein klein wenig in Disziplin zu üben – ohne sich etwas grundsätzlich zu verbieten. Denn auch das war verpönt! Kleine Genüsse, etwa die Praline und der Likör zur Samstagabend-TV-Show, gehörten so zuverlässig zum großelterlichen Alltag wie Morgengymnastik und Gartenarbeit. Gut so! Wer sich ständig jede vermeintliche Sünde versagt, hält eine Ernährungsumstellung nicht durch.

67.
Wie stark prägt die elterliche Erziehung das Essverhalten?

Die ersten 1000 Tage unseres Lebens sind das entscheidende Zeitfenster für die Entwicklung persönlicher Vorlieben. Kein Wunder, dass immer mehr Forscher untersuchen, welchen Einfluss unsere Eltern darauf haben, was und wie wir essen. Sicher ist inzwischen: Er lässt sich kaum überschätzen!

Wenn ich Zug fahre, möchte ich vielen Eltern ungefragt einen Vortrag halten – darüber, was sie ihren Kindern antun, wenn sie wie ferngesteuert zur Brotdose greifen, sobald der Nachwuchs neben ihnen anfängt zu quengeln. Sicher, es ist nicht leicht, ungerechtfertigte genervte Blicke von Mitreisenden auszuhalten. Und als Vater weiß ich genau, wie reizvoll es dann ist, die Kleinen mit Essen buchstäblich abzuspeisen – schließlich dreht die damit ausgelöste Flut an Glückshormonen die Stimmung zuverlässig in Richtung „super". Das Problem: Bekommen Kinder Brezelsnacks und Gummibärchen, wenn es ihnen nicht gutgeht, sie aber keinen Hunger haben, lernen sie gar nicht erst, zwischen Hungerbedürfnis und Gefühlen zu unterscheiden. Vielmehr schaffen Eltern auf diese Weise eine ungünstige und leider sehr stabile Verknüpfung zwischen negativen Emotionen und Nahrung. Kinder speichern ab, dass sich Frust, Angst oder Langeweile mit Snacks regulieren lassen. Dies bildet den Grundstein für Verhaltenssüchte, die im Erwachsenenalter insbesondere Übergewichtige plagen: Sie trösten sich mit Erdnussflips, begegnen Stress im Büro mit Keksen und essen Eis gegen Liebeskummer. Oder aber belohnen sich für eine bestandene Prüfung mit einem Gang ins griechische Restaurant – denn die Verbindungsachse Essen–Gefühl funktioniert auch mit positiven Emotionen.

Elterliche Vorlieben prägen uns schon im Mutterleib

Doch Eltern bestimmen nicht nur mit, wann und warum wir essen, sondern auch, was wir uns auf den Teller packen. Denn sobald Kinder es vermögen, ahmen sie nach, was die Großen tun. Das erklärt nicht nur, warum Einjährige begeistert die Spülmaschine einräumen wollen und so schnell wie möglich Fahrrad fahren lernen möchten. Sondern auch, weshalb die einen Kinder zum Frühstück Käse auf dem Brot mögen und die anderen Marmelade. Imitation ist die effektivste Lernform: Die Vorbildfunktion von Eltern ist daher immens. In Sachen Essensvorlieben gilt das ganz besonders, denn hier beginnt unsere Prägung bereits im Mutterleib. Ab dem vierten Schwangerschaftsmonat trinkt der Fötus mindestens 200 Milliliter Fruchtwasser am Tag – und je nachdem, was die Mutter zu sich nimmt, verändert sich dessen Aroma. So lernt der Nachwuchs die verschiedenen Geschmacksqualitäten kennen – und lieben. Forscher konnten beispielsweise zeigen: Trinken werdende Mütter viel Möhrensaft, mögen deren Kinder Babybrei mit Möhre später deutlich lieber als der Nachwuchs von Müttern, die das in der Schwangerschaft nicht getan haben.

MEIN RAT AN ELTERN: BLOSS NICHTS VERBIETEN!

Nicht nur als Vorbild prägen Vater und Mutter die Essensvorlieben ihrer Kinder. Ähnlich wirkmächtig sind Verbote – insbesondere dann, wenn Eltern sich selbst nicht daran halten und heimlich Chips essen. Ich garantiere: Kinder merken das! Und ich kann auch versichern: Mit allem, was Eltern ihrem Kind verbieten, wird es sich dereinst den ersten eigenen Vorratsschrank vollpacken. Weil Verbote eine Begehrlichkeit wecken, die sonst nicht da wäre.

So richtig Fahrt nimmt die elterliche Prägung auf, wenn das Kind auf der Welt is(s)t. Was immer Eltern ihrem Nachwuchs vorleben, er wird es imitieren und als kulinarischen Normalfall abspeichern, im Guten wie im Schlechten. Die Eltern lieben Fast Food und essen eher hektisch zwischendurch als am Esstisch? Dann wird sich auch das Kind später als Erwachsener Pommes vom Imbiss holen und diese schlimmstenfalls im Auto essen. Oder aber sich umgekehrt einen bunten Salat mit Nüssen zubereiten und die Mahlzeit in Ruhe genießen – wenn die Eltern es ihm so vermittelt haben. Sie entdecken ungesunde Ernährungsmuster aus der Kindheit an sich? Auf Seite 162 erkläre ich Ihnen, wie Sie diese überwinden können.

68.

Welche Rolle spielt Genuss bei der artgerechten Ernährung?

Lange haben Ernährungstherapeuten versucht, Patienten radikal von Fast-Food-Junkies auf Gemüse-Fans umzupolen. Doch das bedeutet Scheitern mit Anlauf! Denn wer nur auf Nährstoffmuster schaut, verliert den Genuss aus dem Blick. Dieser aber entscheidet, ob eine Ernährungsumstellung gelingt.

Schon für unsere Ahnen bedeutete Essen mehr als nur Nahrungsaufnahme: Mit dem Feuer war nicht nur das Garen geboren, sondern auch die gemeinsame lange Mahlzeit. Mit weitreichenden Folgen: Nur wenn eine gesunde Ernährung uns schmeckt, wenn wir also gern essen, was uns guttut, kann eine Ernährungsumstellung langfristig erfolgreich sein. Mit den folgenden drei Tipps schaffen Sie genau das – gesünder UND genussvoll essen!

▶ Streichen Sie Ihre Lieblingsspeisen nicht

Obwohl die meisten von uns Möhren, Beeren und Co. grundsätzlich mögen: Es dauert bis zu drei Jahre, ehe neue Vorlieben die alten überschrieben haben – uns also beispielsweise ein Gemüsecurry besser schmeckt als Burger mit Pommes. Auch wenn Ihre Lieblingsgerichte ungesund scheinen, sollten sie deshalb Teil des Alltags bleiben. Für radikalen Verzicht gibt es keinen Grund! Viel wichtiger ist es, in kleinen Schritten das Nährstoffverhältnis langsam zu optimieren: Statt das Schnitzel zu streichen, könnten Sie dessen Größe auf zwei Drittel reduzieren, dann auf die Hälfte, schließlich auf ein Drittel. Und den freien Platz auf dem Teller mit Gemüse füllen. Ideal geeignet für eine entspannte Ernährungsumstellung und an Tausenden Patienten erprobt: mein 20:80-Prinzip (siehe Seite 114).

▶ Treiben Sie sich zur Offenheit an

Sich bewusst neue Geschmackswelten erobern zu wollen, ist eine wichtige Voraussetzung für eine gesündere Ernährung. Denn die Lebensmittelindustrie hat uns derart an ein paar wenige (künstliche) Aromen gewöhnt (z. B. Vanille), dass die meisten extrem eingeschränkt sind in dem, was sie mögen. Dagegen hilft nur selbst gewählte Offenheit und Selberkochen (siehe Seite 174). Beginnen Sie nicht direkt mit exotischem Algensalat als erstem Neuling auf dem Teller, sondern kombinieren Sie bekannte Geschmacksarten neu. Ein Beispiel: Wenn ich Patienten rate, sich weißmehlärmer zu ernähren, gebe ich ihnen das Rezept für einen Pizzateig aus Quark, Blumenkohl, Eiern und Käse mit. Klingt schräg, schmeckt aber! Nachdem ich dieses Gericht in einer NDR-Sendung vorgestellt hatte, sprachen mich viele begeisterte Zuschauer sogar auf der Straße darauf an.

▶ Schaffen Sie sich eigene Essensrituale

98 Prozent der Befragten geben laut BMEL-Ernährungsreport 2020 an, dass Essen vor allem schmecken muss! Aromen wirklich genießen können wir aber nur, wenn wir mit allen Sinnen in Ruhe wahrnehmen, was wir uns einverleiben. Häufig schlingen wir jedoch, statt zu essen. Versuchen Sie daher, Mahlzeiten den gebührenden Raum zu geben – mindestens einmal am Tag sollte dies klappen!

WAS TUN, WENN UNGESUNDES SO GAR KEINEN GENUSS BEREITET?

Mir begegnen immer wieder Patienten, die einzig Nahrung aus der Kategorie Nudeln, Pizza, Eis und Cola mögen. Solch eine grundsätzliche Ablehnung gesunder Speisen beruht meist auf einer extrem schädlichen frühkindlichen Prägung und mitunter auch auf psychischen Problemen. Essen soll dann nicht nur satt und zufrieden machen, sondern auch Ängste mildern oder Unruhe, Traurigkeit und schlechte Laune. Um die Ursachen und Muster des selbstschädigenden Verhaltens aufzudecken und zu ändern, brauchen diese Menschen professionelle Begleitung, idealerweise von einem Psychotherapeuten. Nur dann können sie lernen zu unterscheiden zwischen „Das mag ich wirklich nicht“ und „Das bin ich nur nicht gewohnt“. Mit einem verhaltenstherapeutischen Ansatz haben wir in meinem Zentrum sehr gute Erfahrungen gemacht.

69.
Wie schlimm ist Snacken?

Ein Stück Schokolade hier, ein Keks da – und dort ist ja noch eine Scheibe Schinken! Die meisten von uns naschen sich durch den Tag. Entweder, weil die Zeit für ruhige Mahlzeiten fehlt, allzu viel Stress nach hochkalorischem Trost verlangt oder, oder, oder … Die Folgen für den Körper? Katastrophal!

Bahnt sich beim Small-Talk das Thema Snacken an, kommen mir religiöse Vokabeln überraschend leicht über die Lippen. „Zwischendurchessen ist für mich die ernährungstechnische Ursünde!", predige ich schnell. Oder: „Wer fünf Mahlzeiten am Tag empfiehlt, soll zur Hölle fahren!" Meine Gesprächspartner sind dann über meine Heftigkeit häufig verblüfft, denn sie ist untypisch für mich. Aber die immer noch weitverbreitete Ansicht, viele kleine Mahlzeiten mit Snacks zwischendurch seien gesund, macht mich schier wahnsinnig. Ich empfehle dies nur bei wenigen Krankheiten wie Sodbrennen. Ansonsten gilt: Es ist aus evolutionärer Sicht absolut unnormal, dauernd zu essen (siehe Seite 166).

Jeder Snack belastet den Körper unnötig

Wer ständig Kleinigkeiten nascht, macht die Lebensmittelindustrie reicher – und sich selbst krank, wie Dutzende Studien belegen. Snacken sorgt dafür, dass wir mehr Kalorien zu uns nehmen, als wir denken, provoziert Heißhunger, erhöht das Risiko für Übergewicht, Fettleber und entzündliche Erkrankungen wie Rosazea oder rheumatoide Arthritis. Außerdem hemmt es das körpereigene Recyclingsystem (siehe Seite 74), sodass sich schneller Eiweißablagerungen im Gehirn bilden, die auf lange Sicht zu Alzheimer führen. Vor allem aber stellt Snacken unsere Bauchspeicheldrüse auf Dauerbetrieb, bis diese erschöpft ist und ihre Inselzellen kein Insulin mehr produzieren. Das führt zu Diabetes, Folgeerkrankungen drohen. Trotzdem geben bis heute – selbst junge – Ärzte Zuckerkranken neben Insulinspritzen den Rat mit auf den Weg, viele kleine Mahlzeiten zu sich zu nehmen. Für mich ist diese Empfehlung, milde gesprochen, ein ernährungsmedizinischer Kunstfehler, wenn nicht gar eine Körperverletzung!

Wie Snack-Verzicht heilt

Die Hinweise mehren sich: Menschen, die sich bemühen, so oft wie möglich aufs Snacken zu verzichten, können das Risiko für die üblen Folgen des Daueressens deutlich reduzieren – übergewichtige Menschen profitieren besonders. Weil mir dieses Thema so wichtig ist, lassen sie es mich angemessen pathetisch mit einem Wunsch abschließen. Könnte ich alle Menschen auf der Welt von einer segensreichen Ernährungsstrategie überzeugen, wäre es diese: „Esst zwei oder drei Mahlzeiten am Tag – und in langen Pausen dazwischen genau gar nichts."

WENN DIE SNACK-LUST ZU GROSS WIRD

Manchmal geht es einfach nicht ohne Naschen – etwa wenn einen zwei Stunden nach der Mittagspasta Heißhunger plagt oder der Chef so nervt, dass wir uns mit einem Keks beruhigen wollen. In solchen Fällen helfen gesunde, meist kohlenhydratarme Kleinigkeiten, die das Verlangen nach Essen stillen, aber den Blutzucker nicht oder nur wenig belasten.

Einige Beispiele

In nicht begrenzter Menge: Nüsse, gebackene Kichererbsen aus dem Ofen (mit Paprikapulver und Curry gewürzt), Gemüserohkost in allen Variationen

Außerdem: 100 Gramm Beeren, 200 Gramm Quark mit frischen Kräutern, 20 Gramm Gouda, ½ Becher Hüttenkäse, 30 Gramm Haferflocken mit Milch, 1 Ei

Achtung: *Wovon ich Ihnen dringend abrate, sind Snacks, die weithin als gesund gelten – es aber nicht sind. Dazu gehören etwa Trockenfrüchte, zuckerreiches Obst (z.B. Äpfel, Bananen, Birnen, Ananas, Mango), Müsliriegel oder Reiswaffeln – sie alle enthalten viele einfache Kohlenhydrate, die den Blutzucker in die Höhe treiben und somit neuerlichen Heißhunger auslösen.*

70.
Warum schmecken uns gesunde Lebensmittel so oft nicht?

So manche Ernährungsumstellung scheitert auf den ersten Bissen – etwa, wenn wir versuchen, Weißmehlnudeln durch die Vollkornvariante zu ersetzen. Dass uns Gesundes erst einmal nicht schmeckt, ist eine normale evolutionär bedingte Reaktion. Glücklicherweise aber eine, die sich leicht überwinden lässt…

Es ist paradox: Sehr viele Menschen wissen heute zwar, dass Weißmehlprodukte und Mais (als einziges Gemüse) auf Dauer krank machen, die allermeisten schaffen es aber nicht, mehr Vollkorn zu essen und sich die beeindruckende Vielfalt an Grünzeug zu erobern. „Ich krieg das einfach nicht runter", höre ich dann immer wieder, wenn ich mit Patienten, häufig sind es Diabetiker, ihr Ernährungstagebuch durchgehe. Über diesen Satz freue ich mich stets geradezu, denn kaum eine ernährungstherapeutische Herausforderung lässt sich leichter meistern als die, vermeintlich Ungenießbares schmackhaft zu machen.

Die Evolution ist schuld

Die Ursache für unsere Unfähigkeit, Gesundes auf Anhieb zu mögen, ist ein psychobiologisches Programm, das uns die Evolution eingeprägt hat: die sogenannte Neophobie, also die Angst und Abneigung allem Neuen gegenüber. Dieses Programm hat uns als Art das Überleben gesichert: Würden wir alles auf der Stelle mögen, was uns in den Weg kommt, wären wir längst ausgestorben – weil sich unter dem Neuen ganz sicher auch etwas Giftiges befunden hätte. Einzig Süßes lieben wir meist sofort, denn das ist nie ungenießbar oder verdorben. Halten wir also fest: Es ist völlig normal, dass wir den Mund verziehen, wenn wir das erste Mal Linsenpasta essen (müssen).

Das Gute: Die Evolution hat uns ein weiteres Programm mitgegeben – die Fähigkeit, uns an Neues zu gewöhnen. „Mere-Exposure-Effekt" (in etwa: „Effekt des bloßen Kontakts") nennen Experten dieses Phänomen: Wir müssen unbekannte Nahrung schlicht mehrfach probieren, um sie zu mögen. An Kindern lässt sich dies besonders gut beobachten: Sie brauchen bis zu 15 Versuche, ehe sie ein neues Lebensmittel akzeptieren. Verlieren Eltern hier die Geduld, essen Kinder jahrelang konsequent nur Nudeln und Fischstäbchen. Bei uns Erwachsenen zeigt der Mere-Exposure-Effekt zum Glück schneller Wirkung: Häufig genügen fünf bis zehn Versuche, bis wir Vollkornpasta und Co. problemloser runterbekommen und sogar lieben lernen. Die Forschung hat dies mit Studien inzwischen längst bestätigt – und auch in meiner Praxis zeigt sich die Wirkmächtigkeit des Mere-Exposure-Effekts immer wieder eindrücklich. Einer Patientin mit Reizdarm beispielsweise habe ich während eines „Ernährungs-Docs“-Drehs geraten, morgens Porridge zu essen. Als sie den Haferbrei das erste Mal sah, konnte ich richtigen Ekel in ihrem Gesicht erkennen. Und wenige Wochen später? Sprach sie in die Kamera, dass sie sich morgens auf den Porridge freue – und sich ihre Beschwerden deutlich reduziert hätten.

AUF INS NEULAND: MIT DIESEN 3 REGELN LERNEN SIE GESUNDES LIEBEN

- Packen Sie alle zwei Wochen ein neues gesundes Lebensmittel an und bringen Sie es mindestens drei Mal pro Woche auf den Tisch.

- Essen Sie dieses zunächst nicht direkt pur und auch nicht roh, sondern mischen Sie es unter Dinge, die Sie mögen. Kohl etwa lässt sich gut in einem (Süß-)Kartoffelpüree verstecken und Linsenpasta können Sie wunderbar mit Weißmehlnudeln mischen. Für den Anfang empfehle ich ein Verhältnis von 1:3 von Unbekanntem zu Bekanntem. Gemüse wie Sellerie oder Pastinaken können Sie in einem Gulasch unterbringen, einer Bolognese oder auch in einer Gemüsepfanne: Je kleiner Sie dabei das vermeintlich Ungeliebte schneiden, desto weniger merken Sie davon.

- Lassen Sie zwischen den einzelnen Versuchen maximal zwei Tage verstreichen und erhöhen Sie die Dosis dann langsam. So verhindern Sie, dass der Körper die neue Geschmackserfahrung löscht – und Sie bei der Gewöhnung wieder von vorn beginnen müssen.

71.

Inwieweit bestimmen die Gene, wie gut wir Nahrung verarbeiten?

Wenn das Erbgut über unsere Haarfarbe entscheidet und zumindest zum Teil auch über unser Wesen, bestimmt es dann nicht auch mit, wie schnell oder langsam wir Lebensmittel verstoffwechseln? Tatsächlich gibt es Hinweise darauf, dass an der „Die Gene sind schuld an Übergewicht"-These einiges dran ist.

„Habe ich vielleicht einfach schlechte Gene?" Diese Frage stellen mir häufig insbesondere übergewichtige Diabetes-Patienten. Zum Teil ja, kann ich dann sagen. Denn die Erbanlagen bestimmen in hohem Maß mit darüber, was wir gern essen, wie wir Nahrung verstoffwechseln und wie schnell wir Hunger bekommen. Zum einen hat uns die Evolution über Jahrhunderttausende hinweg Mechanismen eingeprägt, die unser Essverhalten im Alltag bis heute beeinflussen (siehe Seite 170). Zum anderen regeln Genmutationen unseren Stoffwechsel mit: Eine von diesen sorgt beispielsweise dafür, dass die Körperzellen einiger Menschen mehr Glukose aufnehmen können als die anderer. Da diese jedoch generell nur eine begrenzte Menge Zucker direkt umzusetzen vermögen, bleibt Energie übrig, die der Körper als Fett speichert. Dadurch erhöht sich bei jenen Menschen, die die Mutation aufweisen, das Risiko für Übergewicht.
Daneben gibt es noch ein zweites Prinzip, das auf unser Erbgut einwirkt: die sogenannte Epigenetik. Epigenetische Vorgänge verändern, anders als Mutationen, nicht die Gene selbst. Sondern bestimmen, welche Gene „angeschaltet" sind und welche „ausgeschaltet" – denn nicht in jeder Zelle sind alle Gene aktiv. Dies geschieht etwa mithilfe sogenannter Methylgruppen: Hängen diese organischen Verbindungen in großer Zahl an einem Gen, hat die Zelle keinen Zugang mehr zu allen Informationen. Das Gen wird inaktiv.

Eltern vererben epigenetische Muster

Das Spannende: Epigenetische Veränderungen geben Eltern an ihre Kinder weiter. Immer neue Studien zeigen, dass beispielsweise adipöse Eltern ihren Nachwuchs damit schon im Moment der Zeugung auf Übergewicht programmieren. Und dass Väter, die sich fettreich ernähren, den Kindern beispielsweise ein höheres Risiko für Stoffwechselstörungen mitgeben. Auch die Schwangerschaft beeinflusst das individuelle epigenetische Muster eines Menschen, wie eine Studie zum niederländischen Hungerwinter 1944 eindrücklich belegt. Damals bekamen schwangere Frauen infolge eines Lebensmittel-Embargos der deutschen Besatzung mitunter nur 700 Kalorien am Tag zu essen. Traf der Mangel die Föten im letzten Viertel der Schwangerschaft, kamen die Babys mit dem erwartbar geringeren Geburtsgewicht zur Welt. Musste die Mutter jedoch bereits früh in der Schwangerschaft hungern, stellte sich der Organismus des Nachwuchses epigenetisch auf den Mangel ein – indem er jenes Gen besonders aktivierte, das für die Produktion wachstumsfördernder Moleküle zuständig ist. Dadurch zog der Nachwuchs aus der wenigen verfügbaren Energie besonders viel und kam normalgewichtig zur Welt. Im Laufe des Lebens jedoch wurden diese Menschen überdurchschnittlich häufig dick: Ihr Körper war epigenetisch auf „Mangel" programmiert und setzte jede Nahrung überdurchschnittlich stark um. Dies passte nicht zum Überfluss, den die folgenden Wirtschaftswunderjahre brachten – und sorgte bei den einstigen Mangelbabys mitunter für starkes Übergewicht.

Der Lebensstil beeinflusst genetische Voraussetzungen

Die gute Nachricht: Auch wenn jemand ein ungünstiges epigenetisches Muster mitgegeben bekommen hat, bedeutet dies nicht, dass er etwa zwangsläufig adipös werden muss. Denn viele Gene lassen sich ein Leben lang beeinflussen. So zeigte eine Tierstudie: Regelmäßiges Fasten kann die Aktivität bestimmter Gene so verändern, dass der Organismus Fett eher abbaut als einlagert. Dies schützt vor einem hohen Körperfettanteil sowie dessen Folgeerkrankungen und erhöht damit der Untersuchung zufolge die Lebenserwartung. Auch immer mehr Studien an Menschen weisen darauf hin, dass solche Umprägungen durch den Lebensstil in jedem Alter möglich sind. Und so gehen Wissenschaftler inzwischen davon aus, dass zu 70 bis 80 Prozent unsere (Ernährungs-)Gewohnheiten darüber entscheiden, ob ein Gen „angeknipst" wird oder nicht.

Achtung! *Verschiedene Anbieter locken mit maßgeschneiderten Diäten auf der Basis genetischer Analysen zum Stoffwechseltyp. Aus meiner Sicht ist dies ist reine Scharlatanerie!*

72.

Obst und Gemüse darf ich unbegrenzt essen, richtig?

Ein Mango-Smoothie zum Frühstück, mittags Gemüsepfanne und danach Früchte zum Dessert, nachmittags einen Apfel und abends Salat: So viel Obst und Grünzeug zu essen wie irgend möglich, gilt als Gesundmaßnahme Nummer 1. Im Grundsatz stimmt das auch – nicht jedoch im Detail …

Mindestens fünf Portionen Obst und Gemüse am Tag: Diese weitverbreitete Empfehlung ist so klar wie problematisch. Denn während Gemüse stets ein günstiges Nährstoffverhältnis aufweist, ist das bei Obst nicht immer der Fall. Aus diesem Grund sollten wir auch beim Verzehr differenzieren.

Zu viel Gemüse? Geht nicht!

Gäbe es einen Preis für die gesündeste Lebensmittelgruppe, Gemüse hätte ihn sicher. Denn von A wie Aubergine bis Z wie Zucchini liefert es viel von dem, was wir meist in zu geringer Menge aufnehmen: Vitamine, Mineralstoffe, sekundäre Pflanzenstoffe und vor allem die ultragesunden Ballaststoffe (siehe Seite 16). Deshalb: Mindestens 400, besser 500 Gramm Gemüse sollten Sie pro Tag essen. Ein Mehr bringt zwar keinen zusätzlichen Nutzen, schadet aber auch nicht. Sie könnten also kiloweise Brokkoli, Möhren und Salat zu sich nehmen! Nur würden wir das gar nicht schaffen, dank der Ballaststoffe wären wir viel früher satt. Die einzige Ausnahme bilden kohlenhydratreiche Pflanzenteile wie Kartoffeln: Die Knollen enthalten so viel Stärke, dass wir sie eher wie Nudeln, Reis und Brot in geringer Menge essen sollten – und vollwertig zubereitet mit Schale.

Zu viel Obst? Das geht sehr wohl – und schnell!

Früchte liefern ebenfalls gesunde Nährstoffe, meist aber auch sehr viel Zucker – und dabei häufig zum großen Teil Fruchtzucker (Fruktose), der für den Körper besonders ungünstig ist (siehe Seite 30). Daher empfehle ich, täglich nicht mehr als 150 Gramm Obst zu essen – das entspricht beispielsweise einem mittelgroßen

Apfel oder 2 Handvoll Beeren. Ideal wäre, Obst direkt nach einer Mahlzeit zu essen, wenn der Insulinspiegel ohnehin erhöht ist. So versorgen Sie Ihren Körper mit den Gesundstoffen, ohne ihn mit immer neuen Kohlenhydratlieferungen zu belasten. Außerdem gilt: Meiden Sie Sorten mit mehr als 12 Prozent Zuckergehalt. Dazu gehören etwa Ananas, Birne, Banane, Honigmelone, Kirschen, Mango und Weintrauben. Dieses Obst sollten Sie behandeln wie eine Süßigkeit, besonders wenn Sie an Übergewicht oder entzündlichen Erkrankungen leiden.

BANANEN: NUR WAS FÜR SPORTLER

Bananen sind hierzulande nach Äpfeln die beliebteste Obstsorte. Schlimm! Denn die Supermarktfrüchte sind auf Süße hin gezüchtet und liefern gut 20 Gramm Zucker auf 100 Gramm – doppelt so viel wie ihre wild wachsenden Verwandten, die ballaststoffreichen Kochbananen. Deshalb sollten sich diese Zuckerbomben nur Menschen gönnen, die die Kohlenhydrate sofort wieder verbrennen – also Leistungssportler und körperlich schwer Arbeitende. Ansonsten sollten Sie auf Bananen komplett verzichten. Wie die Affen im Zoo von Melbourne: Die Verantwortlichen strichen ihnen die Früchte vom Speiseplan, nachdem die Tiere infolge des hohen Konsums vermehrt Zivilisationskrankheiten wie Fettleibigkeit und Zahnprobleme bekommen hatten.

Besonders problematisch: Frucht-Smoothies

Aus all dem ergibt sich, weshalb ich den Trend, Müsli oder Porridge zum Frühstück durch einen Smoothie zu ersetzen, für fatal halte. Britische Wissenschaftler haben gezeigt: Smoothies aus dem Supermarkt liefern im Schnitt beinahe ein Drittel mehr Zucker als Cola! Wer auf den fruchtigen Drink partout nicht verzichten will, sollte das Obst selbst pürieren, es mit Wasser statt Saft strecken und pro 200-ml-Glas 1 Handvoll Blattgemüse wie Babyspinat oder Grünkohl sowie 1 EL Haferflocken und 1 TL Leinöl untermischen. Dies verbessert Nährstoffverhältnis und Sättigungswirkung deutlich. Trotzdem bleiben 150 Gramm frisches Obst im Ganzen (und nicht als Saft) die gesündere Alternative!

73.
Warum ist Selberkochen so wichtig?

Mal fix eine Pizza bestellen oder Pommes vom Imbiss holen: Das gehört in vielen Haushalten so zuverlässig zum kulinarischen Alltag wie der Kaffee zum Frühstück. Dabei gibt es viele dringende Gründe, warum es sinnvoll wäre, dies zu ändern – und sich möglichst oft selbst an den Herd zu stellen.

Es waren nicht die berühmten Toilettenpapierpackungen, die wir zu Beginn der Corona-Krise am stärksten gehamstert haben – sondern Brotbackmischungen (Nachfrageplus zum Vorjahreszeitraum: 330 Prozent), Reis (180 Prozent) und Nudeln (170 Prozent). Toilettenpapier dagegen kam auf ein Plus von „nur" 118 Prozent. Klar! Nachdem Kantinen, Imbisse und Restaurants schließen mussten, waren die allermeisten plötzlich gezwungen, deutlich häufiger selbst zu kochen als vorher. Und griffen zu dem, was haltbar war und wirklich jeder verarbeiten konnte – zu Nudeln mit Ketchup etwa.

Nichtkochen macht dick und krank

Diese Inkompetenz am Herd müssen wir dringend ablegen, um zu verhindern, dass sich unsere Lebenserwartung durch eine nicht artgerechte Ernährung verkürzt. Wir brauchen mindestens 25 verschiedene Sorten Gemüse, Salat, Nüsse und Kräuter pro Woche, um uns mit dem zu versorgen, was unser Körper benötigt (siehe Seite 118): Über Fertiggerichte, selbst die teuersten Bio-Varianten, ist dies nicht zu schaffen! Entsprechend belegen immer mehr Studien: Wer selten selbst kocht, isst (und ist) deutlich ungesünder. Beispielsweise nahmen Forscherinnen der Johns-Hopkins-Universität in Baltimore das Kochverhalten von 9500 Menschen unter die Lupe. Ergebnis: Wer sich höchstens einmal pro Woche an den Herd stellte, nahm im Schnitt pro Tag mehr als 2300 Kalorien zu sich, 86 Gramm Fett und 135 Gramm Zucker. Ein desaströser Mix, der erklärt, weshalb Nichtköche vergleichsweise häufig Übergewicht haben und einen gesundheitsgefährdend hohen Körperfettanteil.

Selbstgekochtes enthält mehr Nähr- und weniger Zusatzstoffe

Wer selten kocht, ist zudem in den meisten Fällen unterversorgt mit wichtigen Nährstoffen. Denn je länger beispielsweise Gemüse lagert, desto mehr verliert es wertvolle Vitamine und sekundäre Pflanzenstoffe wie ätherische Öle und Flavonoide. Wenn die Industrie Lebensmittel dann noch lange hoch erhitzt und stark verarbeitet (etwa für Dosensuppen und Tiefkühlpizza), schadet dies ihrer biologischen Wirksamkeit zusätzlich. Einige Vitamine, etwa solche aus der B-Gruppe, können so bei der Zubereitung komplett verloren gehen. Nur wenn wir selbst kochen, liegt es in unserer Hand, wie frisch die Zutaten sind, die wir nutzen. Wie schonend wir diese anschließend zubereiten, wie viel Zucker im Essen landet – und ob die Gerichte hochwertige Öle enthalten anstelle minderwertiger Fette wie Margarine. Und schließlich: Gesundheitsgefährdende Zusatzstoffe wie Emulgatoren und Konservierungsstoffe, mit denen uns die Industrie schadet, hat niemand in der Küche!

Kochen stärkt nicht nur den Körper, sondern auch die Seele

Gemeinsam Nahrung zuzubereiten und anschließend beim Essen zusammenzusitzen, gehört darüber hinaus zu jenen Ritualen, die seit Jahrhunderttausenden aus uns Einzelmenschen Gemeinschaften machen. Die meisten sehnen sich offenbar genau danach: Kochshows garantieren konstant gute Einschaltquoten und die Zahl der Rezept-Blogs im Internet steigt kontinuierlich. Ich rate Ihnen daher: Schauen Sie nicht nur zu, sondern zwingen Sie sich, selbst den Kochlöffel zu schwingen – auch wenn es anfangs schwerfällt! Ich garantiere: Sie werden das Kochen spätestens in dem Moment lieben lernen, in dem Sie sich nach einem stressigen Bürotag das vorgekochte Schmorgericht aus dem Tiefkühlfach ziehen können und es nur noch aufwärmen müssen. Denn das schmeckt nicht nur besser als jede halb kalte Pizza aus dem Pappkarton, sondern lässt Sie auch am nächsten Morgen fitter aus dem Bett kommen.

Mein Extra-Tipp: *Notieren Sie die Zeit fürs gemeinsame Kochen am besten als festen Termin im Familienkalender – so, wie wir es mit Musikunterricht und Fitnesstraining ganz selbstverständlich auch tun. Damit geben Sie dem Kochen jene Bedeutung, die ihm zusteht! Übrigens: Der ideale Termin für eine ausgiebige Schnippelaktion ist meiner Erfahrung nach zum Einstieg für die meisten der Samstagvormittag.*

74.
Wie entkomme ich der Zuckersucht?

Viele Menschen reagieren auf Süßigkeiten wie frisch Verliebte auf den Anblick des oder der Angebeteten: Das Verlangen ist schier grenzenlos und Widerstand scheint zwecklos. Doch auch wenn die Lust auf Süßes mitunter zwanghaft wirkt – wir sind ihr nicht schicksalhaft ausgeliefert …

Knapp 100 Gramm Zucker essen wir pro Tag – die vierfache Menge dessen, was die WHO als gesundheitlich unbedenklich ansieht. Wer sich gesund ernähren möchte, muss diese Süßsucht überwinden. So kann es gelingen:

▶ Langsam anfangen

Viele Menschen reduzieren ihren Zuckerkonsum von jetzt auf gleich radikal. Solch ein „kalter Entzug" gelingt nur den Härtesten unter uns, denn der Körper weicht ungern von Routinen ab und bevorzugt bekannte Geschmäcker (siehe Seite 186). Strecken Sie daher zunächst das Ungesunde mit Gesundem, indem Sie etwa in den Fertigjoghurt zehn Prozent des natürlichen Produkts bzw. Naturjoghurt geben – und diesen Anteil Woche für Woche erhöhen. Das Gleiche funktioniert mit Süßigkeiten. Sie essen bislang abends vor dem Fernseher eine halbe Tafel Vollmilchschokolade (50 Gramm)? Reduzieren Sie diese Portion jede Woche um 5 Gramm (1 Stück). Sind Sie bei 10 Gramm angelangt – was als „Tagesdosis" völlig okay wäre –, ersetzen Sie die Vollmilchschokolade schrittweise durch eine immer dunklere Variante. Ziel ist ein Kakaoanteil von 85 Prozent: Dann ist Schokolade aufgrund der Bitterstoffe sogar gesund. Tipp: Lagern Sie Schokolade im Gefrierschrank. So ist ein rascher Verzehr unmöglich, weil man die Süßigkeit nur noch Stück für Stück auf der Zunge zergehen lassen kann.

▶ Softdrinks und Säfte ausschleichen

Den Großteil freien Zuckers nehmen wir über Getränke auf. Das Schlimme: Cola und Apfelnektar etwa enthalten so viel Zucker (oder Süßstoff), dass wir uns damit eine absolut unnatürliche Süßtoleranz antrainieren. Die Folge: Wir empfinden etwas „normal Süßes“ wie etwa Blaubeeren als beinahe sauer. Gönnen Sie sich diese Getränke daher nur zu besonderen Anlässen. Das gilt auch für Saftschorlen: Ein halber Liter enthält bis zu 30 Gramm Zucker! Schlichtes Wasser dagegen ist *das* Getränk der artgerechten Ernährung, denn es beeinflusst den Blutzucker nicht. Sie brauchen Geschmack? Dann aromatisieren Sie das Wasser zuckerfrei, etwa mit dem Abrieb von Bio-Zitronen sowie Minzblättern.

▶ Genussalternativen schaffen

Die meisten überfällt der Süß-Jieper in den immer gleichen Situationen. Etwa bei Stress, wenn wir uns mit Süßem beruhigen wollen. Solche Automatismen – Psychotherapeuten nennen sie Verhaltenssüchte – graben sich derart tief in unsere Abläufe ein, dass wir glauben, es ginge überhaupt nur so. Doch das ist falsch: Verhaltenssüchte lassen sich nach dem Wenn-dann-Muster gut überschreiben. Sie müssen nur passende Genussalternativen finden. Beispiel: „Wenn ich gestresst bin, dann koche ich mir meinen Lieblingstee.“

Gegen Heißhunger können Sie sich leicht mit einem gesunden Notfall-Package wappnen: Bei mir liegen darin meine Lieblingsmöhren, Radieschen, ein Apfel und Nüsse. Dies verhindert, dass ich auf dem Nachhauseweg den dann meist großen Hunger mit einem Schokoriegel von der Tankstelle stille. Besonders clever: Einige meiner Patienten steuern gesunde Kekse oder Kuchen zum Büfett auf Festen bei – um auf diese Weise ganz sicher etwas Gesundes zur Wahl zu haben.

▶ Die Umgebung versuchungsfrei gestalten

Immer wenn Sie daheim an der Kiste mit den Naschereien vorbeilaufen, signalisiert Ihnen Ihr Gehirn: „Zugreifen! Jetzt!“ Diesem Befehl zu widerstehen, kostet Willenskraft, auch wenn wir vermeintlich souverän an der Versuchung vorbeilaufen. Lassen Sie daher die süßen Sonderangebote im Supermarkt und packen Sie sich stattdessen Nüsse in den Vorratsschrank (siehe Seite 136).

Saures statt Süßes: *Zitronensaft, Naturjoghurt, Tempeh: Trifft Saures die entsprechenden Rezeptoren auf der Zunge, sinkt die Lust, etwas zu essen, rapide. Der Grund: Ein saurer Geschmack zeigte früher meist etwas Verdorbenes an, weshalb die Evolution uns einen Widerwillen dagegen antrainiert hat. Ähnlich wirksam gegen den Süß-Jieper: Bitterstoffe, am besten als Tropfen. Sie fördern auch noch die Sättigung und die Immunabwehr* *(siehe Seite 68)**.*

75.
Was sind die gesündesten Zubereitungsarten?

Keine Frage, der richtige Einkauf steht am Beginn einer gesunden Ernährung. Doch was nützen die besten Zutaten, wenn man sie in der Küche falsch behandelt und so aus Wertvollem Wertloses macht? Hier meine bevorzugten Garmethoden, mit denen Sie die Gesundwirkung von Lebensmitteln möglichst gut bewahren.

Eine Möhre direkt vom Feld enthält die meisten Nährstoffe, klare Sache. Deshalb sollte etwa die Hälfte unserer Gemüseaufnahme aus rohen, möglichst kurz gelagerten Lebensmitteln stammen – und auch der Rest sollte so sparsam wie möglich verarbeitet sein. Doch mitunter nützt Erhitzen sogar: Es macht zum Beispiel die Stärke von Kartoffeln erst verdaulich. Zudem kann unser Körper aus gegartem Gemüse wie Paprika und Brokkoli mehr Vitamin A bzw. Vitamin E ziehen, ebenso mehr Beta-Carotin und Lycopin, beides sekundäre Pflanzenstoffe, die in Möhren und Tomaten stecken. Außerdem zerstört der Garprozess bei Hülsenfrüchten das Protein Phasin, das zu Vergiftungen und zur Verklumpung roter Blutkörperchen führen kann. Beim Garen gibt es allerdings große Unterschiede – hier die beiden schonendsten Zubereitungsarten:

Dampfgaren – die gesunde Alternative zum Kochen

Wer Lebensmittel in viel Wasser kocht, verdirbt Wertvolles (abgesehen von Nudeln, Suppenfleisch etc.): Bei 100 Grad werden hitzeempfindliche Vitamine wie Vitamin C, B_1 und B_5 zu 50 Prozent zerstört und wasserlösliche Stoffe wie etwa krebshemmende Glucosinolate aus Brokkoli gehen ins Kochwasser über – ebenso Aromastoffe. Die Lösung: Lebensmittel gar nicht in Kontakt mit Wasser bringen, sondern über heißem Dampf garen. Das zerstört beispielsweise im besten Fall nur 10 Prozent Vitamin C. Zudem bleibt Gemüse deutlich knackiger, Fleisch und Fisch werden saftiger. Für Kochanfänger genügt ein Dämpfeinsatz oder Bambuskörbchen für Töpfe. Wer oft in der Küche steht, wird – wie ich – bald automatisch zu einem professionellen Extra-Gerät greifen.

Dünsten – die kleine Schwester des Dampfgarens

Dünsten bedeutet, Lebensmittel mit sehr wenig Flüssigkeit oder im eigenen Saft zu garen. Bei bestimmten Gemüsesorten wie etwa Tomaten genügt es, diese zu erhitzen und einen gut schließenden Deckel aufzusetzen, damit der Wasserdampf nicht abziehen kann. Andere Nahrungsmittel werden in wenig Fett oder Wasser erhitzt, um Dampf zu erzeugen – beispielsweise bei Wok-Gerichten. Das Fett verhindert zudem ein Anbrennen und macht fettlösliche Vitamine verfügbar. Wichtig: immer so kurz wie möglich dünsten und nicht bei voller Energie, dann ist der Nährstoffverlust ähnlich gering wie beim Dampfgaren. Und den Dünstsud am besten mitessen oder statt einer fettreichen Sauce verwenden.

4 WEITERE METHODEN IM SCHNELLCHECK

- **Backen:** Auch die Zubereitung im Ofen erhält Nährstoffe gut. Wichtig: Stärkehaltige Lebensmittel wie Kartoffeln und Backwaren bei höchstens 200 Grad (Umluft: 180 Grad) backen, sonst entstehen große Mengen des krebserregenden Nebenprodukts Acrylamid.
- **Braten:** Diese Zubereitungsmethode erhält Inhaltsstoffe zwar ebenfalls relativ gut, braucht aber meist viel kalorienreiches Öl. Dieses verbrennt schnell, dann entstehen ebenfalls krebserregende Substanzen. Nutzen Sie beim scharfen Abraten daher Öle mit einem hohen Rauchpunkt (beispielsweise raffiniertes Rapsöl); bei eher sanftem Brutzeln genügen solche mit einem mittleren Rauchpunkt von 160 bis 200 Grad (natives Oliven- oder Rapsöl).
- **Frittieren:** In den neuen Heißluft-Fritteusen kann diese Zubereitungsmethode sogar gesund sein. Sie benötigt kaum Fett, erhält Gesundstoffe und verhindert bei einer Höchsttemperatur von 170 Grad, dass krebserregende Substanzen entstehen können wie sonst beim Frittieren.
- **Mikrowelle:** Sie ist besser als ihr Ruf – das Garen geht fix und erfordert kaum Wasser. Beim Aufwärmen bleiben mehr Nährstoffe erhalten als im Topf. Aber: Mögliche Keime beseitigt die Mikrowelle nicht!

76.
Gesund grillen, geht das?

Für die meisten von uns stehen Grillen und gesunde Ernährung im Widerspruch zueinander. Und das tun sie tatsächlich, wenn sich Nackensteak und Würstchen auf dem Rost dicht an dicht drängen. Doch mit einigen Kniffen lassen sich Grillpartys leicht in ein Fest für die Gesundheit verwandeln.

Kaum zeigen sich im Garten die ersten Frühblüher, werden viele Menschen unruhig und holen den Grill aus dem Keller. Auch mir geht es so! Laut einer Umfrage erklären gerade einmal 3 Prozent der Deutschen, keine Grillfans zu sein. Das Problem: Was im Anschluss an den feurigen Spaß bei den meisten auf dem Teller landet, gleicht einem wahr gewordenen Albtraum der Ernährungsmediziner: Fettes Fleisch liegt neben Mayonnaise-Kartoffelsalat, Supermarkt-Kräuterbaguette und einem See aus mindestens drei Fertigsaucen. Brrr! Die folgenden Tipps zeigen, wie es anders geht – und wie Sie beim Grillabend nährstoffreiche, gesunde Mahlzeiten auf den Tisch bringen.

▶ Alles auf Grün setzen

Das Wichtigste: Erhöhen Sie den Gemüseanteil auf dem Rost deutlich. Auberginen, Möhren, Kürbis, Pilze, Paprika, Zucchini, Zwiebeln – das Meiste, was im Garten gedeiht, lässt sich super grillen. Gemüse enthält besonders viele sekundäre Pflanzenstoffe, Vitamine und Ballaststoffe, die das Grünzeug so gesund machen. Und ich verspreche: Grillgemüse schmeckt – besonders, wenn Sie zum Servieren einen Spritzer Olivenöl darübergeben und es mit Kräutern würzen.

▶ Nichts Gepökeltes auf den Rost legen

Ihren speziellen Geschmack verdanken Kasseler, Schinken und Räucherwürstchen den zugesetzten Nitritsalzen. Auf dem Grill werden diese allerdings zu gefährlichen Nitrosaminen: Die Stickstoffverbindungen erhöhen unter anderem das Risiko für Magen- und Speiseröhrenkrebs und wahrscheinlich auch das für Rheuma und Diabetes.

▶ Schweinefleisch durch Hähnchen und Fisch ersetzen

Bauchspeck-Grillfackel und mariniertes Kotelett – lecker, keine Frage! Doch Schweinefleisch enthält viel Arachidonsäure, die stille Entzündungen befeuert. Damit belastet es unter anderem das Herz-Kreislauf-System und verschlimmert Autoimmunkrankheiten wie rheumatoide Arthritis.

▶ Grillgut selbst vorbereiten

Fertigprodukte wie Burger aus der Kühltheke stecken häufig voller qualitativ minderwertiger Nebenprodukte der Fleischindustrie und sind nicht selten versetzt mit schädlichen Bindemitteln und Aromastoffen. In Fertigmarinaden findet sich meist Stärke, die auf dem Grill zu krebserregendem Acrylamid wird. Deshalb sollten Sie so viel wie möglich von dem, was auf den Rost kommt, selbst zubereiten. Das ist aufwendig, schmeckt dafür aber besser – und ist gesünder. So zeigte eine Studie, dass selbst gemachte Grillmarinaden mit Knoblauch, Ingwer, Thymian, Rosmarin und Cayennepfeffer die Bildung von kanzerogenen Substanzen um mehr als 70 Prozent reduzieren. Auch Senf ist hier hilfreich. Ich beispielsweise kaufe Hähnchenbrustfilets beim Metzger meines Vertrauens, drehe daheim alles durch den Fleischwolf, würze den Mix mit Kräutern und Gewürzen und forme aus der Masse Burger-Pattys. Kräuterbutter mixe ich immer frisch (dauert zwei Minuten!), und wenn ich viel Zeit habe, backe ich auch noch das Vollkornbaguette selbst.

KEINE EINWEGGRILLS NUTZEN

Praktisch, günstig und gesundheitsschädlich: In Einweggrills kann die Kohle nicht lang genug durchglühen, wodurch sehr viele krebserregende Stoffe in den Lebensmitteln landen, die darauf vor sich hin rösten. Besonders schlimm wird es, wenn Fett auf die Kohle tropft, dann bilden sich polyzyklische Kohlenwasserstoffe (siehe Seite 142). Ich empfehle daher einen – meist nicht ganz günstigen – Senkrecht-Grill, der genau das verhindert. Auf lange Sicht zahlt sich dieser auch finanziell aus: Ich benutze meinen schon seit Jahrzehnten.

77.

„Frühstücken wie ein Kaiser, zu Abend essen wie ein Bettelmann“: Was ist dran?

Die einen lieben ein üppiges Frühstück und vertragen dafür abends keine großen Portionen, die anderen futtern lieber zu später Stunde eine ordentliche Mahlzeit. Welche Variante für den Körper gesünder ist, darüber streiten Forscher seit Langem. Die mittlerweile mehrfach belegte Antwort: Es kommt darauf an …

Die meisten meiner Patienten haben so viele Beschwerden, wenn sie zu mir kommen, dass sie eine Ernährungsumstellung extrem motiviert angehen. Mitunter zu motiviert: Beispielsweise erzählen mir einige dann stolz, dass sie zwar keine Morgenesser seien, sich jetzt aber dazu zwängen, morgens ein Vollkornbrot zu essen, weil Frühstücken ja so gesund sei. In der Theorie stimmt das, in der Praxis aber nicht unbedingt!

Das Plus: Morgens verbrennen wir Kalorien effektiver

Lübecker Forscher haben herausgefunden: Energie, die wir morgens aufnehmen, setzt unser Körper schneller um als solche vom Abendessen. Für ihre Studie gaben sie 16 normalgewichtigen Männern einmal ein hochkalorisches Frühstück und ein energiereduziertes Dinner zu essen, ein andermal war das Kalorienverhältnis der Mahlzeiten umgekehrt. Die Wissenschaftler maßen regelmäßig, wie viel Sauerstoff die Probanden verbrauchten. Aus diesen Werten konnten sie die sogenannte nahrungsinduzierte Thermogenese (NIT) berechnen: Diese zeigt – grob vereinfacht – an, wie stark ein Körper heizt. Außerdem maßen die Forscher die Blutzucker- und Insulinwerte der Studienteilnehmer.
Die Ergebnisse: Die NIT lag nach dem Frühstück um das 2,5-Fache höher als nach dem Abendessen, und zwar unabhängig von den Kalorien, die die Teilnehmer aufgenommen hatten. Der Stoffwechsel war morgens also deutlich „angekurbelter“. Zudem stiegen auch die Blutzucker- und Insulinwerte nach dem

Frühstück weniger stark an als am Abend. Es handelt sich um einen chronobiologischen Effekt. Da der morgens höhere Energieumsatz genetisch bestimmt ist, findet sich dieser Effekt bei fast jedem von uns.

Das Minus: Die Chronobiologie ist nicht alles

Wer in der Früh eigentlich nichts runterbekommt, nun aber frühstückt, nimmt schnell mehr Energie auf, als ihm guttut, da die neue Zwangsmahlzeit nichts an der Vorliebe fürs Abendessen ändert! Das bemerke ich auch bei den Neu-Frühstückern unter meinen Patienten: Diese essen zwar so gesund wie nie, aber auch so viel wie nie. Außerdem verkürzt das Frühstück ihre nächtliche Essenspause, was den Fettabbau bremst. Deshalb: Leiten Sie aus dem besseren morgendlichen Energieumsatz kein Dogma ab! Wer auf das Frühstück verzichten kann, sollte das weiterhin tun. Die Vorteile des damit erzielten Intervallfastens (siehe Seite 100) überwiegen die Nachteile des verringerten Energieumsatzes am Abend. Und: Wer ohne Frühstück nicht leistungsfähig durch den Tag kommt und dann zum Snacken neigt, sollte eine sättigende frühe Mahlzeit einnehmen und eventuell auf das Abendessen verzichten. Denn das Wichtigste, um sich gesund zu ernähren, ist eine Reduktion auf zwei bis drei Mahlzeiten mit ausreichend Pausen dazwischen – und das richtige Verhältnis der Nährstoffe auf dem Teller.

Diese eine Gruppe aber sollte auf jeden Fall frühstücken

Patienten mit Zuckerstoffwechselproblemen rate ich unbedingt zur Morgenmahlzeit und zu einem kohlenhydratarmen Abendessen, selbst wenn es ihren Vorlieben widerspricht. Studien haben gezeigt: Ihr Blutzuckerspiegel ist dann über den Tag stabiler. Ideal als Frühstück sind Haferflocken – sie enthalten Beta-Glucane, spezielle Ballaststoffe, die blutzuckersenkend wirken. Aber auch hier gilt: ausprobieren und schauen, ob sich die Werte bessern. Studien zeigen den Durchschnitt, der Einzelfall kann abweichen.

Und was ist bei Übergewicht? *Inwieweit es Menschen mit Adipositas helfen würde, konsequent zu frühstücken, ist wissenschaftlich noch nicht geklärt. Daher empfehle ich allen, die abnehmen wollen, weiterhin nach ihren Vorlieben zu essen. Allerdings sollten sie – ebenso wie Diabetiker – möglichst weitgehend an Kohlenhydraten sparen, insbesondere abends. Dies beschleunigt den Fettabbau. Gemüse und Eiweiß satt sind dagegen auch zu späterer Stunde erlaubt.*

78.
Welche Lebensmittel gehören an einem idealen Tag auf den Teller?

Patienten fragen mich häufig, was genau sie den Tag über essen müssten, um sich wirklich gesund zu ernähren. Die Forschung hat inzwischen spannende Antworten auf diese Frage – an einigen Stellen rate ich mit der Erfahrung aus 20 Jahren Ernährungsmedizin in der Praxis zu Anpassungen.

Wie beeinflussen einzelne Lebensmittelgruppen wie Gemüse und Milchprodukte unsere Sterblichkeit? Oder anders: Welche Lebensmittel in welcher Menge verlängern potenziell unser Leben? Mit dieser Frage hat sich ein Team um Dr. Lukas Schwingshackl vom Freiburger Institut für Evidenz in der Medizin befasst und für eine Meta-Analyse gut 200 Studien untersucht. Herausgekommen ist ein Überblick, was in welcher Menge an einem idealen Tag auf dem Tisch stünde:

Vollkorn: Etwa 100 Gramm Vollkorngetreide sollten Sie pro Tag zu sich nehmen. Bei dieser Menge sinkt die Mortalität laut Studie um 25 Prozent. Sehr leicht klappt das etwa mit Vollkornhaferflocken. Getreideprodukte essen Sie idealerweise zum Frühstück: Morgens setzt unser Körper Energie am effektivsten um (siehe Seite 186), sodass der hohe Kohlenhydratanteil von Getreide den Blutzucker und Stoffwechsel dann insgesamt weniger belastet als abends.
Gemüse: 300 Gramm Gemüse senkt die Gesamtsterblichkeit um 11 Prozent. Ich empfehle mindestens 100 Gramm mehr. Denn: Nur wer viel verschiedenes Gemüse isst, versorgt sich ausreichend mit sekundären Pflanzenstoffen (siehe Seite 14) und Ballaststoffen (siehe Seite 16), mit denen die meisten Deutschen unterversorgt sind.
Obst: 250 bis 300 Gramm Obst reduzieren die Sterblichkeit um etwa 10 Prozent. Wenn Menschen mit den Früchten Süßigkeiten wie Gummibärchen ersetzen, ist diese Menge zu Beginn einer Ernährungsumstellung okay. Langfristig genügen 150 Gramm Obst, um von allen Gesundstoffen zu profitieren. Mehr sollte es nicht sein, denn Früchte enthalten viel ungünstige Fruktose (siehe Seite 30).

Nüsse: 20 Gramm am Tag können die Mortalität um 17 Prozent reduzieren. Ich rate Ihnen, so viele Nüsse zu essen, wie Sie mögen, und zum Beispiel ungesunde Snacks wie Kekse damit zu ersetzen. Denn sie sind extrem nährstoffreich (siehe Seite 136) und sättigen so gut, dass sich niemand daran überessen kann.
Hülsenfrüchte: 150 Gramm am Tag verringern die Sterblichkeit um 16 Prozent. In der Tat bilden Hülsenfrüchte in allen „Blue Zones", jenen Regionen, wo Menschen besonders lang leben, ein Hauptelement der Ernährung. Ersetzen Sie typische Beilagen wie Kartoffeln, Nudeln oder Reis durch Hülsenfrüchte(-Pasta).
Fisch: Bis zu 200 Gramm Fisch pro Tag verringern die Sterberate um 10 Prozent. Ich empfehle zwei- bis dreimal pro Woche 50 Gramm fetten Fisch.

DA FEHLT DOCH WAS? DIE EHER UNGÜNSTIGEN LEBENSMITTELGRUPPEN IN DER ÜBERSICHT

- **Raffiniertes Mehl:** Zwar lässt sich laut Studie kein konkreter Einfluss auf das Sterberisiko beziffern. Da Vollkorn die Mortalität aber deutlich verringert, rate ich dringend dazu, Weißmehlprodukte zu ersetzen!
- **Milchprodukte:** Bei einem Konsum bis zu 750 g pro Tag schaden sie nicht. Liegt er darüber, steigt das Sterberisiko um bis zu 15 Prozent.
- **Eier:** Bis zu 60 Gramm täglich erhöhen die Mortalität um bis zu 10 Prozent. Ich persönlich halte 1 Ei der Größe S pro Tag für unbedenklich, wenn es Ungesünderes wie etwa Fleisch, Fertiggerichte oder Snacks ersetzt.
- **Rotes Fleisch:** Erhöht das Sterberisiko – wie stark genau, lässt sich der Studie zufolge jedoch nicht beziffern. Ich empfehle 500 Gramm als absolute Obergrenze pro Woche.
- **Verarbeitete Fleischwaren (Wurst):** Bis zu 200 Gramm am Tag erhöhen das Sterberisiko um 60 Prozent.
- **Gesüßte Getränke:** Bis zu 250 Milliliter pro Tag steigern die Mortalität um bis zu 7 Prozent. Jedes weitere Glas schadet zusätzlich.
- **Alkoholika:** Senken die Lebenserwartung drastisch (siehe Seite 32).

79.
Wie viele Mahlzeiten am Tag sind am gesündesten?

Sich dreimal am Tag richtig satt essen, dazu zwei Snacks: Dazu raten noch immer sehr viele Ärzte. Und das, obwohl dieser Rhythmus nur für die wenigsten günstig ist. Die Forschung hierzu steht zwar noch am Anfang, doch in der Praxis ist absolut klar: Wie viele Mahlzeiten am Tag ideal sind, ist individuell verschieden.

Auf die 5 setzen? Oder besser die auf 3 – oder die 1? Wenn mich Patienten fragen, wie oft am Tag sie essen sollten/müssten/dürften, komme ich mir manchmal vor wie im Casino. Weil eine Zahl viel Gewicht bekommt, über Gesundheit oder Krankheit zu entscheiden scheint. Doch es ist keine Frage des Zufalls, welche Nummer ich ziehe! Denn in der Praxis erleben Ernährungsmediziner wie ich sehr genau, wem welche Mahlzeitendosis am besten bekommt.

Für Menschen mit Risikofaktoren oder Kranke: 2 Mahlzeiten

Mindestens sieben von zehn Deutschen sind chronisch krank, zu dick oder weisen einen anderen Risikofaktor für Zivlisationserkrankungen auf (z. B. Bluthochdruck, chronischen Stress, Tabakkonsum, zu viel Alkohol). Für diese Menschen sind zwei Mahlzeiten am Tag ideal – ohne Snacks zwischendurch. Der Grund: Wer Frühstück oder Abendbrot weglässt, verlängert damit die nächtliche Essenspause. Diese Nahrungsauszeit entlastet die Bauchspeicheldrüse, erhöht die Sensibilität der Zellen für Insulin und stabilisiert so den Zuckerstoffwechsel. Auch nutzt der Körper dann das Fettgewebe für die Energiegewinnung und beseitigt vermehrt Zellmüll: Diese sogenannte Autophagie ist ein Grund, warum das Intervallfasten so gesund ist (siehe Seite 100). Außerdem: Wer nur zweimal am Tag seinen Teller nach dem Prinzip der artgerechten Ernährung füllt (siehe Seite 60), kommt leicht auf ein Kaloriendefizit. Dies hilft, abzunehmen oder Übergewicht vorzubeugen. Ob Sie lieber morgens oder abends nichts essen, ist übrigens egal. Lediglich Diabetikern rate ich zur Morgenmahlzeit (siehe Seite 186), weil die Blutzuckerwerte am Tag dann meist stabiler sind.

Für die wenigen ganz Gesunden: 3 Mahlzeiten

Frühstück, Mittagessen und Abendbrot: Dieses Muster hat sich erst vor etwa zwei Jahrhunderten in unseren Breitengraden etabliert. Für Gesunde ist es völlig in Ordnung, zwischen den Mahlzeiten sollten aber auch sie nichts essen. Greift die Hand doch in die Snackschublade, dann bitte gesunde Lebensmittel wie Nüsse wählen. Denn Zwischendurchessen lässt Organe wie die Bauchspeicheldrüse im Dauerbetrieb arbeiten und belastet den Stoffwechsel unnötig. Hinzu kommt: Wer hier ein Stück vom Geburtstagskuchen des Kollegen nascht und zu Hause vor dem Fernseher Chips mümmelt, verliert aus dem Blick, wie viel er wirklich isst. Das erhöht die Wahrscheinlichkeit für Übergewicht, insbesondere mit zunehmendem Alter, wenn der Energiebedarf sinkt (siehe Seite 228).

Für Reflux- und Migränepatienten: 5 kleine Mahlzeiten

Sodbrennen entsteht durch aufsteigende Magensäure (Reflux): je größer die Portionen, desto stärker die Beschwerden, schon aufgrund des höheren Drucks im Magen. Hier können fünf kleinere Mahlzeiten pro Tag helfen, die Symptome zu lindern und Speiseröhrenkrebs vorzubeugen. Bei Migränebetroffenen wiederum ist das Gehirn durch lange Essenspausen unterversorgt: Ihnen hilft die erhöhte Mahlzeitenfrequenz, die Energiezufuhr auf einem konstanten Level zu halten und so die Anzahl der Attacken zu verringern.

DIE GANZ HARTEN? ESSEN NUR EINMAL AM TAG!

Besonders im kalifornischen Tech-Zentrum Silicon Valley versuchen immer mehr Menschen, sich auf eine Mahlzeit am Tag zu beschränken. Wer übergewichtig ist, wird mit dieser Art des Intervallfastens sehr schnell sehr viel abnehmen. Und das sogar gesund, wenn die eine Mahlzeit ausgewogen zusammengestellt ist. Normal- oder Untergewichtige geraten damit jedoch rasch in eine Unterversorgung – ihnen rate ich daher dringend von dieser Methode ab!

80.
Wie kann ich ungute Ernährungsmuster loswerden?

Essen aus Langeweile, Snacken vor dem Fernseher oder das obligatorische Stück Kuchen zum Kaffee: Jeder von uns hat Gewohnheiten, die einer artgerechten Ernährung entgegenstehen. Um sie zu überwinden, müssen wir vor allem eines tun: verstehen, was im Gehirn abläuft, wenn wir Entscheidungen treffen.

Ein Mensch von 50 Jahren hat knapp 55 000 Mahlzeiten zu sich genommen – und dazu viele Snacks. Aufgrund der Gewöhnung geschehen die meisten Essentscheidungen automatisiert: Wählen wir in der Kantine das Schnitzel, ist im Gehirn das gleiche, evolutionsgeschichtlich sehr alte Areal aktiv, das uns morgens bei Regen zu den festen Schuhen greifen lässt statt zu den Stoff-Sneakern. Diese Prozesse – das Entscheidungssystem 1 – laufen schnell ab und unbewusst. System 2 dagegen, in einer jüngeren Gehirnregion beheimatet, erlaubt Prozesse, die langsam, rational und für uns nachvollziehbar geschehen. Das Problem: Diese verbrauchen mehr Energie und Rechenkapazitäten. Da unser Gehirn auf Energiesparen ausgerichtet ist, regiert im Alltag meist System 1. Nur wer sich das immer wieder klarmacht, kann eingreifen und Entscheidungen bewusster treffen. Und so Ernährungsmuster mit den folgenden Strategien aufbrechen:

▶ Setzen Sie neue Prioritäten

Jeder Zweite, der mit einer Ernährungsumstellung gescheitert ist, erklärt, diese sei einfach zu anstrengend und aufwendig gewesen. Klar, wie wir nun wissen! Nur wenn unser Gehirn ausreichend Ruhe und Kapazitäten zur Verfügung hat, kann bei Essentscheidungen System 2 in Aktion treten und damit das, was wir Willenskraft nennen. Sie müssen daher im Alltag unbedingt Stress und Hektik abbauen, um Ihrem Gehirn den nötigen Raum zu verschaffen, der ein bewussteres Essverhalten erst möglich macht – so schwierig das auf den ersten Blick auch scheinen mag. Es ist wie mit dem Sport: Wer wirklich regelmäßig trainieren will, findet Zeit und Wege, wie sich dieses Ziel realisieren lässt.

▶ Führen Sie Ihr Gehirn auf neue Wege

Bleibt die Umgebung gleich, behält unser Gehirn die Automatismen bei. Liegen etwa weiter Chips im Regal, werden Sie wie gewohnt zulangen. Ersetzen Sie diese aber durch Nüsse, ruft das zwangsläufig System 2 auf den Plan. Das Gehirn muss die Situation bewerten: „Lohnt es sich, Zeit fürs Pistazienpulen aufzuwenden? Brauche ich die wenige Energie dringend?" Nur wenn das Gehirn bei beidem Ja sagt, werden Sie snacken, dann aber gesünder. Eine weitere solche Essbarriere: Kaufen Sie nur Lebensmittel, die Sie schälen oder zubereiten müssen, wie Erdbeeren und Naturjoghurt statt des Fertigprodukts. Wenn-dann-Pläne helfen, gesündere Automatismen zu entwickeln. Beispiel: „Wenn ich das nächste Mal aus Stress etwas essen will, dann greife ich mir stattdessen mein Buch/höre mein Lieblingslied/koche mir meinen Lieblingstee." Oder: „Wenn ich mich wieder mit einem Gang zum Griechen belohnen will, dann gehe ich ins Schwimmbad." Wichtig: Die Alternativen müssen ähnlich verlockend sein wie das Gewohnte!

▶ Gewähren Sie sich Verhaltensspielräume

Impulse kontrollieren zu lernen, ist eine der wichtigsten Voraussetzungen, um Ernährungsmuster zu überwinden. Setzen Sie sich allzu rigide Vorgaben, arbeiten Sie gegen Ihr Gehirn. Ein Beispiel: Sie haben erkannt, dass Sie viel zu viel Cola trinken, und nehmen sich vor, sich pro Tag nur ein kleines Glas zu gönnen. Damit bedeutet jedes zweite Glas ein Scheitern! Dann kann System 1 wieder das Ruder übernehmen und Sie trinken die ganze Flasche aus, nach dem Motto: „Ach, das klappt einfach nicht, nun ist alles egal!" Dies lässt sich verhindern mit dem Prinzip der „flexiblen Kontrolle", wie es der Ernährungspsychologe Thomas Ellrott nennt. Formulieren Sie dafür Ihre Vorsätze weicher, etwa: „Ich will über die Woche hinweg weniger Cola trinken." So können Sie sich an einem Tag auch mal zwei Gläser genehmigen, ohne das langfristige Ziel zu gefährden!

Eignen Sie sich Kochkompetenzen an: *Mit Fertigprodukten allein wird niemand ungesunde Ernährungsmuster überwinden können. Denn diese schalten durch ihre spezielle Zusammensetzung unser Sättigungssystem aus und machen uns geradezu süchtig. Entsprechend sind Menschen, die souverän am Herd sind, deutlich erfolgreicher bei einer Ernährungsumstellung.*

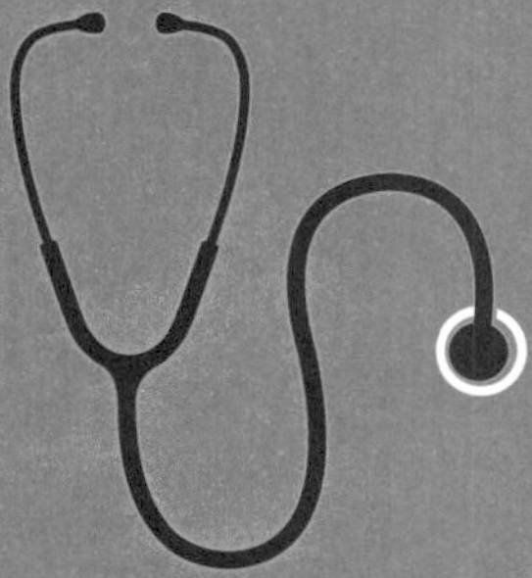

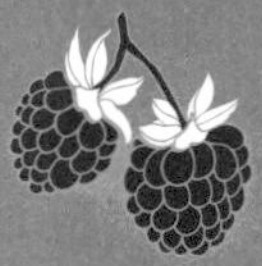

Essen als Medizin

Mit einer angepassten Ernährung können wir heute beinahe allen Krankheiten vorbeugen, die meisten bessern und viele heilen! Dass die Ernährungsmedizin einer medikamentösen Behandlung dabei oft sogar überlegen ist, habe ich in meiner Praxis tausendfach erlebt. Die folgenden Seiten erklären, wie Ernährung als Arznei funktioniert und wie Sie davon profitieren können.

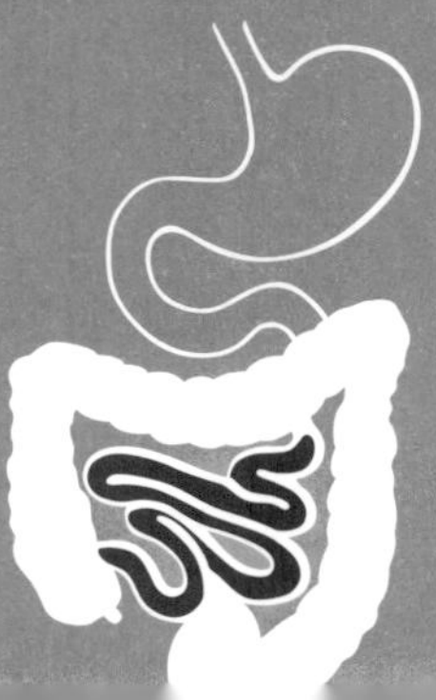

81.
Wie funktioniert antientzündliche Ernährung?

Die allermeisten Krankheiten wie etwa rheumatoide Arthritis, Diabetes und sogar Krebs beruhen auf chronischen Entzündungsreaktionen des Körpers. Außerdem fördern diese das Altern. Das Gute: Wer sich antientzündlich ernährt, kann viele Beschwerden bessern und Alterungsprozesse verlangsamen.

Eine akute Entzündung, etwa der Mandeln, zeigt etwas Positives an – nämlich, dass unser Immunsystem gegen Erreger vorgeht. Sind diese vernichtet, klingen die Symptome ab. Bleibend dagegen sind chronische Entzündungen, die beispielsweise infolge von Übergewicht, Tabakkonsum, Stress, Umweltgiften oder einer Ernährung mit vielen Transfetten und viel Zucker entstehen. Diese beruhen auf einer aus dem Takt geratenen Entzündungskontrolle und schädigen den ganzen Körper. Sie verschlimmern die langfristigen Folgen von Krankheiten wie Diabetes, rheumatischen Beschwerden und Bluthochdruck. Dazu lassen sie unser Gefäßsystem rasant altern, was zu Arterienverkalkung und einem hohen Infarktrisiko führt. Auch bei den meisten Krebsarten sind bestimmte Proteine beteiligt, die die Aktivität entzündungsspezifischer Gene steuern. Daher sollte sich wirklich jeder von uns antientzündlich ernähren! Das bedeutet: weniger Zucker und schlechte Fette essen (siehe Seite 192), am besten keinen Alkohol trinken (siehe Seite 32) – und dazu folgende Maßnahmen umsetzen:

▶ Tierische Produkte reduzieren – und weniger snacken

Salami, Steak, Käse und Co. liefern viele Omega-6-Fettsäuren, die, im Übermaß aufgenommen, direkt entzündungsfördernd wirken können. Bei unserer modern westlichen Ernährung ist dies fast immer der Fall. Besonders schädlich: Arachidonsäure, die vor allem in Schweinefleisch und Croissants steckt. Essen Sie daher möglichst wenig tierische Lebensmittel und wenn, dann nur Bio-Produkte aus ökologischer Landwirtschaft. Ähnlich stark wie Arachidonsäure erhöhen auch Transfette (siehe Seite 20) und ständiges Snacken (siehe Seite 166) die

Entzündungsneigung des Körpers. Das bedeutet umgekehrt: Wer es schafft, sich auf drei Mahlzeiten ohne Fertigprodukte und stark verarbeitete Süßigkeiten zu beschränken, hemmt damit automatisch entzündliche Prozesse.

▶ Mehr Grünzeug, gesunde Fette und Fermentiertes essen

Wer täglich die empfohlenen 500 Gramm Gemüse und Obst sowie ein fermentiertes Produkt (siehe Seite 132) isst, versorgt sich mit ausreichend Ballaststoffen (siehe Seite 16) und Probiotika. Letztere bilden das Futter für hilfreiche Bakterien im Dickdarm, die daraus kurzkettige Fettsäuren wie Butyrat oder Propionat herstellen. Diese hemmen Entzündungen, indem sie etwa den pH-Wert im Darm senken und die Bildung spezieller Botenstoffe wie TNF-alpha reduzieren. Zudem enthält Gemüse (z. B. Kohl), Obst (z. B. Beeren) und Fermentiertes (z. B. Sauerkraut) Hunderte sekundäre Pflanzenstoffe (siehe Seite 14), deren entzündungshemmende Wirkung nachgewiesen ist. Ähnlich gut: Omega-3-Fettsäuren (siehe Seite 26). Als Gegenspieler der Omega-6-Varianten liefern sie unter anderem Bausteine für bestimmte sogenannte Interleukine, die chronische Abwehrreaktionen des Körpers verringern.

▶ Clever würzen

Auch Kräuter und Gewürze, insbesondere die der indischen und asiatischen Küche, sind wahre Bomben an entzündungshemmenden sekundären Pflanzenstoffen und ätherischen Ölen. Sie regen zudem die Durchblutung an: Dies stärkt etwa bei Arthrose die Gelenkschleimhaut, die Reibung zwischen den Knochen nimmt ab und damit die Entzündung. Nutzen Sie diese Würzmittel daher so oft wie möglich. Noch bequemer: Kreuzkümmel, Koriander und Muskatnuss zu gleichen Teilen mischen und zweimal täglich 3 Msp. mit 1 TL wertvollem Pflanzenöl einnehmen. Auch gut: Hagebuttenpulver. Es enthält Galaktolipide, sekundäre Pflanzenstoffe, die verhindern, dass bestimmte weiße Blutkörperchen als Abwehrhelfer zum Entzündungsherd wandern und dort die Beschwerden verschlimmern. Studien zufolge profitieren davon eher Normalgewichtige.

Mein Extra-Tipp: *Verlängern Sie Ihre Essenspausen und legen Sie regelmäßig einen Fastentag ein. Immer mehr Studien belegen, dass dieses Intervallfasten (siehe Seite 100) verschiedene Entzündungsfaktoren hemmt.*

82.
Kann ich mich krebsvorbeugend ernähren?

Etwa jeder zweite Deutsche erkrankt im Laufe seines Lebens an Krebs. Zwar können wir uns mit speziellen Lebensmitteln allein nicht gegen diese Geißel der Zeit schützen. Eine angepasste Ernährung kann jedoch helfen, Risikofaktoren zu verringern und mögliche Erkrankungen zumindest hinauszuzögern.

Krebs gehört für mich als Ernährungsmediziner zu den heikelsten Themen überhaupt. Spreche ich Empfehlungen aus, stellen mich Kritiker gern in eine Reihe mit windigen „Experten", die mit Anti-Krebs-Diäten oder Nahrungsergänzungsmitteln Kasse machen wollen. Daher vorab: Wir wissen nicht genau, warum von zwei Menschen mit ähnlichem Lebensstil der eine an Krebs erkrankt und der andere nicht. Eine mögliche Erklärung bilden genetische Vorbelastungen, die beispielsweise bei Brustkrebs eine entscheidende Rolle spielen. Was ich aber auf jeden Fall deutlich sagen kann und will: Mit einer angepassten Ernährung lässt sich ein Umfeld schaffen, das Tumorerkrankungen zumindest nicht begünstigt. Außerdem verbessert sie, wenn der Krebs bereits da ist, die Lebensqualität und verringert nach einer erfolgreichen Behandlung das Risiko, dass er zurückkehrt.

▶ Maßnahme 1: mit artgerechter Ernährung abnehmen

Übergewicht bildet hierzulande den größten Risikofaktor für Krebs. Unter anderem steht es in Zusammenhang mit Brust-, Speiseröhren-, Dick- und Enddarm- sowie Nierenkrebs bei beiden Geschlechtern, außerdem mit Gebärmutterhals-, Bauchspeicheldrüsen- und Gallenblasenkrebs bei Frauen. Der Grund: Fettzellen, insbesondere am Bauch (siehe Seite 94), bilden Hormone und Wachstumsfaktoren, die andere Zellen zur vermehrten Teilung anregen und damit das Risiko für Entartungen erhöhen. Würden alle Menschen ein Normalgewicht halten, ließen sich damit Schätzungen zufolge allein in Deutschland pro Jahr etwa 30 000 Krebserkrankungen vermeiden. Der ideale Weg, Übergewicht zu bekämpfen, ist mein Konzept der artgerechten Ernährung (siehe Seite 60), es hat sich bei Tausenden Patienten bewährt. Diäten dagegen bringen absolut nichts, im Gegenteil: Langfristig machen sie Abnehmwillige nur dicker (siehe Seite 104).

▶ Maßnahme 2: den Fleisch- und Wurstkonsum reduzieren

Zu den wenigen gesicherten Zusammenhängen zwischen Ernährung und Krebsentstehung gehört dieser: Ein hoher Konsum von rotem Fleisch und (geräucherten) Wurstwaren lässt das Risiko für Darmkrebs steigen und möglicherweise auch das für Pankreas- sowie Prostata-Tumoren. Laut Berechnungen der „Global Burden of Disease Study" erklärt der Verzehr verarbeiteter Wurstwaren 34 000 Krebstodesfälle weltweit pro Jahr, der Konsum von rotem Fleisch weitere 50 000. Zum Vergleich: Rauchen ist für etwa 1 Million Krebstodesfälle verantwortlich. Das individuelle Risiko ist demnach zwar relativ gering, dafür aber eines, das sich reduzieren lässt! Meine Empfehlung: Bleiben Sie unter 500 Gramm Fleisch pro Woche und verzichten Sie auf Wurst am besten ganz (siehe Seite 142).

▶ Maßnahme 3: mit unverarbeiteter Nahrung vorbeugen

Der regelmäßige Konsum zahlreicher ultraverarbeiteter Lebensmittel erhöht das Krebsrisiko ebenfalls. Das bedeutet umgekehrt: Wer versucht, Fertigprodukte durch natürliche Nahrung zu ersetzen, insbesondere durch Gemüse, Hülsenfrüchte, Nüsse und Obst, nimmt weniger potenziell krebserregende Zusatzstoffe zu sich. Und dafür umso mehr wertvolle Ballaststoffe und sekundäre Pflanzenstoffe (siehe Seite 14): Die Hinweise mehren sich, dass eine ausreichende Versorgung chronische Entzündungen mindert – und somit einen Risikofaktor für die Krebsentwicklung. Zudem reduzieren sie oxidativen Zellstress, der wahrscheinlich ebenfalls im Zusammenhang mit der Tumorbildung steht. Wichtig bei allen Maßnahmen: Schimmel auf Lebensmitteln nicht einfach abkratzen, sondern diese komplett entsorgen. Denn Schimmel dringt tief ein und enthält Pilzgifte, die Mykotoxine. Einige davon (Aflatoxin B1) haben sich in Tierversuchen als stark krebserregend gezeigt – und können beim Menschen Leberkrebs befördern.

Kein Gläschen in Ehren! *Schon geringe Mengen Alkohol wirken negativ auf unseren Organismus. Aus diesem Grund haben Menschen, die das Zellgift regelmäßig zu sich nehmen, verglichen mit abstinent lebenden Personen ein erhöhtes Risiko für verschiedene Krebsarten. Dazu gehören etwa Mund-, Rachen-, Kehlkopf-, Leber-, Speiseröhren-, Darm- und Brustkrebs.*

83.
Glutenunverträglichkeit: Was darf ich noch essen?

Wer kein Gluten verträgt, reagiert auf geringste Mengen des Klebereiweißes mit teils extremen Beschwerden. Da es in vielen Getreiden steckt, fällt es Betroffenen oft schwer, bekömmliche Lebensmittel zu finden. Aber dies wird immer leichter und viele vermeintlich Kranke müssten gar nicht glutenfrei essen.

Wer jemanden kennt, der an einer echten Glutenunverträglichkeit leidet, weiß: Diese Krankheit, auch Zöliakie genannt, ist der Horror! Bei mir litt ein Schulkamerad daran. Während einer Klassenfahrt übernachteten wir in einer Jugendherberge. Um nicht aufzufallen, biss mein Kumpel ins Weizenbrötchen – und verschwand kurz nach dem Essen für zwei Stunden auf der Gemeinschaftstoilette. Der Grund: Sein Immunsystem erkannte das Klebereiweiß im Mehl fälschlich als Feind, der Darm entzündete sich und reagierte mit Krämpfen und Durchfall. Das Gute (und Schlimme zugleich): Bei den allermeisten Menschen, die befürchten, womöglich an einer Glutenunverträglichkeit zu leiden, ist dies nicht der Fall! Es ist wie mit dem Unterschied zwischen Grippe und grippalem Infekt: Wer eine echte Grippe hat, fragt sich nicht, ob es noch etwas anderes sein könnte. Nur etwa drei von 1000 Deutschen leiden wirklich an Zöliakie – und bei den meisten Betroffenen zeigt sich die Krankheit sehr früh in der Kindheit.

Nicht nur Gluten ist problematisch an Weizen

Viele jener Menschen, die vermeintlich kein Gluten (insbesondere aus Weizen) vertragen, reagieren in Wahrheit auf andere Getreidebestandteile – wie Amylase-Trypsin-Inhibitoren (ATI), die in unseren hochgezüchteten Sorten stecken. Diese Stoffe können den Darm reizen und sollten dann in der Menge reduziert werden. In solchen Fällen sprechen Mediziner von einer sogenannten Nicht-Zöliakie-Nicht-Weizenallergie-Weizensensitivität.

Auch eine echte Weizenallergie, meist gegen den Mehlstaub, gibt es: Hier zeigen sich neben Verdauungsbeschwerden vor allem allergietypische Hautreaktionen sowie Lungenbeschwerden. Wie viele Menschen hierzulande von diesen beiden weizenabhängigen Krankheiten betroffen sind, wissen Experten nicht genau: Die Schätzungen reichen von 0,5 bis 7 Prozent der Bevölkerung.

HABE ICH WIRKLICH EIN WEIZENPROBLEM?

Bei Verdacht auf **Zöliakie** sucht der Arzt zunächst im Blut nach spezifischen Antikörpern. Erhärtet sich der Verdacht, folgt eine Dünndarm-Biopsie, um die typischen entzündlichen Veränderungen der Darmschleimhaut zu erkennen.

Bei einer möglichen **Weizenallergie** analysiert der Arzt ebenfalls das Blut auf spezifische Antikörper – und überprüft, wie bei anderen Allergien, die Haut mit einem sogenannten Pricktest auf typische Reaktionen wie Quaddelbildung.

Eine **Nicht-Zöliakie-Nicht-Weizenallergie-Weizensensitivität** lässt sich aktuell laborchemisch nicht nachweisen. Hier erfolgt eine Ausschluss-Diagnostik nach dem Suchprinzip. Sind die Tests auf Zöliakie und Weizenallergie negativ, erfolgt ein verblindeter, placebokontrollierter Nahrungsmittel-Provokationstest – um die Sensitivität nachweisen zu können.

Für Zöliakie-Patienten gilt: strikte Diät!

Wer tatsächlich unter einer Glutenunverträglichkeit leidet, muss sich ein Leben lang glutenfrei ernähren. Passiert das nicht, entzündet sich der Darm chronisch, bis er nicht mehr arbeiten kann: Dann droht ein Nährstoffmangel, der im Extremfall zum Tod führt. Mitunter genügt ein Achtel Gramm Weizenmehl, also etwa ein Brotkrümel, um Beschwerden hervorzurufen. Daher sollten Betroffene eigene Küchenutensilien wie Schneidebrettchen benutzen. Der weitaus wichtigste Therapiepunkt aber ist die richtige Lebensmittelauswahl. Hier kommt Zöliakie-Patienten als positiver Nebeneffekt die Vielzahl der Menschen zugute, die nicht an echter Glutenunverträglichkeit leiden: Die Produktpalette glutenfreier Waren hat sich in den vergangenen zwei Jahrzehnten enorm erweitert.

DIE FOLGENDEN LEBENSMITTEL SIND GLUTENFREI – DIESE DÜRFEN SIE BEI ZÖLIAKIE ESSEN

Was ist bei Zöliakie erlaubt und was nicht? Die Tabelle zeigt es auf einen Blick. An diese Liste dürfen sich auch gesunde Menschen halten! Denn viele glutenfreie Lebensmittel sind für den Körper generell günstig: Oft liefern sie große Mengen an Eiweiß bei wenig Kohlenhydraten und beeinflussen so den Blutzuckerspiegel weniger stark.

	(Häufig) glutenhaltig – bei Zöliakie verboten	**Glutenfrei – bei Zöliakie erlaubt**
Getreide	Weizen, Gerste, Hafer, Roggen, Einkorn, Emmer, Grünkern, Kamut/Khorasan, Triticale; Grieß aus Getreide; Nudeln aus Getreide, Graupen, Bulgur, Sago; fertige Brot- und Backwaren, Cornflakes	Amarant, Buchweizen, Quinoa; spezielle glutenfreie Haferflocken, Mehl aus Hülsenfrüchten (z. B. Linsen, Kichererbsen, Soja), Kastanien-, Mandel- und Süßlupinenmehl, Mais-, Kartoffel- und Reisstärke; Hirse, Reis, Kartoffeln
Fleisch, Fisch & Ersatzprodukte	Seitan (reines Glutenpulver!); gewürzte und/oder panierte Fleisch-, Fisch-, Tofu- und Lupinenprodukte, Wurst und Aufschnitt	alle Sorten Frischfleisch und -fisch (auch Tiefkühl- und Dosenware ist erlaubt, sofern keine Zusatzstoffe enthalten sind); Tofu
Nüsse & Samen	Nussmischungen, gebrannte/schokolierte Nüsse	alle unverarbeiteten Nüsse und Samen
Obst & Gemüse	paniertes Gemüse, Obst und Gemüse im Backteig; alle Produkte, die Zusatzstoffe enthalten	alle Obst- und Gemüsesorten (auch Tiefkühl- und Dosenware ist erlaubt, sofern keine Zusatzstoffe enthalten sind), Zitronat, Orangeat; Hülsenfrüchte

	(Häufig) glutenhaltig – bei Zöliakie verboten	Glutenfrei – bei Zöliakie erlaubt
Fette & Öle	alle Produkte mit Aromen, Zusatzstoffen und Gewürzen	naturbelassene, nicht aromatisierte Pflanzenöle und -fette, Butter, Schmalz, Margarine ohne Zusatzstoffe
Süßungsmittel	alle Süßstoffe, Stevia, aromatisierter Zucker	Haushalts- und Puderzucker, Rübensirup, Kandis; Dicksäfte
Milch, Käse & Eier	alle Fertigprodukte wie Fruchtjoghurt, Eiersalat, Pudding, Käsezubereitungen (etwa Kochkäse, Backcamembert), Harzer Käse	naturbelassene Milchprodukte wie Joghurt, Kefir, Buttermilch, Sahne, Quark, Frischkäse, Weichkäse, Hartkäse, Schnittkäse; Eier in allen Zubereitungsformen
Getränke	Getreidekaffee, Malzgetränke, Bier, Schnaps aus Getreide; aromatisierte Getränke wie Eistee, Limonade, Likör, Punsch	Kaffee und Tee ohne Zusätze, Kakao aus reinem Kakaopulver; Sekt, Wein, Obstbrand, Rum
Sonstiges	Light-Produkte, Nuss-Nugat-Creme, alle Snack- und Süßwaren, normales Backpulver, Backmischungen, Hirschhornsalz, Tortenguss, Glasuren, Kuvertüre, Backdeko	Konfitüre, Marmelade, Honig, Hefe, Weinsteinbackpulver, Johannisbrotkern- und Guarkernmehl (E410 und E412), Agar-Agar, Gelatine, Pektin, Carrageen

Achtung:
Zöliakie-Betroffene leiden häufig gleichzeitig an einer Fruktose- und/oder Laktose-Intoleranz. Das schränkt die Lebensmittelauswahl zusätzlich ein. In solchen Fällen unbedingt ernährungstherapeutische Beratung einholen!

84.
Laktose-Intoleranz: Welche Nahrung bekommt mir?

Nie wieder Milchprodukte? Das ist ja furchtbar! So denken viele, die die Diagnose Laktose-Intoleranz erhalten. Indes: Nicht alle Lebensmittel aus Milch beinhalten auch Milchzucker. Außerdem vertragen die meisten Patienten durchaus kleine Mengen Laktose. Was Betroffenen bekommt und was sie wirklich meiden sollten.

Etwa zwölf Millionen Menschen hierzulande fehlt im Dünndarm (ausreichend) Laktase, jenes Enzym, das Milchzucker (Laktose) in seine Bestandteile zerlegt. Dadurch wandert dieser unverdaut weiter in den Dickdarm, wo Bakterien ihn verstoffwechseln und damit die Beschwerden auslösen. Wird die Laktose-Intoleranz erkannt, ist das Problem meist schon so drastisch, dass geringste Mengen – etwa im Milchschaum auf dem Espresso – zu Übelkeit, Bauchkrämpfen und Durchfall führen. Das Üble: Laktose steckt nicht nur in süß schmeckenden Milchprodukten, sondern auch in eher säuerlichen, beispielsweise in Kefir.

Der Darm lässt sich meist an ein wenig Milchzucker gewöhnen

Wie andere Unverträglichkeiten auch lässt sich eine Laktose-Intoleranz mit einer dreistufigen Ernährungsumstellung bessern (siehe Seite 114). Danach vertragen die meisten Betroffenen über den Tag verteilt 4 bis 12 Gramm Milchzucker. 4 Gramm stecken beispielsweise in: 100 Gramm Magerquark, 125 Gramm Joghurt (3,5 % Fett), 100 Gramm Doppelrahmfrischkäse, 80 Milliliter Kuhmilch (3,5 % Fett), 60 Gramm Vollmilchschokolade oder 200 Gramm Sahneeis. Wenn Ihnen Milchzucker in Maßen bekommt, sollten Sie die entsprechenden Mengen an Milchprodukten auch unbedingt genießen. Denn diese liefern den Mineralstoff Kalzium, den wir unter anderem für den Knochenstoffwechsel brauchen. Teure laktosefreie Alternativprodukte dagegen können Sie getrost im Regal stehen lassen: Die wenigen normalen Milchprodukte genügen, um den Körper mit ausreichend Kalzium zu versorgen. Wer an einer extremen Laktose-Intoleranz leidet, sollte kalziumreiches Mineralwasser und grünes Gemüse wählen.

Laktase-Tabletten sind keine Lösung

Anstatt die persönliche Milchzuckertoleranz auszutesten, einfach auf den Klickspender drücken, eine Laktase-Pille einwerfen – und ab geht's Richtung Eisdiele? Von dieser vermeintlich bequemen Alternative rate ich dringend ab! Denn die Tabletten wirken nicht bei allen zuverlässig: Mal ist die Dosis zu gering für die aufgenommene Milchzuckermenge, mal löst sich die Tablette nicht schnell genug auf oder der Darm reagiert trotz des zugeführten Enzyms paradoxerweise weiterhin mit Symptomen. Daher sollten Sie nur ausnahmsweise zu dieser Hilfe greifen, etwa bei Familienfeiern. Langfristig gesünder ist es, die eigene Verträglichkeit zu erkennen, sich auf das zu konzentrieren, was der Körper verarbeiten kann, und ihm nichts zuzumuten, was ihn überfordert. Die Übersicht zeigt, in welchen Lebensmitteln viel Laktose enthalten ist und in welchen eher wenig.

FAHRPLAN BEI LAKTOSEUNVERTRÄGLICHKEIT

gut (milchzuckerfrei)

lang gereifte Käsesorten wie Gouda, Bergkäse, Tilsiter und Parmesan • milchfreie Ersatzprodukte, etwa aus Soja, Hafer, Reis, Mandeln und Kokos • dunkle Schokolade • Butterschmalz • alle als laktosefrei gekennzeichneten Lebensmittel

okay (geringer Gehalt an Milchzucker)

Butter, vollfette Milch • Sauermilchprodukte wie Joghurt, Kefir oder Quark • mediterrane Milchprodukte wie griechischer Joghurt, Ziegenkäse oder Mozzarella • Mascarpone, Sauerrahm • Weichkäse wie Hüttenkäse, Frischkäse oder Camembert

schlecht (hoher Gehalt an Milchzucker)

fettarme Milch, Kondensmilch • Schmelzkäse, Kochkäse • Vollmilchschokolade • Milcheis • Milchtrockenprodukte, Fertiggerichte und industriell verarbeitete Lebensmittel (häufig findet sich versteckte Laktose in Wurst, Gebäck, Gewürzmischungen, Brot, Brotaufstrichen, Gemüsekonserven)

85.
Welche Lebensmittel beruhigen einen Reizdarm?

Schätzungsweise elf Millionen Menschen leiden unter einem zickigen Darm, der scheinbar wahllos mal auf das eine, mal auf das andere Lebensmittel reagiert. Das belastet nicht nur den Körper, sondern auch die Psyche der Betroffenen. Die Therapie ist nicht ganz einfach, aber leichter, als viele Patienten vermuten.

Patienten, die mit dem Reizdarmsyndrom zu mir kommen, gehören zu den verzweifeltsten überhaupt. Sie haben häufig eine Odyssee an Arztbesuchen hinter sich, denn die Diagnose Reizdarm wird erst dann gestellt, wenn alle anderen möglichen Ursachen ausgeschlossen sind. Außerdem empfinden die Betroffenen ihre Verdauung als Feind im eigenen Körper, dem sie hilflos ausgeliefert sind. Meist ist absolut unklar, welche Lebensmittel zu den typischen Symptomen wie stechenden Schmerzen, Krämpfen, Durchfällen oder aber Verstopfung führen. Die folgenden Empfehlungen helfen, die Kontrolle über das Leben zurückzugewinnen:

▶ Auf FODMAPs verzichten

Die meisten Reizdarmpatienten reagieren auf Rohkost und Vollkornbrot und nehmen aus Angst direkt alles Gesunde vom Teller. Doch dies verschlimmert langfristig beispielsweise das Ungleichgewicht im Mikrobiom (siehe Seite 38). Bei vielen Patienten beruhigt sich der Darm enorm, wenn sie sechs Wochen alle Lebensmittel streichen, die sogenannte FODMAPs enthalten (siehe Seite 206). Dabei handelt es sich um bestimmte Arten von Kohlenhydraten, die in vielen Süßigkeiten, Brotsorten, Milchprodukten und in Steinobst stecken. Danach setzt man im Abstand von jeweils drei Tagen einzelne FODMAP-reiche Lebensmittel zurück auf den Speiseplan, um auszutesten, was genau den Darm ärgert.

▶ Pflanzenkraft nutzen und die Darmflora pflegen

Pfefferminzöl und Melissenblätterextrakt aus der Apotheke können den Darm entspannen. Außerdem sollten Sie die Bakterienvielfalt in der Darmflora erhöhen – besonders nach Antibiotika-Behandlungen. Hilfreich: Probiotisches wie Sauerkraut und Joghurt, kombiniert mit Präbiotischem wie Flohsamenschalen. In manchen Fällen empfehlen sich Symbiotika, also Präparate, die beides verbinden. Sie sehen: Die Therapie ist nicht ganz simpel. Daher empfehle ich Reizdarmpatienten dringend, sich in einer ernährungsmedizinischen Schwerpunktpraxis (zu finden unter www.bdem.de) vorzustellen, um keine Mangelversorgung zu riskieren, die bei einer Behandlung in Eigenregie oft droht.

Diese Lebensmittel vertragen Reizdarmbetroffene meist gut:

- **Getreide & Beilagen:** fein geschrotetes Brot (am besten aus Dinkel-, Reis-, Mais- und Sojamehl), Produkte aus Hafer und Buchweizen, Kartoffeln
- **Gemüse:** Auberginen, Fenchel, grüne Bohnen, Gurken, Ingwer, Kohlrabi, Kürbis, Mangold, Möhren, Pastinaken, Rettich, Spinat, Sprossen, Steckrüben, Zucchini;
  je nach Verträglichkeit in Maßen: Brokkoli, Oliven
- **Obst:** Him- und Blaubeeren, Honig- und Galia-Melonen, Kiwis, Pomelos, Mandarinen, Rhabarber;
  je nach Verträglichkeit in Maßen: Zitrus- und Passionsfrüchte, Papaya
- **Fette & Öle:** je nach Verträglichkeit in Maßen Oliven-, Raps- und Leinöl sowie Ghee, Butter, Schmalz
- **Tierische Produkte:** Eier, fettarme laktosefreie Milch und Produkte wie Joghurt, Quark, Hütten- und Frischkäse, Schnittkäse (bis 45 % Fett i. Tr.), alter Gouda, Parmesan, mageres Fleisch und magere Wurst von Huhn, Pute, Lamm, Rind, Schwein, Wild
- **Ersatzprodukte:** ungesüßter Soja- und Reisdrink, Kokosmilch
- **Nüsse & Samen:** je nach Verträglichkeit Hasel- und Walnüsse, Mandeln, Kürbis- und Sonnenblumenkerne, Sesamsamen

Und was hilft bei Reizmagen? *Die häufigsten Auslöser für Beschwerden des Magens bzw. für einen Reizmagen sind chronischer Stress, traumatische Erlebnisse und Depressionen. Daher sollten Betroffene nicht nur begünstigende Faktoren wie Rauchen, zu viel Alkohol und Übergewicht angehen, sondern auch die Ursachen und Stress abbauen – zum Beispiel mit mehr Schlaf und Sport sowie autogenem Training. Für einige Betroffene empfiehlt sich eine Psychotherapie und die Suggestionstherapie „Darmhypnose".*

86.
Können Unverträglichkeiten wieder verschwinden?

Wem ein bestimmter Inhaltsstoff aus der Nahrung nicht bekommt, der ist meist nicht nur in der Lebensmittelauswahl stark eingeschränkt, sondern auch in der Lebensqualität. Immerhin: Mitunter können sich Unverträglichkeiten im Laufe der Zeit zumindest bessern. Welche das sind und was Betroffene dafür tun müssen …

Zu Beginn eine Bitte: Wann immer Sie eine Unverträglichkeit vermuten, gehen Sie zum Arzt! Aktuell verlässt sich jeder Zweite mit Beschwerden bei der Diagnose allein auf sein Bauchgefühl, das ist gefährlich. Nur ein Arzt kann etwa erkennen, ob die Symptome von einer Grunderkrankung herrühren, wie zum Beispiel einem seltenen Tumor. Zudem schränken sich Menschen bei einer tatsächlichen Unverträglichkeit häufig unnötig stark ein. Es droht eine Mangelernährung, die eine ärztliche Betreuung verhindern kann. Und schließlich: Unverträglichkeiten sind nicht zu unterschätzen. Wer etwa auf Gluten reagiert, leidet an einer schweren Krankheit, die niemand im Alleingang behandeln sollte (siehe Seite 196)!

Diese Unverträglichkeiten können sich bessern

Bekommt Menschen ein bestimmter Inhaltsstoff nicht, fehlen dem Dünndarm meist bestimmte Enzyme in ausreichender Menge, um ihn aufzuspalten (etwa bei Laktose- und Histamin-Intoleranz), oder aber Transportproteine, um ihn in die Zellen der Darmschleimhaut zu schleusen (etwa bei Fruktose- und Sorbitunverträglichkeit). Dann verstoffwechseln erst Bakterien im Dickdarm die Substanz: Dabei entstehen unter anderem Gase, die zu Krämpfen, Flatulenzen und Durchfall führen können. Das Schlechte und Gute zugleich: Solche Unverträglichkeiten haben wir uns meist antrainiert, etwa durch übermäßigen Konsum fruktosegesüßter Softdrinks oder Fertigprodukte. Damit können wir diese Unverträglichkeiten häufig selbst mildern, indem wir dem Darm eine Pause verschaffen. Beruhigend auf den Darm wirkt zum Beispiel eine FODMAP-arme Ernährung für ein paar Wochen (siehe Seite 206).

So können Betroffene Unverträglichkeiten mildern

Mit einer dreistufigen Ernährungsumstellung gelingt es oft, zumindest geringe Mengen problematischer Lebensmittel verträglich zu machen. Insbesondere Menschen, die auf Laktose reagieren (siehe Seite 200), schaffen es auf diese Weise meist, die individuelle Toleranzschwelle deutlich nach oben zu schrauben!

▶ **Schritt 1:** Meiden Sie zunächst strikt alle Nahrung, die den unverträglichen Stoff enthält. Diese **Karenzphase** sollte mindestens vier Wochen dauern. Ernähren Sie sich in dieser Zeit auch sonst besonders gesund, verzichten Sie komplett auf Fertigprodukte und freien Zucker. Das entlastet den Darm zusätzlich.

▶ **Schritt 2:** Setzen Sie während der anschließenden **Testphase** sehr kleine Mengen problematischer Lebensmittel einzeln wieder auf den Speiseplan. Fruktose-Intolerante können etwa mit zehn Beeren beginnen. Notieren Sie genau, was Sie essen und welches Lebensmittel welche Beschwerden auslöst – oder eben nicht! So offenbart das Ernährungstagebuch, was der Darm verträgt und was ihm (noch) zu viel ist. Diese Phase kann mehrere Monate dauern!

▶ **Schritt 3:** In der abschließenden **Dauerphase** geht es darum, unproblematische Mengen zu erkennen, indem Sie die „Dosis“ einzelner Lebensmittel langsam erhöhen und verschiedene problematische Nahrungselemente in einem Gericht auch einmal kombinieren. Führen Sie dabei das Ernährungstagebuch weiter: So lernen Sie Ihren Körper besser verstehen und üben Routinen ein, die den Alltag leichter machen und die Unverträglichkeit aus dem Fokus rücken.

Und was ist mit Allergien?

Bei tatsächlichen Lebensmittelallergien erkennt das Immunsystem Inhaltsstoffe fälschlich als Feind. Dies führt zu den typischen Symptomen wie Quaddeln, Schnupfen und Husten. Meist tritt das Problem schon früh auf: Schätzungsweise 2 bis 4 Prozent aller Kinder erkranken, die meisten zwischen dem 1. und 3. Lebensjahr. Das Gute: Je früher die Allergie beginnt, desto wahrscheinlicher verschwindet sie auch wieder – bei 80 Prozent der erkrankten Säuglinge bis zum Schuleintritt. Kommt das Problem erst im Erwachsenenalter auf, bleibt es oft ein Leben lang bestehen.

87.
Was sind FODMAPs und wie schaden sie uns?

FODMAPs: Das klingt irgendwie niedlich. In Wahrheit aber verbergen sich hinter diesem Begriff Stoffe, die unser Körper auf so spezielle Art verstoffwechselt, dass viele Menschen darauf mit Verdauungsbeschwerden reagieren. Worin genau das Problem besteht und wer FODMAPs meiden sollte.

FODMAPs ist die Kurzform für „fermentierbare Oligo-, Di-, Monosaccharide und (englisch: and) Polyole" und bezeichnet eine Gruppe von Kohlenhydraten und Zuckeralkoholen, die für Gesunde kein Problem darstellen, bei einigen Menschen aber Darmbeschwerden hervorrufen und verschlimmern können.

FODMAPs unterscheiden sich von „normalen" Kohlenhydraten

Üblicherweise verdaut unser Körper Kohlenhydrate im Dünndarm: Dieser spaltet sie – falls es sich nicht um Einfachzucker handelt, die direkt in die Blutbahn gehen – mithilfe von Enzymen in kleinere Moleküle auf und gibt sie über die Darmschleimhaut ins Blut ab. FODMAPs dagegen bekommt er nicht klein: Die Stoffe wandern unverdaut in den Dickdarm weiter. Dort nutzen verschiedene Bakterien die Verbindungen als Futter, fermentieren, also vergären sie. Dabei entstehen Gase und Wasser. Während bereits vorfermentierte Lebensmittel wie Sauerkraut uns äußerst gut tun (siehe Seite 132), können FODMAPs dafür sorgen, dass sich unser Verdauungstrakt anfühlt wie ein Gärkübel: Wir leiden unter Blähungen, Völlegefühl und teils üblen Durchfällen.

Wer sich FODMAP-arm ernähren sollte

Wer bereits Probleme mit der Verdauung hat, reagiert oft besonders stark auf schon kleine Mengen FODMAPs. Dazu gehören etwa Patienten mit Reizdarm oder Colitis ulcerosa. Sie sollten diese Stoffe möglichst weitgehend meiden. Ebenso Menschen mit einer Nicht-Zöliakie-Nicht-Weizenallergie-Weizensensitivität (siehe Seite 197): Experten schätzen, dass jeder Fünfte nicht allein auf Weizen-

DAS SIND DIE HÄUFIGSTEN FODMAP-VERTRETER

- **Fruktose** (Fruchtzucker, siehe Seite 30): in den meisten Obst- und Gemüsesorten, besonders in zuckerreichen Früchten wie Bananen, Äpfeln, Mangos, Kirschen, Ananas
- **Laktose** (auch Milchzucker): in Milchprodukten, besonders in Kondensmilch, Joghurt, Kuh- und Buttermilch; versteckt auch in Wurst waren und Fertigprodukten
- **Galaktane:** vor allem in Hülsenfrüchten (Linsen, Kichererbsen, Erbsen Lupinen, Soja), aber auch in Zuckerrüben, Knoblauch und manchen Rotalgen. Galaktane pur: die Bindemittel Agar-Agar und Carrageen
- **Süßstoffe** (etwa Sorbitol, Erythrit, Isomalt, Mannit und Xylit): in zuckerreduzierten oder -freien Lebensmitteln, besonders in Softdrinks
- **Fruktane:** in allen Weizenarten, Zwiebeln und Knoblauch

bestandteile reagiert, sondern auf FODMAPs, die auch in Getreide stecken. Und schließlich sollten alle mit unklaren Verdauungsproblemen auf FODMAP-reiche Lebensmittel verzichten. Bessern sich die Beschwerden, ist eine Unverträglichkeit wahrscheinlich. Das Problem: Einige der Kohlenhydrate sind sehr gesund, wie etwa die Galaktane, die zu den Ballaststoffen gehören.

Im Zweifel gut beraten lassen

Da nicht jeder auf alle FODMAPs gleichermaßen reagiert, sollten Patienten nach einer etwa achtwöchigen Eliminations- oder Suchdiät entsprechende Lebensmittel einzeln wieder auf den Speiseplan nehmen und schauen, welche Beschwerden verursachen und welche nicht! Sie merken: Das FODMAP-Thema ist extrem komplex. Ich rate daher dringend dazu, sich bei entsprechenden Symptomen professionell beraten zu lassen. In einer Schwerpunktpraxis Ernährungsmedizin ist die Wahrscheinlichkeit am größten, Fachleute zu finden, die sich mit FODMAPs auskennen: Eine Praxis in Ihrer Nähe finden Sie über www.bdem.de.

88.
Kann mein Körper übersäuern?

Immer mehr Menschen quält die Angst, in ihrem Blut könnten zu viele Säuren und zu wenige Basen schwimmen. An dieser Stelle ist Aufklärung also besonders vonnöten. Das Schlechte: Eine echte Übersäuerung kann lebensgefährlich sein. Das Gute: In der Realität trifft sie nur sehr wenige.

„Herr Riedl, ich bin ständig übersäuert. Das merke ich an meiner schlechten Laune. Was kann ich da machen?" Immer wieder höre ich Patienten so reden, eine Frau schob sogar ihre Unfruchtbarkeit auf eine Übersäuerung. Mich macht das zunehmend wahnsinnig: Denn solche Zusammenhänge fantasiert allein unseriöse Werbung von Basenpulver-Herstellern herbei! Sicher, unser Körper kann übersäuern: Wer aber an solch einer „Azidose" leidet, ist ein Fall für die Intensivstation, nicht für die Ernährungsberatung oder die Apotheke. Denn dann hat eine schwere Krankheit, wie etwa eine Niereninsuffizienz, den Säure-Basen-Haushalt derart aus dem Gleichgewicht gebracht, dass sämtliche Stoffwechselprozesse nicht mehr richtig funktionieren und das Herz schlechter arbeitet. Meist besteht Lebensgefahr!

Ernährungsbedingte Übersäuerung ist ungefährlich

Einige Nahrungsmittel sind „säurebildend": Dazu gehören Zucker und Produkte mit viel tierischem Eiweiß (enthält Schwefel) wie etwa Fleisch, außerdem Softdrinks wie Cola (enthalten Phosphat). Indes: Selbst wenn sich jemand ausschließlich von Schnitzelbrötchen ernährte, ließe sich eine lebensbedrohliche Azidose damit nicht herbeiführen. Denn Menschen ohne schwerwiegende Grunderkrankungen haben etwa 20-mal mehr Basen- als Säuremoleküle im Körper: Dieser Basenüberschuss kann eine höhere Säurelast problemlos ausgleichen. Wir können also nicht „übersäuern", sondern unser Stoffwechsel kann allenfalls „weniger basisch" werden. Dementsprechend gibt es keine einzige Studie, die die so oft propagierten Negativwirkungen einer säurelastigen Ernährung, wie etwa die Beeinträchtigung der Knochenstabilität, belegt.

SÄURE-BASEN-HAUSHALT – WAS IST DAS?

Der Säure-Basen-Haushalt bildet einen der komplexesten Regelkreise im Körper: Er hält den pH-Wert des Blutes stabil. Dieser gibt die Konzentration von Wasserstoffionen und damit den Säuregehalt an. Bei einem pH-Wert unter 7,35 liegt eine Übersäuerung (Azidose) vor, bei über 7,45 eine Untersäuerung (Alkalose). Säuren entstehen vor allem dann, wenn der Körper Lebensmittel verstoffwechselt, die reich an tierischem Eiweiß und/oder Kohlenhydraten sind. Regulatoren stabilisieren den pH-Wert dann aber, wie etwa eine verstärkte Respiration. Außerdem kann die Niere gezielt Basen oder Säuren ausscheiden. Und schließlich wirken körpereigene Puffersysteme, etwa in den roten Blutkörperchen.

Eine basenbetonte Ernährung empfiehlt sich dennoch

Das Einzige, wofür es wissenschaftliche Hinweise gibt: Ernährungsbedingte Abweichungen im Säure-Basen-Haushalt könnten Entzündungsreaktionen im Körper befeuern. Wer also unter chronischen Entzündungen leidet und unter eventuellen Folgeerkrankungen wie Diabetes oder solchen, die auf „-itis" enden, sollte möglichst basenbetont essen und Lebensmittel wählen, die viele Mineralstoffe wie Natrium, Kalium und Magnesium enthalten. Das bedeutet: viel Gemüse, viele gesunde Öle, Proteine aus pflanzlichen Quellen, möglichst wenig Fleisch und Getreideprodukte. Damit entspricht die basische Ernährung weitgehend meinem Konzept der artgerechten Ernährung (siehe Seite 60). Die ausgleichende Wirkung auf den Säure-Basen-Haushalt ist dabei nur ein Argument von vielen, warum uns diese Ernährungsform so guttut.

Finger weg! *Wenn unsere Ernährung keine gefährliche Übersäuerung verursachen kann, bedeutet dies im Umkehrschluss: Basenpulver bringen absolut nichts – außer Geld aufs Konto der Hersteller. Darüber hinaus sind die Produkte, meist Mischungen aus verschiedenen Mineralstoffen, häufig überdosiert und die Inhaltsstoffe schlecht deklariert. Daher haben von 32 Nahrungsergänzungsmitteln, die „Ökotest" untersucht hat, selbst die vermeintlich besten nur ein „mangelhaft" erhalten!*

89.
Senkt eine gesunde Ernährung mein Risiko für Infektionen?

Mit einem angepassten Speiseplan die Wahrscheinlichkeit verringern, sich mit Erregern anzustecken – das klappt leider kaum. Aber wer sich im Alltag mit wichtigen Nährstoffen versorgt, bereitet sein Immunsystem optimal auf den Angriff vor und kann so das Risiko für schwere Verläufe senken.

Dass mal wieder Infektionszeit ist, bemerke ich zuverlässig an zwei Übeln: Mein Lieblingsvollkornbrot beim Bäcker ist ausverkauft und im Supermarkt ist das Fach mit den Bio-Möhren leer. Menschen spüren also intuitiv, wie gut ihnen eine immunstärkende Ernährung täte, sobald Erreger vermehrt aktiv sind. Indes: Eine Infektion, sei es etwa mit SARS-CoV-2- oder Influenza-Viren, überstehen wir nur dann besser, wenn wir uns nicht lediglich für ein paar Wochen im Jahr gesund ernähren.

▶ Die Versorgung mit Eiweiß und Mikronährstoffen sichern

Während einer Infektion regelt unser Körper verschiedene Prozesse hoch: die Produktion von Immunzellen etwa oder die Zellteilung, um Gewebe zu ersetzen, das die Erreger zerstören. Beides klappt nur bei gefüllten Nährstofflagern: Dann hat der Körper ausreichend Bauteile, die er dafür braucht. Besonders wichtig sind Eiweiße, aus denen die Abwehrstoffe bestehen, sowie Omega-3-Fettsäuren für die Zellwände (siehe Seite 26). Außerdem benötigt der Körper genügend Zink und Eisen. Denn diese Mineralstoffe stärken das Immunsystem, außerdem fördern sie die Blutbildung und wappnen den Körper so für Erregerangriffe. Gesunde Quellen bilden: Kürbis-, Sonnenblumen- und Pinienkerne, Leinsamen, Haferflocken, Weizenkleie, Vollkorn, Linsen, Nüsse (alle Sorten) und Käse.

▶ Mit antientzündlicher Ernährung vorbeugen

Kapern Erreger unseren Körper, sollte das Immunsystem nur diese koordiniert und isoliert bekämpfen und nicht aus vollen Rohren schießen. Denn dann kann

MANGELERNÄHRUNG UND ÜBERGEWICHT ALS COVID-19-RISIKOFAKTOREN

Beziehen Menschen Sozialleistungen, ist ihr Risiko für einen schweren Covid-19-Verlauf um bis zu 87 Prozent erhöht. Der Grund: Sie sind meist schlechter mit Nährstoffen versorgt, leiden häufiger unter Übergewicht und verstärkter Traurigkeit – das schwächt die Abwehr enorm. Umgekehrt: Werden 37 mangelernährte Patienten im Krankenhaus immunstärkend ernährt, rettet das in vier Wochen durchschnittlich einem zusätzlichen Patienten das Leben.

es beispielsweise bei einer Covid-19-Erkrankung zu solch heftigen Reaktionen in der Lunge kommen, dass sich das Zellgewebe verhärtet. Im schlimmsten Fall droht ein Multiorganversagen. Eine präventive antientzündliche Ernährung (siehe Seite 192) kann helfen, das Risiko für solche schlimmen Verläufe zu verringern: Sie bremst chronische Entzündungen, die das Immunsystem im Infektionsfall überschießen lassen.

▶ Darmgesund essen

80 Prozent der Zellen, die Erreger abwehren, sitzen in der Darmschleimhaut, im Gewebe darunter sowie in den Lymphknoten des Darms. Alles, was dem Verdauungssystem guttut, stärkt damit also zugleich unser Immunsystem. Zwei Maßnahmen sind dabei entscheidend: ausreichend Ballaststoffe und fermentierte Lebensmittel essen (siehe Seite 16 und 132). Beides zusammen erhält die Vielfalt der Darmbakterien sowie die Balance zwischen den einzelnen Stämmen und sorgt so dafür, dass die Zellbildung im Darm abläuft, wie sie soll. Damit genug Abwehrhelfer bereitstehen, wenn die Erreger angreifen …

So machen Sie es Viren und Bakterien schwer: *Sind die Schleimhäute im Mund-Rachen-Bereich zu trocken, bilden sich kleine Risse, durch die Erreger gut eindringen können. Daher sollten Sie bei erhöhter Infektionsgefahr immer besonders viel trinken – das hält die Schleimhäute feucht. Auch regelmäßige Bewegung an der frischen Luft wirkt immunstärkend.*

90.
Übers Essen die Potenz steigern – geht das?

Männer sind schwierige Patienten für Ernährungsmediziner: Sie machen sich vielfach nur wenige Gedanken über gesundes Essen – und wenn doch, dann fällt ihnen eine Umstellung schwerer als Frauen. Lässt aber die Potenz nach, ohne dass eine Krankheit dies erklärt, kommen viele zu mir. Eine gute Idee!

Auch wenn es die meisten Männer nur ungern hören – auf das Alter allein lässt sich eine sinkende Potenz selten schieben. Auch schwere Krankheiten wie Multiple Sklerose bilden nur in sehr wenigen Fällen die Ursache. Der mit Abstand häufigste Auslöser für Erektionsstörungen ist ein ungesunder Lebensstil. Zu wenig Bewegung, zu viel Alkohol und vor allem eine nicht artgerechte Ernährung: Dieses Trio unguter Gewohnheiten führt schnell zu Übergewicht und das wiederum lässt die Manneskraft versiegen. Vor allem dann, wenn sich die Kilos am Bauch sammeln, was bei vielen Männern der Fall ist (siehe Seite 95). Denn das Fett zwischen den Organen lässt die Blutspiegel von Testosteron und Wachstumshormonen sinken, was den Muskelabbau sowie den Fettaufbau fördert und außerdem auf Stimmung und Libido schlägt. Zugleich fluten Entzündungsstoffe den Körper. Die Folge: Wir haben mehr vom Stresshormon Cortisol und vom Botenstoff Leptin im Blut, die beide wiederum die Wirkung des blutzuckersenkenden Hormons Insulin schwächen.

Hormonelles Ungleichgewicht mündet in der Flaute im Bett

Diese Dysbalance der Botenstoffe fördert Krankheiten wie Diabetes, Bluthochdruck, erhöhte Blutfette und Gicht: Sie lassen die Gefäße in Rekordschnelle altern – auch die Adern, die den Penis mit Blut versorgen. Das ist übrigens der Grund, weshalb Männer eine sinkende Potenz nicht als lässliche Alterserscheinung abtun sollten. Häufig ist die erektile Dysfunktion das erste Symptom einer Arterienverkalkung im ganzen Körper und zeigt damit ein erhöhtes Infarktrisiko an.

POTENT ESSEN: DIE TOP 4 DER MANNESKRAFT-BOOSTER

- **Wassermelone** enthält jede Menge Citrullin – eine Aminosäure, die die Durchblutung fördert. Nicht die kernarme Variante wählen, denn in den Kernen steckt besonders viel Citrullin, ebenso im randnahen Fruchtfleisch.
- **Beeren** liefern Anthocyane – sekundäre Pflanzenstoffe, die unserem Körper insgesamt guttun, im Speziellen das Penisgewebe stärken und so das Risiko für erektile Dysfunktion senken. Ebenfalls empfehlenswert: alle anderen violetten Obst- und Gemüsesorten.
- **Kohl** kann den Testosteronspiegel erhöhen und so die Potenz fördern. Auch gut: scharf-bitteres Gemüse wie Rettich, Meerrettich und Radieschen.
- **Hülsenfrüchte** enthalten sogenanntes L-Arginin, eine Aminosäure, die gefäßerweiternd wirkt und damit die Potenz steigern kann.

Übergewicht und der typische „Bierbauch" stehen also am Beginn eines echten Teufelskreises. Die gute Nachricht: Wer daran arbeitet, die übermäßigen Kilos und insbesondere das Bauchfett zu reduzieren, erhöht damit die Chancen auf neuerliche Freuden im Schlafzimmer und mehr gesunde Lebensjahre deutlich. Doch auch normalgewichtige Männer sollten darauf achten, dass ihr Taillenumfang 102 Zentimeter nicht übersteigt, ideal wäre ein Wert bis 93 Zentimeter. Sonst drohen ihnen ebenfalls Potenzstörungen. Gut geeignet, um den Körperfettanteil zu reduzieren, ist Intervallfasten (siehe Seite 100).

Mein Extra-Tipp: *Während Frauen spätestens in der Rückbildungsgymnastik nach einer Schwangerschaft lernen, ihre Beckenbodenmuskeln zu trainieren, wissen viele Männer nicht einmal, dass sie solche besitzen. Dabei entscheiden diese auch bei ihnen mit darüber, wie viel Spaß im Bett herrscht. Der Grund: Wer seine Beckenbodenmuskeln stärkt, etwa mit Krankengymnastik, kann beim Sex den Druck im Penis kontrollieren – und damit eine Erektion länger halten. Auch hilfreich: schnelle Jogging-Intervalle und spezielle Kraftsportübungen.*

91.
Lässt sich eine Erkältung wegessen?

Bis zu fünfmal im Jahr quält ein Infekt Menschen mit normalem Immunsystem – und der Spruch: „Drei Tage kommt sie, drei Tage bleibt sie, drei Tage geht sie" stimmt. Drastisch verkürzen können wir eine Erkältung mit angepasster Ernährung zwar leider nicht, wohl aber die Beschwerden lindern. Und das deutlich!

Schnupfen, Erkältung, grippaler Infekt: Alle drei Wörter beschreiben das Gleiche, eine Infektion der oberen Atemwege, ausgelöst durch Viren. Diese ist harmlos, aber lästig! Immerhin: Neben ausreichend Schlaf, leichter Bewegung an der frischen Luft und viel Trinken können wir mit der richtigen Lebensmittelwahl verhindern, dass die Symptome länger bleiben als unbedingt nötig. Wichtig: Eine echte Grippe ist in der Symptomatik sehr viel schlimmer als ein Infekt und dauert mindestens zwei Wochen, die Ernährungsratschläge sind jedoch dieselben.

▶ An den ersten Tagen: die Appetitlosigkeit hinnehmen

Zu Beginn einer Erkältung verlässt uns häufig die Lust zu essen. Dies ist kein Problem, sondern zeigt im Gegenteil lediglich an, dass das Immunsystem gezielt versucht, die Viren zu bekämpfen. Würden wir essen, müssten die Abwehrzellen den Nahrungsbrei auf Erreger scannen: Diese stecken in so ziemlich allem, was wir zu uns nehmen, und können, etwa im Fall von Salmonellen, richtig gefährlich werden. Indem der Körper den Appetit unterdrückt, verschafft er dem Immunsystem also mehr Kapazitäten, um die Erkältungserreger zu bekämpfen. Zwingen Sie sich in dieser Phase daher nicht zum Essen. Es sei denn, Sie sind untergewichtig: Dann ist der drohende Nährstoffmangel schlimmer als die Extrabelastung des Immunsystems.

▶ An den mittleren Tagen: immunstärkend essen

Sobald der Appetit zurückkehrt: unbedingt artgerecht ernähren (siehe Seite 60)! Füllen Sie den Teller zur Hälfte mit Gemüse und essen Sie täglich Hülsenfrüchte, Paprika und Nüsse. All das liefert immunstärkendes Vitamin C und Zink, außerdem Ballaststoffe, die dem Darm als Sitz des Immunsystems guttun, sowie zellschützende sekundäre Pflanzenstoffe. Letztere sind extrem wichtig, da Viren gesundes Gewebe angreifen. Besonders günstig: Lauchgewächse wie Zwiebeln und vor allem Knoblauch. Idealerweise essen Sie zu jeder Mahlzeit 5 Gramm davon roh und leicht zerdrückt. Dies aktiviert einer (kleinen) Studie zufolge jene Gene, die für die Produktion von T-Abwehrzellen zuständig sind. Ähnlich wirkt übrigens Hühnersuppe! Außerdem bildet diese großelterliche Geheimwaffe auch eine Art Inhalation: Der aufsteigende Dampf der heißen Suppe fördert die Durchblutung und hilft so, den Schleim in den Bronchien zu lösen. Ebenfalls günstig ist alles, was scharf schmeckt, wie Rettich und Radieschen. Es enthält Senföle, die antibiotisch wirken. Als Getränke empfehle ich Ingwerwasser und Grüntee: Die Hinweise mehren sich, dass diese die Erkältungssymptome lindern können.

▶ An den letzten Tagen: den Hustenreiz natürlich bekämpfen

Gegen den trockenen Husten am Ende einer Erkältung ist ein Kraut gewachsen, beziehungsweise sind es gleich mehrere: Insbesondere Spitzwegerich und Malvenblätter enthalten Schleimstoffe, die die überreizten Atemwege beruhigen. Trinken Sie etwa 5 Tassen Tee am Tag und essen Sie danach mindestens eine halbe Stunde nichts. So können die Wirkstoffe ihre Heilkraft am besten entfalten. Bei Einschlafproblemen hilft Studien zufolge der Klassiker Honig. Dass die geliebte Milch dazu Erkältungssymptome verschlimmert, ist übrigens widerlegt.

DIE VITAMIN-D-VERSORGUNG SICHERN

Vitamin D reißt die T-Zellen unserer Immunabwehr aus einer Art Dämmerschlaf, auf dass diese die Erreger bekämpfen. Lebensmittel enthalten das Vitamin aber nur in geringen Mengen. Daher empfehle ich für die Erkältungstage ein Ergänzungspräparat mit 25 Mikrogramm Vitamin D (1000 IE). Auch wenn der Körper es speichern kann, eine Überdosierung droht bei dieser Menge nicht. Langfristig besser: den Vitamin-D-Spiegel beim Arzt messen lassen und ihn immer ausreichend hoch halten. Denn nach dem Infekt ist vor dem Infekt!

92.
Was hilft gegen Untergewicht?

Für den Großteil der Deutschen, der mit Übergewicht kämpft, scheint es ein Luxusproblem, den Zeiger auf der Waage zu weit links stehen zu sehen. Tatsächlich jedoch ist Untergewicht mindestens so schlimm wie ein Zuviel an Kilos – und deutlich schwerer zu behandeln. Aber: Es kann klappen …

Wer wie ich konstant am unteren Rand des BMI-Normalbereichs kratzt, muss sich – ähnlich wie Übergewichtige – oft den einen oder anderen Spruch anhören. Etwa: „Dass jemand so Dünnes wie du Ratschläge für ein gesundes Gewicht gibt, ist schon witzig." Wer die BMI-Untergrenze aber tatsächlich reißt, hat ein echtes Problem: Denn Untergewicht geht häufig mit einem Nährstoffmangel einher. Betroffene leiden dann unter trockener Haut, eingerissenen Mundwinkeln, Müdigkeit und Konzentrationsstörungen. Sie sind deutlich anfälliger für Infektionen und haben ein höheres Risiko, frühzeitig zu sterben. Daher sollten Menschen mit einem BMI von unter 18,5 versuchen zuzunehmen – bei einem BMI von weniger als 17,5 rate ich sogar dringend dazu! Das Gleiche gilt, wenn der Körper aufgrund einer Krankheit die letzten Fettreserven angreift, etwa bei einer Lungenproblematik wie COPD und Asthma, chronischen Darmerkrankungen oder Krebs.

Auf Eiweiß und gesunde Fette setzen

Die Basis des Speiseplans sollten auch bei Untergewichtigen Gemüse, Obst, Vollkornprodukte und Hülsenfrüchte bilden. Allerdings müssen sie mehr als alle anderen darauf achten, sich mit ausreichend Omega-3-Fettsäuren zu versorgen (siehe Seite 26), die die Immunabwehr unterstützen. Gute Quellen sind Lein- und Hanföl sowie fetter Seefisch. Außerdem sollten Untergewichtige regelmäßig Eier, Milch, Sahne und Sahnequark essen. Diese enthalten viel Eiweiß, das Muskelschwund entgegenwirkt, unter dem extrem schlanke Menschen häufig leiden. Zudem liefern sie Kalzium: Das hält die Knochen stabil und kann damit das bei Untergewicht erhöhte Risiko für Osteoporose und Knochenbruch normalisieren.

NO SPORTS? BLOSS NICHT!

Einige meiner untergewichtigen Patienten setzen sich eine Kilogrenze: Fällt ihr Gewicht darunter, stellen sie alle sportlichen Aktivitäten ein. Verständlich, aber grundfalsch! Zum einen steigert Sport den Appetit. Zum anderen leiden Untergewichtige meist an Sarkopenie, also Muskelmangel. Daher müssen sie für regelmäßige Bewegungsreize sorgen, um die Muskulatur damit zum Wachstum anzuregen. Krafttraining stabilisiert zudem die Gelenke – und eine starke Muskulatur verhindert Fehlbelastungen. Sport hilft Untergewichtigen, Arthrose vorzubeugen und das Risiko für die Verschleißproblematik der Gelenke zu minimieren.

Mahlzeitenfrequenz und Energiedichte erhöhen

Untergewichtigen fällt es meist schwer, einen großen Teller Pasta zu verdrücken – nicht selten aufgrund einer schlechten frühkindlichen Prägung, in der der Zwang bestand, den Teller leer zu essen. Daher sollten Betroffene fünf bis sieben kleinere Mahlzeiten über den Tag verteilt zu sich nehmen, die zusammen 2500 bis 3000 Kalorien liefern. Für viele Untergewichtige klingt diese Energiezufuhr utopisch. Doch wer die Mahlzeiten clever anreichert, steigert die Energiedichte, packt also mehr Kalorien in 1 Gramm Nahrung und muss somit nicht mehr essen, um zusätzliche Energie aufzunehmen. Einige Beispiele: Gemüsesuppen mit Sahne oder Kokosöl versetzen; Salate, Dips und Müslis mit hochwertigen Ölen, Samen und Nüssen toppen; dunkle Schokoladenraspel unter Quark und Joghurts mischen; Wasser nicht pur trinken, sondern Schorlen mit hohem Saftanteil mixen (bei den Säften auf einen Fruchtgehalt von 100 Prozent achten).

Plötzliches Untergewicht immer abklären lassen! *Wer einen normalen BMI hat und auf einmal rasant ins Untergewicht rutscht, sollte unbedingt einen Arzt aufsuchen. Denn ein schneller Gewichtsverlust zeigt meist eine Erkrankung an, zum Beispiel eine Schilddrüsenüberfunktion, chronische Lungenkrankheiten wie Lungenemphysem oder verschiedene Krebsarten wie Leukämie.*

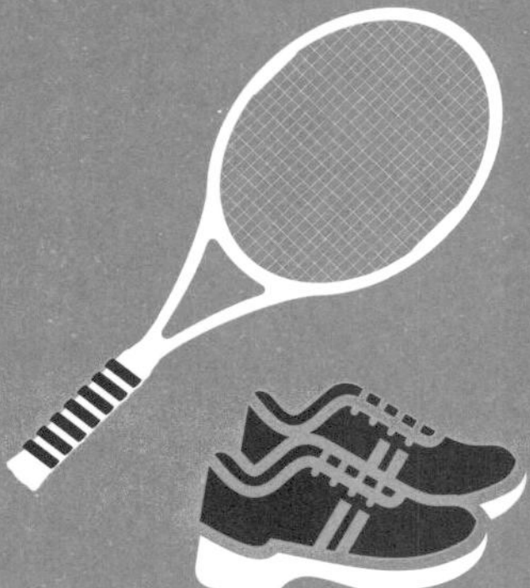

Rundum gut versorgt

Welche Nährstoffe ein Mensch genau braucht, ist so individuell, wie wir selbst es sind. Doch einige spezifische Empfehlungen kann die Forschung inzwischen geben, wie das folgende Kapitel zeigt. So sollten etwa Ältere anders essen als Jüngere – und Schwangere die Mikronährstoffe im Blick behalten. Sportler wiederum? Benötigen weniger, als die meisten von ihnen glauben …

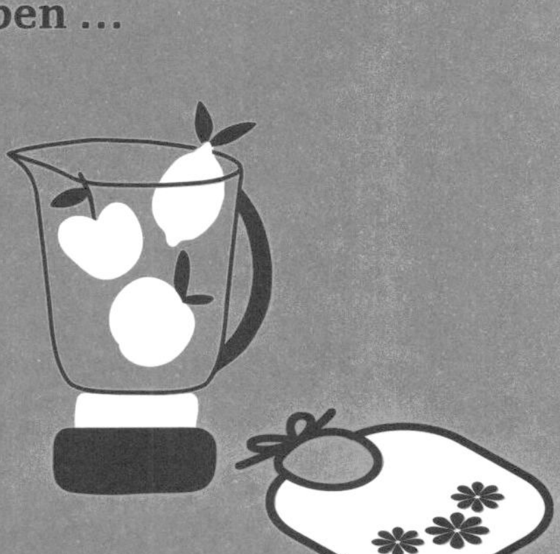

93.
Was benötigen Schwangere?

Werdende Mütter tragen Verantwortung für zwei Leben und fragen sich oft, was das für ihren Nährstoffbedarf bedeutet. Die Antwort: nicht so viel, wie die meisten befürchten! Wer ein paar Kleinigkeiten beachtet, versorgt sich und sein Kind optimal und sichert ihm den bestmöglichen Start ins Leben.

„Gebt die Schuld nicht den Schwangeren", so war vor einigen Jahren ein Artikel im Fachmagazin „Nature" überschrieben, der die Forschung zur Frage zusammenfasste, wie sich der Lebensstil werdender Mütter auf die Gesundheit ihres Nachwuchses auswirkt. Genau das ist mir wichtig! Es geht nicht um Bürde und Schuld, sondern um Chancen für eine gesunde Entwicklung, die Mütter ihren Kindern mit einer angepassten Ernährung eröffnen können. Und die sind zahlreich. So klappt's:

▶ Auf die Omega-3-Versorgung achten

Schwangere sollten vor, während und nach der Schwangerschaft ihren Omega-3-Index (siehe Seite 26) bestimmen lassen und, falls dieser nicht im Zielkorridor von 8 bis 11 Prozent liegt, mit dem Arzt eine individuelle Supplementierung besprechen. Dies kann das Risiko für vorgeburtliche Sterblichkeit, Frühgeburten und weitere Komplikationen verringern und womöglich die kognitiven Fähigkeiten des Kindes verbessern. Auch die Schwangeren selbst profitieren: Da ihr Nachwuchs Omega-3-Fettsäuren so dringend für die Gehirnentwicklung braucht, beansprucht er über die Plazenta extrem viel davon für sich. Daher „verarmen" viele Schwangere an Omega-3-Fettsäuren, was unter anderem die Wochenbettdepression verursachen kann.

▶ Die Mikronährstoffe im Blick behalten

Zudem empfehle ich Schwangeren, regelmäßig ein Blutbild machen zu lassen, um die Versorgung mit Vitaminen, Mineralstoffen und Spurenelementen zu überwachen. Werdende Mütter benötigen beispielsweise häufig mehr Eisen und

Vitamine aus der B-Gruppe, als sich über die Nahrung zuführen lässt – bei Veganerinnen ist dies sicher der Fall. Auch die Vitamin-D-Zufuhr sollten Schwangere dringend über Nahrungsergänzung absichern, sonst drohen schwache Knochen beim Kind. Die Deutsche Gesellschaft für Ernährung (DGE) empfiehlt 20 Mikrogramm (800 IE) pro Tag, der individuelle Bedarf kann jedoch höher liegen. Außerdem extrem wichtig: Jod (siehe Seite 46). Das Mineral ist essenziell für die Gehirnentwicklung des Kindes, 100 bis 150 Mikrogramm sollten Schwangere täglich zusetzen.

▶ Insgesamt artgerecht und zuckerarm ernähren

Viele gesunde Fette, viel Gemüse und pflanzliches Eiweiß bei wenig Weißmehl und Zucker: Sich auf diese Weise artgerecht zu ernähren (siehe Seite 60), ist für Schwangere besonders wichtig. Denn hormonelle Veränderungen mindern die Wirkung von Insulin, weshalb die Bauchspeicheldrüse bis zum Vierfachen der normalen Menge produzieren muss. Eine zuckerarme Ernährung entlastet das Organ und reduziert so das Risiko für Schwangerschaftsdiabetes. An diesem erkrankt etwa jede 20. Schwangere: Bei 85 Prozent genügt eine Ernährungsanpassung, um den Zuckerstoffwechsel zu stabilisieren. Unbehandelt erhöht ein Schwangerschaftsdiabetes das Risiko für Fehlbildungen am Herzen sowie Frühgeburten, außerdem entwickeln sich die Lungenbläschen des Kindes verzögert. Die Mütter selbst haben ein 3,5-fach erhöhtes Risiko, in den zehn Jahren nach der Geburt einen manifesten Diabetes zu entwickeln. Wichtig zu wissen: Der Energiebedarf pro Tag steigt erst im 2. Schwangerschaftsdrittel um etwa 250 Kalorien an, im 3. Schwangerschaftsdrittel um noch einmal die gleiche Menge. Decken Sie diesen Mehrbedarf möglichst über Nüsse, hochwertige Öle und Gemüse. Umgekehrt gilt: Versuchen Sie nicht, in der Schwangerschaft abzunehmen. Das versetzt den Körper in einen Mangelzustand, der das Kind auf Übergewicht programmieren kann!

Freispruch für den Kaffee: *Anders als lange empfohlen müssen Schwangere auf den Wachmacher nicht komplett verzichten. Denn 200 Milligramm Koffein pro Tag sind laut Europäischer Behörde für Lebensmittelsicherheit (EFSA) unbedenklich für den Fötus. Diese Menge steckt etwa in 400 Milliliter Filterkaffee oder 150 Milliliter Espresso. Energy-Drinks sollten Schwangere wegen der weiteren Zusatzstoffe allerdings tatsächlich nicht zu sich nehmen.*

94.
Wie ernähre ich Kinder richtig?

Den Nachwuchs dazu bringen, Gesundes zu essen? Das ist für die meisten Eltern ähnlich mühsam wie der Kampf, die Kinder von der Spielekonsole fernzuhalten. Indes: Kaum eine Anstrengung lohnt sich mehr! Was Sie tun sollten, um Ihr Kind fit und gut gewappnet in die Erwachsenenjahre zu schicken.

Sie haben etwa zwölf Jahre Zeit, Ihr Kind an eine gesunde Ernährung zu gewöhnen. Danach übernimmt die Peer-Group, die Zeit der Burger und Chips bricht an. Das Gute: Haben Sie Ihren Nachwuchs vorher auf eine artgerechte Ernährung hin geprägt (siehe Seite 60), wird er irgendwann von allein dahin zurückfinden!

▶ Viefalt, Vielfalt, Vielfalt – von Anfang an

Bereits im letzten Schwangerschaftsdrittel sind der Geschmacks- und Geruchssinn von Babys ausgebildet. Ab dann erfahren sie über das Fruchtwasser erste Prägungen: Forscher konnten nachweisen, dass Kinder Gesundes lieber mögen, wenn Schwangere sich vielfältig ernährt haben – schlicht, weil sie die Lebensmittel dann bereits kannten. Auch Stillende sollten sich artgerecht mit viel Gemüse, reichlich pflanzlichem Eiweiß und Hülsenfrüchten ernähren, denn Muttermilch überträgt Aromen ebenfalls in geringem Umfang. Isst das Kleinkind dann selbst, gilt es, ihm gesunde Ernährung als den kulinarischen Normalfall zu präsentieren. Kochen Sie daher Breie möglichst selbst, zunächst aus milden Gemüsesorten wie Möhren oder Pastinaken: So gewöhnt sich Ihr Nachwuchs gar nicht erst an Zuckerzusätze und intensive Aromen aus Gläschennahrung, mit denen sich die Industrie die Kunden der Zukunft heranzieht. Auch gut: Geben Sie dem Kind Rohkoststifte in die Hand, wenn es kauen lernt, und steigen Sie bei Nudeln und Brot direkt mit der Vollkornvariante ein.

▶ Gesunde Rituale etablieren

Gewöhnen Sie den Nachwuchs an feste Mahlzeiten: Klein- und Kindergartenkinder brauchen drei größere und zwei kleinere, danach genügen Frühstück,

Mittagessen und Abendbrot. Wer nicht frühstückt, sollte auf jeden Fall ein Pausenbrot mitnehmen. Ansonsten ist es besser, wenn Kinder auf Snacks verzichten, auch auf Fruchtschorlen und Obstpürees. Denn sie fördern Karies und liefern Zwischendurchenergie, die die Bauchspeicheldrüse unnötig belastet. Stellen Sie außerdem Regeln auf, an die sich alle in der Familie halten, wie: „Kuchen essen wir immer gemeinsam am Sonntag". So vermitteln Sie den Luxuscharakter, den Süßigkeiten haben sollten, ohne eine allzu große Begehrlichkeit zu wecken.

▶ Gefühl und Essen trennen

Ich gebe zu: Es ist schwer, den Kleinen nicht die Brezelsnacks in Eulenform anzubieten, wenn sie im Bus quengeln. Aber wer Kinder auf diese Art beruhigt, tröstet oder belohnt, legt den Grundstein für Verhaltenssüchte! Denn die Verknüpfungsachse zwischen Gefühlen und Essen ist extrem stabil: Wenn Eltern Kinder anleiten, negative Gefühle über Nahrung zu regulieren, schaffen diese es als Erwachsene nur schwer, entsprechende Ernährungsmuster, die schnell ins Übergewicht führen, abzulegen.

▶ Nachsicht und Geduld üben

Ihr Kind mag nur Kartoffeln „ohne alles"? Kein Problem, wenn Sie milde-konsequent bleiben! Bitten Sie den Nachwuchs, andere Lebensmittel der Mahlzeit wenigstens zu probieren, essen Sie selbst alles außer Kartoffeln und zeigen Sie, wie gut es Ihnen schmeckt. Das Kind wird Sie als Vorbild irgendwann nachahmen wollen. Eine weitere erprobte Taktik: Mischen Sie das Geliebte mit Gesundem, zum Beispiel Kartoffeln mit Paprika und Gürkchen zu einem Salat. Sortiert das Kind beides aus – alle Kleinen gehören irgendwann zu diesen „Picky Eaters" –, klauen Sie es ihm vom Teller. Dies provoziert den „Meins!"-Reflex und lässt Kinder das Gesunde oft testen. Das Wichtigste bei allem: Zwang, Frust und eine laute Stimme haben am Esstisch absolut nichts verloren, sie impfen den Kleinen nur einen Widerwillen gegen Gesundes ein.

Brauchen Kinder Nahrungsergänzungsmittel? *Sechs von zehn Kindern bekommen nicht genug Jod, auch an Eisen, Vitamin K und D mangelt es ihnen oft. Lassen Sie den Nährstoffspiegel des Nachwuchses regelmäßig prüfen und ergänzen Sie, was fehlt, nach ärztlicher Absprache. Wenn Eltern ihren Kindern Supplemente in Eigenregie verabreichen, kommt es häufig zu Überdosierungen!*

95.
Wie kann ich mit Ernährung meine Hormonbalance beeinflussen?

Unser Hormonsystem ist ein ausgeklügelter Regelkreis, bei dem Schwankungen normal sind. Der Körper kann sie lange ausgleichen. Klappt das nicht mehr, ist falsche Ernährung häufig ein Mitauslöser. Das heißt umgekehrt: Wer seinen Speiseplan anpasst, kann die Hormonbalance meist wiederherstellen.

Hormone bestimmen über jeden Prozess im Körper mit: Sie regulieren etwa unseren Wärmehaushalt, den Blutdruck, das Muskelwachstum, den Schlaf-wach-Rhythmus und die Verdauung. Gerät der Hormonhaushalt ins Ungleichgewicht, beispielsweise wenn wir aufgrund von Dauerstress stets einen erhöhten Spiegel an Cortisol und Adrenalin haben, können wir dies unter Umständen an Verstopfung und an Bluthochdruck bemerken – beide Botenstoffe hemmen die Verdauung und regeln den Blutdruck nach oben.

Wie ungesunde Ernährung den Hormonhaushalt stört

Neben Stress bringt vor allem falsche Ernährung unsere Hormone durcheinander. Essen wir etwa jeden Tag viele Weißmehlprodukte und Süßigkeiten, muss die Bauchspeicheldrüse permanent Insulin produzieren. Denn dieses Hormon aktiviert Rezeptoren, die die Zellen für den Zucker aufschließen. Schwimmt stets Insulin im Blut, stumpfen diese Rezeptoren bei dafür empfindlichen Menschen ab: Die Bauchspeicheldrüse produziert immer mehr Insulin, um Zucker in die Zellen zu schleusen, bis die Rezeptoren gar nicht mehr reagieren und das Organ erschöpft den Betrieb einstellt. Die Folge: Der Blutzuckerspiegel ist konstant zu hoch und wir haben Diabetes. Dies erklärt, warum eine kohlenhydratarme Ernährung umgekehrt Diabetes in 70 Prozent der Fälle heilen kann.
Eine weitere Folge falscher Ernährung sind Schlafstörungen. Denn um das Schlafhormon Melatonin herzustellen, braucht der Körper die Aminosäure Tryptophan als Baustoff und die Mineralstoffe Magnesium und Kalzium für die Herstellung. Diese Stoffe stecken vor allem in Nüssen, Hülsenfrüchten, grünem

Blattgemüse und Vollkornprodukten, typischen Lebensmitteln einer artgerechten Ernährung (siehe Seite 60) also. Wer dagegen die westliche Ernährungsweise pflegt, ist unterversorgt und schläft entsprechend schlechter.

Was schlank hält, hält die Hormone im Gleichgewicht

Ein weiterer Auslöser hormoneller Dysbalancen ist Übergewicht. Bauchfett etwa regt die übermäßige Ausschüttung entzündungsfördernder Botenstoffe wie Tumornekrosefaktor und Interleukin-6 an, was sämtliche Zivilisationskrankheiten befeuert. Zudem stört es das Gleichgewicht der Sexualhormone. Damit ist falsche Ernährung mittlerweile zur wichtigsten Ursache für Unfruchtbarkeit geworden – bei beiden Geschlechtern. So machen Übergewichtige 50 Prozent aller Frauen aus, die am polyzystischen Ovarialsyndrom (PCOS) leiden. Bei den Betroffenen ist der Spiegel an männlichen Sexualhormonen erhöht, wodurch der Eisprung ausbleibt und eine Schwangerschaft unmöglich wird. Bei Männern wiederum verringert Bauchfett den Testosteronspiegel und damit die Spermienproduktion. Das Gute: Reduzieren Adipositaspatienten ihr Gewicht nur um ein Zehntel, erhöhen sie damit ihre Chancen auf Nachwuchs extrem!

Lebergesunde Ernährung stabilisiert den Hormonhaushalt

Unser Entgiftungsorgan spielt eine zentrale Rolle für das hormonelle Gleichgewicht. Die Leber bildet Hormone bzw. deren Vorstufen wie IGF-1 und Angiotensinogen, die das Muskelwachstum beschleunigen und den Blutdruck steuern. Außerdem produziert sie Transporteiweiße, die Botenstoffe in die Zielzellen bringen. Und schließlich reguliert sie den Hormonhaushalt mit, indem sie etwa überschüssige Sexualhormone, Insulin und Wachstumsfaktoren abbaut. Die Leber bei ihrer Arbeit zu unterstützen, bedeutet vor allem, Ungesundes wegzulassen: also möglichst wenige tierische Fette zu essen sowie Zucker, insbesondere Fruktose (siehe Seite 30), und Alkohol zu meiden.

Fasten reduziert das Stresshormonlevel! *Nehmen wir länger keine Nahrung auf, sinkt Studien zufolge die Produktion von Cortisol, einem biochemischen Botenstoff, den unser Körper bei besonderen Belastungen ausschüttet – und der unter anderem den Blutzucker ansteigen lässt. Dies ist einer der Gründe, warum Menschen mit Störungen des Zuckerstoffwechsels besonders vom Intervall- und Heilfasten profitieren (siehe Seite 100).*

96.
Brauchen Sportler Proteinshakes?

Viele Menschen, die regelmäßig trainieren, haben den Eiweißdrink stets griffbereit und bereiten sich nach dem Sport fix ein Hähnchenschnitzel zu. Das Problem dabei: Durch die Konzentration auf einen einzigen Nährstoff übersehen Hantel-Fans und Jogging-Junkies das wirklich Wichtige.

Proteinshakes sind so etwas wie die Anabolika des kleinen Mannes: Sie versprechen zusätzliche Muskelmasse, helfen in der Realität aber nicht und können dem Körper sogar schaden. Die wirklich sinnvollen Maßnahmen hingegen kosten nichts extra – und helfen nicht nur in Sachen Sport!

Nur wenige Sportler haben einen erhöhten Eiweißbedarf

Klar: Wer viel trainiert, verbrennt mehr Energie – muss also mehr essen, wenn er nicht abnehmen, sondern Muskeln aufbauen will. Doch der Großteil der Freizeitsportler überschätzt den zusätzlichen Nährstoffbedarf, insbesondere beim Eiweiß. Normalgewichtigen, gesunden Menschen empfehle ich 1 bis 1,2 Gramm Eiweiß pro Kilo Körpergewicht. Als Berater der Spitzensportler am Olympiazentrum Hamburg/Schleswig-Holstein weiß ich: Selbst die allermeisten Profi-Athleten brauchen nicht viel mehr – höchstens bis zu 1,6 Gramm! Einzig Kraftsportler wie Gewichtheber haben einen erhöhten Eiweißbedarf von bis zu 2 Gramm pro Kilo Körpergewicht, und dies auch nur in den intensiven Trainingsphasen etwa vor einer Weltmeisterschaft oder Olympischen Spielen. Bei allen anderen genügt der mechanische Muskelreiz des Trainings, um das maximal mögliche Muskelwachstum des Körpers anzuregen!

Zu viel Protein belastet den Körper

Wer sich normal ernährt und nach dem Training einen Proteinshake trinkt, der etwa 30 Gramm Eiweiß liefert, ist damit meist bereits überversorgt – nicht mitgerechnet die Proteinriegel, die Hobbysportler gern snacken. Das Problem: Aus dem Zuviel baut der Körper Fett auf, das er am Bauch speichert. Mit Eiweiß-

drinks sabotieren sich also all jene selbst, die auf einen definierten Sixpack hintrainieren! Dazu kommt: Der Eiweißüberschuss belastet die Nieren. Gesunde Organe kommen damit zwar klar, doch das Risiko für Nierensteine steigt. Bestehende Probleme verschärft ein zu hoher Proteinkonsum schnell.
Und: Wählen Sportler vor allem tierische Proteine, beispielsweise aus Fleisch oder Molkepulver, verstärkt sich die Entzündungsneigung des Körpers. Zudem liefern diese Proteine viele sogenannte Purine, die der Körper zu Harnsäure verstoffwechselt. Diese kann sich bei entsprechender Neigung und besonders bei Übergewicht zu winzigen Kristallen in den Gelenken zusammenfügen und schmerzhafte Gichtattacken auslösen.

Was Sportlern wirklich hilft

Um dem Körper ausreichend Proteine als Bausteine für neue Muskeln bereitzustellen, genügt eine normale Mischkost – selbst bei Sportlern, die einen großem Muskelaufbau anstreben. Wichtiger als die Menge des Proteins ist der Zeitpunkt der Mahlzeiten: Wer Muskelmasse aufbauen will, sollte innerhalb von 90 Minuten nach dem Training essen. Dann reagiert der Körper am intensivsten auf den Muskelreiz. Außerdem profitieren Sportler von einer insgesamt artgerechten Ernährung (siehe Seite 60) ganz besonders: Denn nur, wer sich mit ALLEN Nährstoffen optimal versorgt, kann Spitzenleistungen bringen. Häufig beobachte ich aber das Gegenteil: Im Trainingslager ernähren sich Sportler gut, davor und danach aber leben sie so ungesund wie die meisten jungen Menschen – mit vielen Fertigprodukten, Fast Food, Alkohol und wenig Schlaf. Wer das ändert, verbessert persönliche Bestmarken zuverlässig. Das heißt: Ein weggelassener Burger, ein Schnaps weniger und eine zusätzliche Stunde Schlaf bringen mehr als jeder Proteinshake!

So geht Abnehmen mit Sport: *Auf die Pulsuhr müssen Gesunde nicht über die Maßen schauen. Eine verbrannte Kalorie ist verbrannte Energie – egal, bei welchem Puls! Ideal für Abnehmwillige sind erschöpfende Kraft-Ausdauer-Einheiten von mindestens einer Stunde. Dann hat der Körper die in den Glykogenspeichern gesammelten Kohlenhydrate meist verbraucht und muss die Fettreserven angreifen. Außerdem wächst die Muskelmasse und dies wiederum steigert den Grundumsatz (siehe Seite 98): Wir verbrennen dann über den Tag automatisch mehr Energie, auch wenn wir uns nicht bewegen.*

97.
Muss ich im Alter anders essen?

Mit jedem Jahr, das wir auf unserer Lebensuhr notieren, verändert sich der Körper. Etwa ab dem 25. Geburtstag baut er nachweislich ab – das hat Folgen für unseren Energieverbrauch und die Nährstoffversorgung. Die wichtigsten Prozesse und wie Sie Ihre Ernährung daran anpassen …

„Die Summa summarum des Alters ist eigentlich niemals erquicklich", meinte schon der Dichterfürst Goethe – und wie so oft hatte er recht! Aber als Ernährungsmediziner kann ich zumindest eines dagegenhalten: Wer über schleichende Alterungsprozesse Bescheid weiß und seine Ernährung wie folgt umstellt, kommt fitter und gesünder „in die Jahre":

▶ Mehr Eiweiß essen

Der Alterungsprozess besteht darin, dass die Zellfunktion kontinuierlich abnimmt – in jedem Bereich des Körpers, von den Knochen über die Muskeln und das zentrale Nervensystem bis hin zum Darm. Letzteres bedeutet: Unsere Verdauung kann weniger Nährstoffe in die Blutbahn überführen, insbesondere weniger Eiweiß. Daher sollten Ältere deutlich mehr davon essen. Konkret: Ein normal aktiver Mensch bis etwa 50 Jahre braucht 1 Gramm Eiweiß pro Kilo Körpergewicht und Tag, wer körperlich schwer arbeitet, 1,2 Gramm. Dieser Bedarf wächst mit dem Alter langsam um 20 Prozent (0,2 Gramm pro Kilo und Tag). Ein 70 Kilo schwerer 70-Jähriger müsste also 84 Gramm Eiweiß essen anstatt 70. Eine ausreichende Versorgung mit Proteinen kann helfen, ernährungsbedingten Muskelschwund aufzuhalten, der im Alter besonders rasant geschieht: Ein 70-jähriger bettlägeriger Mensch verliert in einer Woche so viel Muskelmasse wie ein 20-Jähriger in einem Monat.

▶ Stärker auf die Versorgung mit Mikronährstoffen achten

Auch die Aufnahmequote von Vitaminen, Mineralstoffen und sekundären Pflanzenstoffen aus dem Darm sinkt mit jedem Jahr mehr. Das ist doppelt schlecht, denn Ältere haben teilweise einen erhöhten Bedarf. Warum? Bei ihnen ist die Zellalterung verstärkt, das Risiko für Entartungen und entzündliche Prozesse steigt – und damit auch das für Krankheiten wie rheumatoide Arthritis, Diabetes und Krebs. Sekundäre Pflanzenstoffe helfen, diese Prozesse aufzuhalten. Daher sollten Ältere sich unbedingt antientzündlich (siehe Seite 192) und krebsvorbeugend (siehe Seite 194) ernähren. Zudem sollten sie jährlich ihr Blut auf Nährstoffmängel untersuchen lassen, etwa an Vitamin C, D, Kalzium – und vor allem an B-Vitaminen: Hier droht eine Unterversorgung, weil die Magenschleimhaut weniger Transporteiweiße produziert, die die Vitamine sicher in den Dünndarm bringen. Ein solcher Mangel führt zu Schwäche, Müdigkeit und Vergesslichkeit, Symptomen also, die wir oft fälschlich aufs Alter schieben. Wichtig zu wissen: Auch die Einnahme von Medikamenten kann die Aufnahme von Nährstoffen deutlich beeinflussen!

▶ Die Energiezufuhr reduzieren

„Essen ist der Sex des Alters": Nach diesem Motto sollte niemand handeln! Denn aufgrund abnehmender Muskelmasse und sinkender Stoffwechselaktivität reduziert sich unser Grundumsatz (siehe Seite 98). Ein 70-jähriger Mensch verbrennt 30 Prozent weniger Kalorien als ein 20-Jähriger. Daher gilt es, die Energiezufuhr entsprechend zu verringern und den Bedarf vor allem mit Gemüse, Nüssen und Hülsenfrüchten zu decken. Für große Portionen leerer Kohlenhydrate, etwa in Form von Weißmehlpasta, ist da kein Puffer mehr! Wer weiter isst wie bisher, landet umstandslos in der Doppelfalle aus Nährstoffmangel und Übergewicht. Mein Rat: Auch wenn es immer schwerer wird sich aufzuraffen, ab 40 ist Kraftsport keine Kür mehr, sondern Pflicht. Jede Minute an den Geräten wirkt – in Kombination mit ausreichender Eiweißzufuhr – dem Muskelabbau entgegen. Und beugt so langfristig der im höheren Alter verstärkten Sturzneigung vor, die weit häufiger auf schwachen Haltemuskeln beruht als auf brüchigen Knochen.

Gesunde Alternativen: *Zunehmende Zahnprobleme und schwächere Kaumuskeln führen dazu, dass Ältere häufig auf Kuchen und Pudding umsteigen. Diese nährstoffarmen Lebensmittel verstärken aber Mangelerscheinungen und Muskelabbau. Ich empfehle, bei Beschwerden auf Gemüsepüree und -suppen sowie weiches Fleisch und Pasta aus Hülsenfrüchten zu setzen – angereichert mit gesunden Ölen (siehe Seite 64).*

98.
Richtige Ernährung – eine Frage des Geschlechts?

Frauen füllen sich ihren Teller häufig mit anderen Dingen als Männer. Oder aber mit den gleichen Lebensmitteln, aber in einem unterschiedlichen Verhältnis. Doch bedeutet dies, dass sich die Geschlechter in Sachen Nährstoffbedürfnis unterscheiden und wirklich anders essen sollten? Eine Aufklärung.

Die Genderdiskussionen machen auch vor der Tür meiner Praxis nicht halt. Die Frage: „Was muss ich denn als Mann besonders beachten, ich muss mich ja sicher anders ernähren als meine Frau?“ habe ich früher nie gehört. Seit etwa zwei, drei Jahren stellen Patienten sie häufiger. Beantwortet ist sie schnell …

Grundsätzlich gleichen sich die Bedürfnisse

Wenn Mann und Frau sich an die grundlegenden Empfehlungen zur artgerechten Ernährung halten (siehe Seite 60), versorgen sie sich mit allem, was sie brauchen. Diese Gleichheit in den ernährungsphysiologischen Bedürfnissen ist evolutionsbiologisch auch sinnvoll. Schließlich wäre die Nahrungssuche über Jahrhunderttausende hinweg deutlich komplizierter gewesen, wenn Frauen etwa eher Kohlenhydrate bräuchten und Männer eher Fett. Zudem standen die Nährstoffgruppen anders als heute nicht immer gleichermaßen zur Verfügung! Mal mussten unsere Ahnen mit Eiweiß und Fett auskommen, wenn die Jagd erfolgreich war. Dann wieder mit Kohlenhydraten, wenn im Sommer die Früchte reif waren. Es erleichterte also unser Überleben, dass die Natur beide Geschlechter auf „Allesfresser“ mit ähnlichen Bedürfnissen hin optimiert hatte.

Wenige Unterschiede gibt es dennoch

In Sachen Körperbau unterscheiden sich Mann und Frau: So haben Männer im Durchschnitt mehr Muskelmasse, Frauen einen höheren Körperfettanteil. Bei gleicher Größe und gleichem Gewicht sowie Alter dürfen Männer daher etwa 20 Prozent mehr Kalorien am Tag zu sich nehmen. Da sie im Schnitt mehr schwitzen als Frauen, ist ihr Verlust und damit ihr Bedarf an bestimmten Mineralstoffen wie Zink etwas höher. Frauen im gebährfähigen Alter wiederum verlieren durch die Menstruation häufig viel Eisen, das wichtiger Bestandteil des roten Blutfarbstoffs ist. Neben der Eisenversorgung sollten sie auch auf eine verstärkte Kalzium- und Magnesiumzufuhr achten, um ihrem erhöhten Osteoporoserisiko entgegenzuwirken. Allerdings ist der Nährstoffbedarf ein Spiel mit sehr vielen Variablen: Faktoren wie Alter, allgemeiner Ernährungs- und Gesundheitszustand sowie Aktivitätslevel beeinflussen ihn viel mehr als das Geschlecht.

WAS SICH MANN BEI FRAU ABSCHAUEN SOLLTE – UND UMGEKEHRT

Die Zahlen zum geschlechtsspezifischen Essverhalten zeigen: Wenn sich Mann und Frau angleichen würden, verbesserte sich die Ernährung am Ende bei allen:

- Für Frauen gehören Gemüse und Obst selbstverständlicher zum Ernährungsalltag: Doppelt so viele Frauen wie Männer greifen täglich dazu. Die empfohlene Mindestmenge von 400 Gramm Gemüse schaffen beide Geschlechter allerdings im Durchschnitt nicht!
- Männer essen im Durchschnitt 75 bis 84 Gramm Eiweiß pro Tag, Frauen nur 53 bis 60 Gramm. Unterschiede im durchschnittlichen Körpergewicht herausgerechnet, decken Männer den Eiweißbedarf von 1 bis 1,2 Gramm pro Kilogramm (Normal-)Gewicht häufiger! Frauen sollten daher mehr auf die Eiweißzufuhr achten.
- Bei der Proteinquelle liegen wieder die Frauen vorn: Sie greifen deutlich öfter zu pflanzlichen Eiweißlieferanten wie Tofu. Männer dagegen decken ihren Eiweißbedarf vor allem über Fleisch: Sie essen etwa doppelt so viel davon wie Frauen, jeder Dritte konsumiert täglich Fleisch und Wurstwaren – bei den Frauen ist es nur jede Fünfte. Inbesondere männliche Jugendliche sollten sich an den Frauen orientieren, denn ihr Wurstkonsum liegt beim Dreifachen der empfohlenen Menge.

99.
Leben Veganer am gesündesten?

Weltweit ernähren sich etwa eine Milliarde Menschen rein pflanzlich, hierzulande rund eine Million – Tendenz steigend. Die meisten wollen Tierwohl und Klima schützen oder folgen religiösen Vorgaben. Einige aber leben dem Körper zuliebe vegan. Doch geht die Gleichung „vegan = gesund“ auf?

Ein britisches Gericht hat dem Veganismus kürzlich den Status einer philosophischen Weltanschauung zugesprochen. Das passt zum beinahe religiös anmutenden Bekehrer-Ton, den ich in Gesprächen mit – einigen – Veganern bemerke. Sicher, viele ihrer Argumente greifen: Wer sich rein pflanzlich ernährt, quält kein Tier und belastet die Umwelt weniger, da der Anbau von Getreide und Gemüse weniger Land und Ressourcen verbraucht als Viehzucht. Auch haben Veganer meist bessere Werte bei BMI und Körperfettanteil (siehe Seite 94) – und damit ein geringeres Risiko für Krankheiten wie Diabetes und Gefäßverkalkung.

Mangelerscheinungen sind möglich

Doch gerade aus gesundheitlichen Gründen empfehle ich eine vegane Ernährung nicht grundsätzlich. Zum einen können Veganer ihren Tagesbedarf an Proteinen nur dann decken, wenn sie ihre Mahlzeiten akribisch planen. Zum anderen droht eine Unterversorgung: etwa mit den Vitaminen B_{12} und B_2, die fast nur in tierischen Produkten vorkommen, mit Eisen, das der Körper aus pflanzlichen Quellen weniger gut verwerten kann, sowie mit Kalzium, Zink und Jod. Veganer, vor allem Schwangere, sollten sich also unbedingt auf Nährstoffmängel untersuchen lassen und das, was fehlt, ergänzen – möglichst mit ärztlich verordneten Präparaten. Industriell verarbeitete Produkte, denen solche Stoffe oft zugesetzt sind, bilden keine Alternative: Sie enthalten neben gesunden Zusätzen häufig Geschmacksverstärker, künstliche Aromen und extraviel Zucker, Fett und Salz. Hinzu kommt: Die vegane Ernährung ist weit entfernt von unserer traditionellen Lebensweise, bei der Fleisch lange als erstrebenswerter Luxus galt – Stichwort: Sonntagsbraten. Dies führt dazu, das Neu-Veganer tierische

Produkte häufig durch anderes Gewohnt-Geliebtes ersetzen, sie also etwa große Portionen Pasta oder Pommes essen anstatt mehr Gemüse und Hülsenfrüchte. Damit jedoch kann auch eine vegane Ernährung sehr schnell dick machen! Aus all diesen Gründen empfehle ich den gesunden Mittelweg – mein Konzept der artgerechten Ernährung (siehe Seite 60). Wer versucht, sich daran zu halten, wird automatisch an vielen Tagen der Woche vegan kochen. Einfach, weil sich nur so die Vorgaben zum hohen Gemüseverzehr sowie zum stark reduzierten Fleisch- und Fischkonsum erfüllen lassen.

Bei einigen Krankheiten ist vegan wirklich das Gesündeste

Menschen mit Arthrose, rheumatoider Arthritis und Diabetes aber rate ich tatsächlich zur rein pflanzlichen Ernährung. Denn so nehmen sie keine Arachidonsäure zu sich: Diese Fettsäure, die überwiegend in tierischen Produkten vorkommt, fördert chronische Entzündungen, die allen drei Krankheiten zugrunde liegen (siehe Seite 192). Entsprechend zeigen Studien, dass eine vegane Ernährung diese drei Beschwerdebilder lindern kann. Immer vorausgesetzt, dass die Patienten bei den Kohlenhydraten die komplexe Variante wählen, etwa aus Vollkorn oder Hülsenfrüchten – und nicht solche aus Weißmehlprodukten.

UND WAS IST MIT DEN KINDERN?

Ernährungsmediziner sind sich einig: Eltern sollten ihren Nachwuchs mindestens bis zum Kleinkindalter, möglichst aber bis ins Jugendalter nicht vegan ernähren – es drohen irreversible geistige Entwicklungsverzögerungen und Kleinwuchs. Dies zeigte kürzlich ein Fall aus Sydney: Hier verurteilte ein Gericht Eltern zu je 300 Stunden Sozialarbeit, weil diese ihr Baby mit rein pflanzlicher Kost mangelernährt hatten. Das Kleinkind wog mit 19 Monaten nur fünf Kilo – so viel wie normalerweise ein drei Monate altes Baby –, es hatte keine Zähne und konnte weder stehen noch gehen. Eine vegetarische Lebensweise dagegen schadet Kindern nicht, allerdings sollten Eltern sich auch in diesem Fall von Ernährungsberatern unterstützen lassen.

Die goldene Frage

Am Ende eines Buchs schreiben Autoren oft ein Nachwort, mir ist das meist zu pathetisch. Was mir aber gefällt: die Idee, Sie mit einem knappen Resümee zu motivieren, die Theorie in Ihre ganz persönliche Praxis umzusetzen. Die nächsten Doppelseiten verraten die wichtigsten wenigen Punkte, die genügen, um auf direktem Weg in eine gesündere Zukunft zu starten!

100.
Mit welchen 5 Regeln mache ich automatisch alles richtig?

Kein Mensch der Welt kann sich an alle Empfehlungen halten, die ich in diesem Buch gegeben habe. Und das ist auch gar nicht nötig! Denn nur Weniges ist Pflicht, das Meiste dagegen Kür. Hier daher meine Top-5-Ernährungsregeln, mit denen Sie die wichtigsten Herausforderungen unseres typisch westlichen Ernährungsalltags souverän meistern.

1 Erhöhen Sie Ihre Ballaststoffzufuhr

Schon rein äußerlich haben es braune Tellerlinsen oder gelbgräuliche Kichererbsen schwer und ihr Ruf als Flatulenz-Garanten macht Hülsenfrüchte zusätzlich unsexy. Trotzdem sollten Sie genau diesen ein eigenes Regalbrett im Schrank freiräumen. Denn Hülsenfrüchte sind die Ballaststofflieferanten Nummer 1! Und Ballaststoffe wiederum gehören zu den absoluten Top-Stars unter den Nährstoffen – gleichzeitig aber zu denen, mit denen wir hierzulande am stärksten unterversorgt sind. Was für eine vertane Chance! Hier einige der zahlreichen Gesundwirkungen von Ballaststoffen (siehe Seite 16), um nur die wichtigsten zu nennen: Sie sättigen extrem gut, was uns vor Übergewicht bewahrt oder uns hilft, überflüssige Kilos loszuwerden. Außerdem dienen sie den günstigen Dickdarmbakterien als Futter und erhalten so die Vielfalt unseres Darmmikrobioms (siehe Seite 38). Diese wiederum ist die Voraussetzung dafür, dass unser Körper lange gesund bleiben kann. Weiterhin senken Hülsenfrüchte das Risiko für Diabetes und erhöhte Blutfette. Auf geht's also – Linsensuppe kochen! Oder Kichererbsencurry. Oder Kidneybohnen-Burger. Oder …

2 Versorgen Sie sich besser mit Omega-3-Fettsäuren

Omega-3-Fettsäuren sind immer wieder Thema in den Medien, aber längst noch nicht ausreichend in aller Munde! Sie gewährleisten nicht nur, dass unser Gehirn und unser Herz so arbeiten können, wie sie sollten, sondern wirken zudem chronischen Entzündungen entgegen, unter denen die meisten von uns leiden und die sämtliche Zivilisationskrankheiten befördern. Das Gute: Neben verschiedenen Ölen wie Nuss-, Lein- und Rapsöl sind die besten Quellen für Omega-3-Fettsäuren Nüsse und fetter See- sowie Süßwasserfisch. Lebensmittel also, die weitere ultragesunde Nährstoffe liefern, wie etwa pflanzliche Eiweiße und B-Vitamine. Diese Nahrungsmittel sollte daher jeder von uns sehr viel häufiger auf den Tisch bringen. Zusätzlich empfehle ich Ihnen, Ihre aktuelle Versorgung mit den wertvollen Fettsäuren über den Omega-3-Index checken zu lassen. Dies kostet 70 Euro: zugegeben, nicht ganz günstig, aber notwendig. Denn nur der Index offenbart, ob Sie mit angepasster Ernährung Ihren Bedarf decken können oder zu Nahrungsergänzungsmitteln greifen sollten.

3 Nehmen Sie Ihre persönliche Prägung in den Blick

Viele unserer Gewohnheiten haben die Eltern uns in früher Kindheit anerzogen. Und uns außerdem genetische Muster vererbt, die etwa mitbestimmen, wie unser Stoffwechsel läuft und ob wir zu Übergewicht und Diabetes neigen. Nur wer sich dies bewusst macht, kann eine Ernährungsumstellung langfristig schaffen. Ein Beispiel: Ihre Eltern sind beide übergewichtig, essen gern viel Fleisch, snacken häufig und bereiten eher ein Fertiggericht zu, als selbst zu kochen und die Mahlzeiten in Ruhe zu genießen? Dann ist es sehr wahrscheinlich, dass auch Sie ein paar Kilo zu viel wiegen, fleischlastige Gerichte lieben, sich häufig eine Tiefkühlpizza in den Ofen schieben und vor dem Fernseher in die Chipstüte greifen. Solch ein Essverhalten ist also kein persönliches Versagen, sondern schlicht ungünstige Prägung! Und damit etwas, das Sie ändern können. So zum Beispiel: Machen Sie einen Kochkurs und versuchen Sie anschließend, sich zunächst einmal in der Woche selbst an den Herd zu stellen, dabei die Fleischportion zu halbieren und das Gericht ohne Ablenkung zu genießen. Ich versichere Ihnen: Wenn Sie dies ein paar Mal durchziehen, werden Sie Ihren Ernährungsalltag begeistert immer weiter umgestalten. Einfach weil es sich toll anfühlt, selbstwirksam gut für sich zu sorgen!

4 Analysieren Sie Ihre individuellen Essmotive

Ein Großteil gesunder Ernährung ist Psychologie. Wir Menschen sind eben keine Maschinen, die nur ab und an einen Schluck Öl brauchen, um zu laufen. Für unsere Spezies ist Essen mehr als Nahrungsaufnahme: Es bedeutet Genuss und

Geselligkeit, macht uns über Rituale wie das gemeinsame Mittagessen oder das Geburtstagsfestmahl zum Teil einer Gemeinschaft. Je nach frühkindlicher Prägung hilft uns Essen häufig auch, negative Gefühle herunterzuregeln und positive Emotionen zu verstärken: Es tröstet uns also mitunter, beruhigt uns bei Stress oder bildet die Belohnung für Geleistetes. Wer diese Dimension ausblendet, wird mit einer Ernährungsumstellung scheitern. Einfach, weil er gegen seine Psyche und gegen gelernte Gewohnheiten arbeitet. Nehmen wir diese aber wahr, können wir sie bewusst beeinflussen! Daher: Beobachten Sie über eine Woche hinweg (und danach regelmäßig immer wieder) genau, in welchen Situationen Sie was und wie essen. Welche Motive treiben Sie an? Welche Gefühle haben Sie dabei? Wer diese Bestandsaufnahme ehrlich unternimmt, also quasi von außen auf sich schaut, erkennt auf der Stelle ein Dutzend Stellschrauben, an denen er sein Essverhalten auf „gesünder" drehen könnte. Ein persönliches Beispiel: Ich neige in wirklich stressigen Phasen dazu, viel Schokolade zu essen, ohne es wirklich zu wollen. Dieser Automatismus ist nicht leicht zu überwinden. Also lasse ich die Schokolade direkt im Laden – und vermisse sie dann auch nicht!

5 Öfter mal ganz einfach nichts essen

Die letzte Regel meiner Top 5 ist die einfachste. Und günstigste. Und vor allem die wirkungsvollste: Die Studien zu den Segenswirkungen des Fastens lassen sich kaum mehr überblicken! Kein Wunder: Wer dem Körper für eine gute Weile keine Nahrung zuführt, schenkt ihm eine Auszeit vom Dauerbetrieb. Bauchspeicheldrüse, Verdauung, Leber: Alle Organe arbeiten permanent auf Hochtouren, damit wir mit unseren Partnern kuscheln, Freunde treffen, im Beruf aufgehen, Kinder bekommen und großziehen, Ferien genießen, schlafen können. Beim Fasten läuft es umgekehrt: Wir nehmen uns selbst zurück und stellen uns in den Dienst des Körpers. Nett, wie er ist, dankt er es uns direkt! Und nutzt die Zeit des Schongangs, um in aller Ruhe durchzuputzen und Zellmüll zu entsorgen. Dieser Recyclingprozess lässt uns erwiesenermaßen länger leben. Und: Ob wir die nächtliche Essenspause verlängern, einen Tag in der Woche nichts essen oder direkt eine Woche heilfasten – alle Varianten wirken positiv. Hauptsache, sie passen in Ihr Leben. In diesem Sinne: Wenn der/die Liebste Sie heute nicht gerade zum Hochzeitstag-Dinner ausführt oder Freunde eine Party geben, dann lassen Sie die restlichen Mahlzeiten des Tages doch direkt einmal ausfallen …

Die TOP-5-Ernährungsregeln –

so klappt die Umsetzung leicht!

1 Erhöhen Sie Ihre Ballaststoffzufuhr

- Bevorraten Sie sich mit Hülsenfrüchten in jeder Form (trocken, Dose ...).
- Machen Sie sich schlau, in welchen Lebensmitteln besonders viele Ballaststoffe stecken, wie z. B. in Haferflocken, Kohl, Himbeeren.
- Kochen Sie jede Woche ein unbekanntes Gericht damit.

2 Versorgen Sie sich besser mit Omega-3-Fettsäuren

- Tauschen Sie ungünstige Öle, etwa aus Sonnenblumenkernen und Distel, durch Omega-3-Lieferanten wie Lein-, Hanf- und Walnussöl.
- Lesen Sie, was es mit dem Omega-3-Index auf sich hat.

3 Nehmen Sie Ihre persönliche Prägung in den Blick

- Überlegen Sie, was und wie Ihre Eltern gern essen, welche kulinarischen Rituale sie pflegen und welche Elemente Sie bei sich selbst entdecken.
- Schauen Sie, welche Routinen Ihre Gesundheit negativ beeinflussen und wie Sie diese in kleinen Schritten ändern könnten.

4 Analysieren Sie Ihre individuellen Essmotive

- Wenn Sie das nächste Mal etwas essen, fragen Sie sich: Warum esse ich? Warum genau dieses Lebensmittel oder dieses Gericht?
- Schauen Sie wie aus der Vogelperspektive auf die Situation: Würden Sie diese Umstände Freunden als gesund empfehlen? Falls nein: Wie können Sie solche Situationen vermeiden oder in Richtung gesund drehen?
- Wiederholen Sie die beiden Schritte bei den nächsten Mahlzeiten.

5 Öfter mal ganz einfach nichts essen

- Fragen Sie sich, ob Sie eher auf Frühstück oder Abendessen verzichten können und versuchen Sie, die entsprechende Mahlzeit einmal pro Woche wegzulassen.
- Wenn dieses Intervallfasten gut funktioniert, verlängern Sie die nächtliche Essenspause an weiteren Tagen der Woche.
- Klappt auch das, essen Sie alle zwei Wochen an einem ganzen Tag nichts. So verlängern Sie die Zeit der Nahrungskarenz.

LITERATURVERZEICHNIS

Ausgewählte Quellen, auf denen die Antworten beruhen, nach Kapiteln sortiert

Nährstoffkompass – die Basics

Abdelhamid AS, Martin N, Bridges C, et al. Polyunsaturated fatty acids for the primary and secondary prevention of cardiovascular disease. Cochrane Database Syst Rev. 2018; 7 (7): CD012345.

AbuMweis S, Jew S, Tayyem R, Agraib L. Eicosapentaenoic acid and docosahexaenoic acid containing supplements modulate risk factors for cardiovascular disease: a meta-analysis of randomised placebo-control human clinical trials. J Hum Nutr Diet. 2018; 31 (1): 67–84.

ASCEND Study Collaborative Group, Bowman L, Mafham M, et al. Effects of n-3 Fatty Acid Supplements in Diabetes Mellitus. N Engl J Med. 2018; 379 (16): 1540–1550.

Aung T, Halsey J, Kromhout D, et al. Associations of Omega-3 Fatty Acid Supplement Use With Cardiovascular Disease Risks: Meta-analysis of 10 Trials Involving 77 917 Individuals. JAMA Cardiol. 2018; 3 (3): 225–234.

Bakken T, Braaten T, Olsen A, Kyrø C, Lund E, Skeie G. Consumption of Whole-Grain Bread and Risk of Colorectal Cancer among Norwegian Women (the NOWAC Study). Nutrients. 2016; 8 (1): 40.

Berliner D, Mattern S, Wellige M, et al. The omega-3 index in patients with heart failure: A prospective cohort study. Prostaglandins Leukot Essent Fatty Acids. 2019; 140: 34–41.

Bhatt DL, Steg PG, Miller M, et al. Cardiovascular Risk Reduction with Icosapent Ethyl for Hypertriglyceridemia. N Engl J Med. 2019; 380 (1): 11–22.

Brandt EJ, Myerson R, Perraillon MC, Polonsky TS. Hospital Admissions for Myocardial Infarction and Stroke Before and After the Trans-Fatty Acid Restrictions in New York. JAMA Cardiol. 2017; 2 (6): 627–634.

Cains S, Blomeley C, Kollo M, Rácz R, Burdakov D. Agrp neuron activity is required for alcohol-induced overeating. Nat Commun. 2017; 8: 14014.

Chen F, Du M, Blumberg JB, et al. Association Among Dietary Supplement Use, Nutrient Intake, and Mortality Among U.S. Adults: A Cohort Study. Ann Intern Med. 2019; 170 (9): 604–613.

De Filippis F, Pellegrini N, Vannini L, et al. High-level adherence to a Mediterranean diet beneficially impacts the gut microbiota and associated metabolome. Gut. 2016; 65 (11): 1812–1821.

Dehghan M, Mente A, Zhang X, et al. Associations of fats and carbohydrate intake with cardiovascular disease and mortality in 18 countries from five continents (PURE): a prospective cohort study. Lancet. 2017; 390 (10107): 2050–2062.

De Souza RJ, Mente A, Maroleanu A, et al. Intake of saturated and trans unsaturated fatty acids and risk of all cause mortality, cardiovascular disease, and type 2 diabetes: systematic review and meta-analysis of observational studies. BMJ. 2015; 351: h3978.

Estruch R, Ros E, Salas-Salvadó J, et al. Primary Prevention of Cardiovascular Disease with a Mediterranean Diet Supplemented with Extra-Virgin Olive Oil or Nuts. N Engl J Med. 2018; 378 (25): e34.

Farvid MS, Chen WY, Rosner BA, Tamimi RM, Willett WC, Eliassen AH. Fruit and vegetable consumption and breast cancer incidence: Repeated measures over 30 years of follow-up. Int J Cancer. 2019; 144 (7): 1496–1510.

Filipovic MG, Aeschbacher S, Reiner MF, et al. Whole blood omega-3 fatty acid concentrations are inversely associated with blood pressure in young, healthy adults. J Hypertens. 2018; 36 (7): 1548–1554.

Gellert S, Schuchardt JP, Hahn A. Higher omega-3 index and DHA status in pregnant women compared to lactating women – Results from a German nation-wide cross-sectional study. Prostaglandins Leukot Essent Fatty Acids. 2016; 109: 22–28.

Gioxari A, Kaliora AC, Marantidou F, Panagiotakos DP. Intake of omega-3 polyunsaturated fatty acids in patients with rheumatoid arthritis: A systematic review and meta-analysis. Nutrition. 2018; 45: 114–124.e4.

Harris WS, Tintle NL, Etherton MR, Vasan RS. Erythrocyte long-chain omega-3 fatty acid levels are inversely associated with mortality and with incident cardiovascular disease: The Framingham Heart Study. J Clin Lipidol. 2018; 12 (3): 718–727.e6.

Kaplan H, Thompson RC, Trumble BC, et al. Coronary atherosclerosis in indigenous South American Tsimane: a cross-sectional cohort study. Lancet. 2017; 389 (10080): 1730–1739.

Kleber ME, Delgado GE, Lorkowski S, März W, von Schacky C. Omega-3 fatty acids and mortality in patients referred for coronary angiography. The Ludwigshafen Risk and Cardiovascular Health Study. Atherosclerosis. 2016; 252: 175–181.

Kyrø C, Tjønneland A, Overvad K, Olsen A, Landberg R. Higher Whole-Grain Intake Is Associated with Lower Risk of Type 2 Diabetes among Middle-Aged Men and Women: The Danish Diet, Cancer, and Health Cohort. J Nutr. 2018; 148 (9): 1434–1444.

Maier L, Pruteanu M, Kuhn M, et al. Extensive impact of non-antibiotic drugs on human gut bacteria. Nature. 2018; 555 (7698): 623–628.

Manson JE, Cook NR, Lee IM, et al. Marine n-3 Fatty Acids and Prevention of Cardiovascular Disease and Cancer. N Engl J Med. 2019; 380 (1): 23–32.

Mente A, O'Donnell M, Rangarajan S, et al. Urinary sodium excretion, blood pressure, cardiovascular disease, and mortality: a community-level prospective epidemiological cohort study. Lancet. 2018; 392 (10146): 496–506.

Michels N, Van der Meulen K, Huybrechts I. Dietary Trans Fatty Acid Intake in Relation to Cancer Risk: A Systematic Review. J Glob Oncol. 2018; 4: (S2), 24s–24s.

Miller V, Mente A, Dehghan M, et al. Fruit, vegetable, and legume intake, and cardiovascular disease and deaths in 18 countries (PURE): a prospective cohort study. Lancet. 2017; 390 (10107): 2037–2049.

Oteng AB, Kersten S. Mechanisms of Action of trans Fatty Acids. Adv Nutr. 2020; 11 (3): 697–708.

Palleja A, Mikkelsen KH, et al. Recovery of gut microbiota of healthy adults following antibiotic exposure. Nat Microbiol. 2018; 3 (11): 1255–1265.

Reynolds A, Mann J, Cummings J, Winter N, Mete E, Te Morenga L. Carbohydrate quality and human health: a series of systematic reviews and meta-analyses. Lancet. 2019; 393 (10170): 434–445.

Rutjes AW, Denton DA, Di Nisio M, et al. Vitamin and mineral supplementation for maintaining cognitive function in cognitively healthy people in mid and late life. Cochrane Syst Rev. 2018; 12 (12): CD011906.

Sadeghi O, Sadeghian M, Rahmani S, Maleki V, Larijani B, Esmaillzadeh A. Whole-Grain Consumption Does Not Affect Obesity Measures: An Updated Systematic Review and Meta-analysis of Randomized Clinical Trials. Adv Nutr. 2020; 11 (2): 280–292.

Schwingshackl L, Boeing H, Stelmach-Mardas M, et al. Dietary Supplements and Risk of Cause-Specific Death, Cardiovascular Disease, and Cancer: A Systematic Review and Meta-Analysis of Primary Prevention Trials. Adv Nutr. 2017; 8 (1): 27–39.

Schwingshackl L, et. al. Vitamin- und Mineralstoffsupplemente zur Vorbeugung von Demenz oder zur Verzögerung des kognitiven Abbaus bei Menschen mit leichter kognitiver Beeinträchtigung. Ernährungsumschau. 2020; 67 (7): M426–8.e8.

Shao Y, Forster SC, Tsaliki E, et al. Stunted microbiota and opportunistic pathogen colonization in caesarean-section birth. Nature. 2019; 574 (7776): 117–121.

Shishtar E, Rogers GT, Blumberg JB, Au R, Jacques PF. Long-term dietary flavonoid intake and risk of Alzheimer disease and related dementias in the Framingham Offspring Cohort. Am J Clin Nutr. 2020; 112 (2): 343–353.

Stanhope KL. Sugar consumption, metabolic disease and obesity: The state of the controversy. Crit Rev Clin Lab Sci. 2016; 53 (1): 52–67.

Zheng JS, Sharp SJ, Imamura F, et al. Association of plasma biomarkers of fruit and vegetable intake with incident type 2 diabetes: EPIC-InterAct case-cohort study in eight European countries. BMJ. 2020; 370: m2194.

Ernährungstrends im Check

Akbaraly TN, Brunner EJ, Ferrie JE, Marmot MG, Kivimaki M, Singh-Manoux A. Dietary pattern and depressive symptoms in middle age. Br J Psychiatry. 2009; 195 (5): 408–413.

Alexander DD, Miller PE, Vargas AJ, Weed DL, Cohen SS. Meta-analysis of Egg Consumption and Risk of Coronary Heart Disease and Stroke. J Am Coll Nutr. 2016; 35 (8): 704–716.

Alwarith J, Kahleova H, Crosby L, et al. The role of nutrition in asthma prevention and treatment. Nutr Rev. 2020; nuaa005.

Attuquayefio T, Stevenson RJ, Oaten MJ, Francis HM. A four-day Western-style dietary intervention causes reductions in hippocampal-dependent learning and memory and interoceptive sensitivity. PLoS One. 2017; 12 (2): e0172645.

Ayaz M, Sadiq A, Junaid M, et al. Flavonoids as Prospective Neuroprotectants and Their Therapeutic Propensity in Aging Associated Neurological Disorders. Front Aging Neurosci. 2019; 11: 155.

Barnard ND, Bunner AE, Agarwal U. Saturated and trans fats and dementia: a systematic review. Neurobiol Aging. 2014; 35 Suppl 2: S65–S73.

Berk L, Lohman E et. al. Nuts and Brain Health: Nuts Increase EEG Power Spectral Density (μV&[sup2]) for Delta Frequency (1–3 Hz) and Gamma Frequency (31–40 Hz) Associated with Deep Meditation, Empathy, Healing, as well as Neural Synchronization, Enhanced Cognitive Processing, Recall, and Memory All Beneficial For Brain Health. The FASEB Journal. 2017; 31: 636.24–636.24.

Boyle NB, Lawton C, Dye L. The Effects of Magnesium Supplementation on Subjective Anxiety and Stress – A Systematic Review. Nutrients. 2017; 9 (5): 429.

Cacabelos R, Carril JC, Cacabelos N, et al. Sirtuins in Alzheimer's Disease: SIRT2-Related GenoPhenotypes and Implications for PharmacoEpiGenetics. Int J Mol Sci. 2019; 20 (5): 1249.

Dai L, Qureshi AR, Witasp A, Lindholm B, Stenvinkel P. Early Vascular Ageing and Cellular Senescence in Chronic Kidney Disease. Comput Struct Biotechnol J. 2019; 17: 721–729.

Dalgaard K, Landgraf K, Heyne S, et al. Trim28 Haploinsufficiency Triggers Bi-stable Epigenetic Obesity. Cell. 2016; 164 (3): 353–364.

Eisenberg T, Abdellatif M, Schroeder S, et al. Cardioprotection and lifespan extension by the natural polyamine spermidine. Nat Med. 2016; 22 (12): 1428–1438.

Foolad N, Vaughn AR, Rybak I, et al. Prospective randomized controlled pilot study on the effects of almond consumption on skin lipids and wrinkles. Phytother Res. 2019; 33 (12): 3212–3217.

Ford PA, Jaceldo-Siegl K, Lee JW, Tonstad S. Trans fatty acid intake is related to emotional affect in the Adventist Health Study-2. Nutr Res. 2016; 36 (6): 509–517.

Francis HM, Stevenson RJ, Chambers JR, et al. A brief diet intervention can reduce symptoms of depression in young adults – A randomised controlled trial. PLoS One. 2019; 14 (10): e0222768.

Galbete C, Kröger J, Jannasch F, et al. Nordic diet, Mediterranean diet, and the risk of chronic diseases: the EPIC-Potsdam study. BMC Med. 2018; 16 (1): 99.

Gupta VK, Scheunemann L, Eisenberg T, et al. Restoring polyamines protects from age-induced memory impairment in an autophagy-dependent manner. Nat Neurosci. 2013; 16 (10): 1453–1460.

Inada M, Shindo M, Kobayashi K, et al. Anticancer effects of a non-narcotic opium alkaloid medicine, papaverine, in human glioblastoma cells. PLoS One. 2019; 14 (5): e0216358.

Jacka FN, O'Neil A, Opie R, et al. A randomised controlled trial of dietary improvement for adults with major depression. BMC Med. 2017; 15 (1): 23.

Kanerva N, Harald K, Männistö S, et al. Adherence to the healthy Nordic diet is associated with weight change during 7 years of follow-up. Br J Nutr. 2018; 120 (1): 101–110.

Kiechl S, Pechlaner R, Willeit P, et al. Higher spermidine intake is linked to lower mortality: a prospective population-based study. Am J Clin Nutr. 2018; 108 (2): 371–380.

Kostov K. Effects of Magnesium Deficiency on Mechanisms of Insulin Resistance in Type 2 Diabetes: Focusing on the Processes of Insulin Secretion and Signaling. Int J Mol Sci. 2019; 20 (6): 1351.

Lankinen M, Uusitupa M, Schwab U. Nordic Diet and Inflammation – A Review of Observational and Intervention Studies. Nutrients. 2019; 11 (6): 1369.

Lean ME, Leslie WS, Barnes AC, et al. Primary care-led weight management for remission of type 2 diabetes (DiRECT): an open-label, cluster-randomised trial. Lancet. 2018; 391 (10120): 541–551.

Lu P, Zhang CH, Lifshitz LM, ZhuGe R. Extraoral bitter taste receptors in health and disease. J Gen Physiol. 2017; 149 (2): 181–197.

Madeo F, Eisenberg T, Pietrocola F, Kroemer G. Spermidine in health and disease. Science. 2018; 359 (6374): eaan2788.

Mariani S, di Giorgio MR, Martini P, et al. Inverse Association of Circulating SIRT1 and Adiposity: A Study on Underweight, Normal Weight, and Obese Patients. Front Endocrinol (Lausanne). 2018; 9: 449.

Masento NA, Golightly M, Field DT, Butler LT, van Reekum CM. Effects of hydration status on cognitive performance and mood. Br J Nutr. 2014; 111 (10): 1841–1852.

Müller A, Evans J, Payne C, et al. Entomophagy and Power. J. of Insects as Food and Feed. 2016; 2 (2): 121–136.

Nayak AP, Villalba D, Deshpande DA. Bitter Taste Receptors: an Answer to Comprehensive Asthma Control? Curr Allergy Asthma Rep. 2019; 19 (10): 48.

Olsen A, Egeberg R, Halkjær J, Christensen J, Overvad K, Tjønneland A. Healthy aspects of the Nordic diet are related to lower total mortality. J Nutr. 2011; 141 (4): 639–644.

O'Sullivan ED, Hughes J, Ferenbach DA. Renal Aging: Causes and Consequences. J Am Soc Nephrol. 2017; 28 (2): 407–420.

Pase MP, Himali JJ, Beiser AS, et al. Sugar- and Artificially Sweetened Beverages and the Risks of Incident Stroke and Dementia: A Prospective Cohort Study. Stroke. 2017; 48 (5): 1139–1146.

Pearson KJ, Baur JA, Lewis KN, et al. Resveratrol delays age-related deterioration and mimics transcriptional aspects of dietary restriction without extending life span. Cell Metab. 2008; 8 (2): 157–168.

Ramezani-Jolfaie N, Mohammadi M, Salehi-Abargouei A. Effects of a healthy Nordic diet on weight loss in adults: a systematic review and meta-analysis of randomized controlled clinical trials. Eat Weight Disord. 2019.

Song J, Yang B, Jia X, et al. Distinctive Roles of Sirtuins on Diabetes, Protective or Detrimental? Front Endocrinol (Lausanne). 2018; 9: 724.

Stevenson RJ, Francis HM, Attuquayefio T, et al. Hippocampal-dependent appetitive control is impaired by experimental exposure to a Western-style diet. R Soc Open Sci. 2020; 7 (2): 191338.

Valles-Colomer M, Falony G, Darzi Y, et al. The neuroactive potential of the human gut microbiota in quality of life and depression. Nat Microbiol. 2019; 4 (4): 623–632.

Venkatesan R, Subedi L, Yeo EJ, Kim SY. Lactucopicrin ameliorates oxidative stress mediated by scopolamine-induced neurotoxicity through activation of the NRF2 pathway. Neurochem Int. 2016; 99: 133–146.

Von Luckner A, Riederer F. Magnesium in Migraine Prophylaxis – Is There an Evidence-Based Rationale? A Systematic Review. Headache. 2018; 58 (2): 199–209.

Welch AA, Skinner J, Hickson M. Dietary Magnesium May Be Protective for Aging of Bone and Skeletal Muscle in Middle and Younger Older Age Men and Women: Cross-Sectional Findings from the UK Biobank Cohort. Nutrients. 2017; 9 (11): 1189.

Diäten, Abnehmen und Co.

Aller EE, Larsen TM, Claus H, et al. Weight loss maintenance in overweight subjects on ad libitum diets with high or low protein content and glycemic index: the DIOGENES trial 12-month results. Int J Obes (Lond). 2014; 38 (12): 1511–1517.

Ashwell M, Gibson S. Waist-to-height ratio as an indicator of ‚early health risk': simpler and more predictive than using a ‚matrix' based on BMI and waist circumference. BMJ Open. 2016; 6 (3): e010159.

Bauersfeld SP, Kessler CS, Wischnewsky M, et al. The effects of short-term fasting on quality of life and tolerance to chemotherapy in patients with breast and ovarian cancer: a randomized cross-over pilot study. BMC Cancer. 2018; 18 (1): 476.

Becic T, Studenik C, Hoffmann G. Exercise Increases Adiponectin and Reduces Leptin Levels in Prediabetic and Diabetic Individuals: Systematic Review and Meta-Analysis of Randomized Controlled Trials. Med Sci (Basel). 2018; 6 (4): 97.

Chareonrungrueangchai K, Wongkawinwoot K, Anothaisintawee T, Reutrakul S. Dietary Factors and Risks of Cardiovascular Diseases: An Umbrella Review. Nutrients. 2020; 12 (4): 1088.

Cho Y, Hong N, Kim KW, et al. The Effectiveness of Intermittent Fasting to Reduce Body Mass Index and Glucose Metabolism: A Systematic Review and Meta-Analysis. J Clin Med. 2019; 8 (10): 1645.

Coutinho SR, Rehfeld JF, Holst JJ, Kulseng B, Martins C. Impact of weight loss achieved through a multidisciplinary intervention on appetite in patients with severe obesity. Am J Physiol Endocrinol Metab. 2018; 315 (1): E91–E98.

DiFeliceantonio AG, Coppin G, Rigoux L, et al. Supra-Additive Effects of Combining Fat and Carbohydrate on Food Reward. Cell Metab. 2018; 28 (1): 33–44.

Fischer IP, Irmler M, Meyer CW, et al. A history of obesity leaves an inflammatory fingerprint in liver and adipose tissue. Int J Obes (Lond). 2018; 42 (3): 507–517.

Gardner CD, Trepanowski JF, Del Gobbo LC, et al. Effect of Low-Fat vs Low-Carbohydrate Diet on 12-Month Weight Loss in Overweight Adults and the Association With Genotype Pattern or Insulin Secretion: The DIETFITS Randomized Clinical Trial. JAMA. 2018; 319 (7): 667–679.

Ge L, Sadeghirad B, Ball GDC, et al. Comparison of dietary macronutrient patterns of 14 popular named dietary programmes for weight and cardiovascular risk factor reduction in adults: systematic review and network meta-analysis of randomised trials. BMJ. 2020; 369: m696.

Gibson S, Ashwell M. A simple cut-off for waist-to-height ratio (0·5) can act as an indicator for cardiometabolic risk: recent data from adults in the Health Survey for England. Br J Nutr. 2020; 123 (6): 681–690.

Hoch T, Kreitz S, Gaffling S, Pischetsrieder M, Hess A. Fat/carbohydrate ratio but not energy density determines snack food intake and activates brain reward areas. Sci Rep. 2015; 5: 10041.

Howard BV, Van Horn L, Hsia J, et al. Low-fat dietary pattern and risk of cardiovascular disease: the Women's Health Initiative Randomized Controlled Dietary Modification Trial. JAMA. 2006; 295 (6): 655–666.

Jamshed H, Beyl RA, Della Manna DL, Yang ES, Ravussin E, Peterson CM. Early Time-Restricted Feeding Improves 24-Hour Glucose Levels and Affects Markers of the Circadian Clock, Aging, and Autophagy in Humans. Nutrients. 2019; 11 (6): 1234.

Lean ME, Leslie WS, Barnes AC, et al. Primary care-led weight management for remission of type 2 diabetes (DiRECT): an open-label, cluster-randomised trial. Lancet. 2018; 391 (10120): 541–551.

Longo VD, Mattson MP. Fasting: molecular mechanisms and clinical applications. Cell Metab. 2014; 19 (2): 181–192.

Meng H, Zhu L, Kord-Varkaneh H, O Santos H, Tinsley GM, Fu P. Effects of intermittent fasting and energy-restricted diets on lipid profile: A systematic review and meta-analysis. Nutrition. 2020; 77: 110801.

Pearlman M, Obert J, Casey L. The Association Between Artificial Sweeteners and Obesity. Curr Gastroenterol Rep. 2017; 19 (12): 64.

Yan S, Wang C, Zhao H, et al. Effects of fasting intervention regulating anthropometric and metabolic parameters in subjects with overweight or obesity: a systematic review and meta-analysis. Food Funct. 2020; 11 (5): 3781–3799.

Yu N, Ruan Y, Gao X, Sun J. Systematic Review and Meta-Analysis of Randomized, Controlled Trials on the Effect of Exercise on Serum Leptin and Adiponectin in Overweight and Obese Individuals. Horm Metab Res. 2017; 49 (3): 164–173.

Richtig einkaufen

Axelsson AS, Tubbs E, Mecham B, et al. Sulforaphane reduces hepatic glucose production and improves glucose control in patients with type 2 diabetes. Sci Transl Med. 2017; 9 (394): eaah4477.

Barański M, Srednicka-Tober D, Volakakis N, et al. Higher antioxidant and lower cadmium concentrations and lower incidence of pesticide residues in organically grown crops: a systematic literature review and meta-analyses. Br J Nutr. 2014; 112 (5): 794–811.

Blekkenhorst LC, Sim M, Bondonno CP, et al. Cardiovascular Health Benefits of Specific Vegetable Types: A Narrative Review. Nutrients. 2018; 10 (5): 595.

Bogiatzi C, Gloor G, Allen-Vercoe E, et al. Metabolic products of the intestinal microbiome and extremes of atherosclerosis. Atherosclerosis. 2018; 273: 91–97.

Borgeraas H, Johnson LK, Skattebu J, Hertel JK, Hjelmesaeth J. Effects of probiotics on body weight, body mass index, fat mass and fat percentage in subjects with overweight or obesity: a systematic review and meta-analysis of randomized controlled trials. Obes Rev. 2018; 19 (2): 219–232.

Chao L, Liu C, et al. Effects of Probiotics on Depressive or Anxiety Variables in Healthy Participants Under Stress Conditions or With a Depressive or Anxiety Diagnosis: A Meta-Analysis of Randomized Controlled Trials. Front Neurol. 2020; 11: 421.

Dalenberg JR, Patel BP, Denis R, et al. Short-Term Consumption of Sucralose with, but Not without, Carbohydrate Impairs Neural and Metabolic Sensitivity to Sugar in Humans. Cell Metab. 2020; 31 (3): 493–502.e7.

De Souza RGM, Schincaglia RM, Pimentel GD, Mota JF. Nuts and Human Health Outcomes: A Systematic Review. Nutrients. 2017; 9 (12): 1311.

De Villiers EM, Gunst K, Chakraborty D, Ernst C, Bund T, Zur Hausen H. A specific class of infectious agents isolated from bovine serum and dairy products and peritumoral colon cancer tissue. Emerg Microbes Infect. 2019; 8 (1): 1205–1218.

Díaz-Rubio ME, Saura-Calixto F. Dietary fiber in brewed coffee. J Agric Food Chem. 2007; 55 (5): 1999–2003.

Fuentes F, Paredes-Gonzalez X, Kong AN. Dietary Glucosinolates Sulforaphane, Phenethyl Isothiocyanate, Indole-3-Carbinol/3,3'-Diindolylmethane: Anti-Oxidative Stress/Inflammation, Nrf2, Epigenetics/Epigenomics and In Vivo Cancer Chemopreventive Efficacy. Curr Pharmacol Rep. 2015; 1 (3): 179–196.

GBD 2017 Diet Collaborators. Health effects of dietary risks in 195 countries, 1990–2017: a systematic analysis for the Global Burden of Disease Study 2017. Lancet. 2019; 393 (10184): 1958–1972.

Guasch-Ferré M, Li J, Hu FB, Salas-Salvadó J, Tobias DK. Effects of walnut consumption on blood lipids and other cardiovascular risk factors: an updated meta-analysis and systematic review of controlled trials. Am J Clin Nutr. 2018; 108 (1): 174–187.

Guasch-Ferré M, Satija A, Blondin SA, et al. Meta-Analysis of Randomized Controlled Trials of Red Meat Consumption in Comparison With Various Comparison Diets on Cardiovascular Risk Factors. Circulation. 2019; 139 (15): 1828–1845.

Gulati S, Misra A, Pandey RM. Effect of Almond Supplementation on Glycemia and Cardiovascular Risk Factors in Asian Indians in North India with Type 2 Diabetes Mellitus: A 24-Week Study. Metab Syndr Relat Disord. 2017; 15 (2): 98–105.

Hardman WE. Walnuts have potential for cancer prevention and treatment in mice. J Nutr. 2014; 144 (4 Suppl): 555S–560S.

Hooda J, Shah A, Zhang L. Heme, an essential nutrient from dietary proteins, critically impacts diverse physiological and pathological processes. Nutrients. 2014; 6 (3): 1080–1102.

Jiang X, Huang J, Song D, Deng R, Wei J, Zhang Z. Increased Consumption of Fruit and Vegetables Is Related to a Reduced Risk of Cognitive Impairment and Dementia: Meta-Analysis. Front Aging Neurosci. 2017; 9: 18.

Kim H, Hu EA, Rebholz CM. Ultra-processed food intake and mortality in the USA: results from the Third National Health and Nutrition Examination Survey (NHANES III, 1988–1994). Public Health Nutr. 2019; 22 (10): 1777–1785.

Koeth RA, Wang Z, Levison BS, et al. Intestinal microbiota metabolism of L-carnitine, a nutrient in red meat, promotes atherosclerosis. Nat Med. 2013; 19 (5): 576–585.

Lee CC, Hsu WH, Shen SR, Cheng YH, Wu SC. Fagopyrum tataricum (buckwheat) improved high-glucose-induced insulin resistance in mouse hepatocytes and diabetes in fructose-rich diet-induced mice. Exp Diabetes Res. 2012; 2012: 375673.

Li H, Li J, Shen Y, Wang J, Zhou D. Legume Consumption and All-Cause and Cardiovascular Disease Mortality. Biomed Res Int. 2017; 2017: 8450618.

Liu R, Wang T, Zhang B, et al. Lutein and zeaxanthin supplementation and association with visual function in age-related macular degeneration. Invest Ophthalmol Vis Sci. 2014; 56 (1): 252–258.

Loftfield E, Cornelis MC, Caporaso N, Yu K, Sinha R, Freedman N. Association of Coffee Drinking With Mortality by Genetic Variation in Caffeine Metabolism: Findings From the UK Biobank. JAMA Intern Med. 2018; 178 (8): 1086–1097.

Lusher AL, Welden NA, Sobral P, Cole M. Sampling, isolating and identifying microplastics ingested by fish and invertebrates. Anal. Methods. 2017; 9: 1346–1360).

McDonald D, Hyde E, Debelius JW, et al. American Gut: an Open Platform for Citizen Science Microbiome Research. mSystems. 2018; 3 (3): e00031-18.

Michaëlsson K, Wolk A, Langenskiöld S, et al. Milk intake and risk of mortality and fractures in women and men: cohort studies. BMJ. 2014; 349: g6015.

Miller V, Mente A, Dehghan M, et al. Fruit, vegetable, and legume intake, and cardiovascular disease and deaths in 18 countries (PURE): a prospective cohort study. Lancet. 2017; 390 (10107): 2037–2049.

Mullee A, Romaguera D, Pearson-Stuttard J, et al. Association Between Soft Drink Consumption and Mortality in 10 European Countries. JAMA Intern Med. 2019; 179 (11): 1479–1490.

Navruz-Varli S, Sanlier N. Nutritional and health benefits of quinoa (Chenopodium quinoa Willd.) J Cereal Science. 2016; 69: 371–376.

Othaim AA, Voreades N, Goodwin N, et al. Amounts and Botanical Diversity of Dietary Fruits and Vegetables Affect Distinctly the Human Gut Microbiome. Curr Dev Nutr. 2020; 4 (Suppl 2): 1545.

Parikh M, Maddaford TG, Austria JA, Aliani M, et al. Dietary Flaxseed as a Strategy for Improving Human Health. Nutrients. 2019; 11 (5): 1171.

Pietrocola F, Malik SA, et al. Coffee induces autophagy in vivo. Cell Cycle. 2014; 13 (12): 1987–1994.

Pimpin L, Wu JH, Haskelberg H, Del Gobbo L, Mozaffarian D. Is Butter Back? A Systematic Review and Meta-Analysis of Butter Consumption and Risk of Cardiovascular Disease, Diabetes, and Total Mortality. PLoS One. 2016; 11 (6): e0158118.

Poole R, Kennedy OJ, Roderick P, Fallowfield JA, Hayes PC, Parkes J. Coffee consumption and health: umbrella review of meta-analyses of multiple health outcomes. BMJ. 2017; 359: j5024.

Rico-Campà A, Martínez-González MA, Alvarez-Alvarez I, et al. Association between consumption of ultra-processed foods and all cause mortality: SUN prospective cohort study. BMJ. 2019; 365: l1949.

Roman P, Carrillo-Trabalón F, Sánchez-Labraca N, Cañadas F, Estévez AF, Cardona D. Are probiotic treatments useful on fibromyalgia syndrome or chronic fatigue syndrome patients? A systematic review. Benef Microbes. 2018; 9 (4): 603–611.

Ruckenstuhl C, Netzberger C, Entfellner I, et al. Lifespan extension by methionine restriction requires autophagy-dependent vacuolar acidification. PLoS Genet. 2014; 10 (5): e1004347.

Rusu E, Enache G, Cursaru R, et al. Prebiotics and probiotics in atopic dermatitis. Exp Ther Med. 2019; 18 (2): 926–931.

Schartup AT, Thackray CP, Qureshi A, et al. Climate change and overfishing increase neurotoxicant in marine predators. Nature. 2019; 572 (7771): 648–650.

Schwingshackl L, Schwedhelm C, Hoffmann G, et al. Food groups and risk of all-cause mortality: a systematic review and meta-analysis of prospective studies. Am J Clin Nutr. 2017; 105 (6): 1462–1473.

Shahrabadi E, Esmaeili Nadimi A, Jalali N, et. al The effect of pistachios on human health: A review study. JOHE, 2014; 3 (4): 242–252.

Smith-Spangler C, Brandeau ML, Hunter GE, et al. Are organic foods safer or healthier than conventional alternatives?: a systematic review. Ann Intern Med. 2012; 157 (5): 348–366.

Spaccarotella KJ, Kris-Etherton PM, Stone WL, et al. The effect of walnut intake on factors related to prostate and vascular health in older men. Nutr J. 2008; 7: 13.

Średnicka-Tober D, Barański M, Seal CJ, et al. Higher PUFA and n-3 PUFA, conjugated linoleic acid, alpha-tocopherol and iron, but lower iodine and selenium concentrations in organic milk: a systematic literature review and meta- and redundancy analyses. Br J Nutr. 2016; 115 (6): 1043–1060.

Suez J, Korem T, Zeevi D, et al. Artificial sweeteners induce glucose intolerance by altering the gut microbiota. Nature. 2014; 514 (7521): 181–186.

Sugasini D, Lokesh BR. Curcumin and linseed oil co-delivered in phospholipid nanoemulsions enhances the levels of docosahexaenoic acid in serum and tissue lipids of rats. Prostaglandins Leukot Essent Fatty Acids. 2017; 119: 45–52.

Talaei M, Wang YL, Yuan JM, Pan A, Koh WP. Meat, Dietary Heme Iron, and Risk of Type 2 Diabetes Mellitus: The Singapore Chinese Health Study. Am J Epidemiol. 2017; 186 (7): 824–833.

Tan SY, Mattes RD. Appetitive, dietary and health effects of almonds consumed with meals or as snacks: a randomized, controlled trial. Eur J Clin Nutr. 2013; 67 (11): 1205–1214.

Tang Y, Tsao R. Phytochemicals in quinoa and amaranth grains and their antioxidant, anti-inflammatory, and potential health beneficial effects: a review. Mol Nutr Food Res. 2017; 61 (7): 10.1002/mnfr.201600767.

Thompson HJ, Heimendinger J, Diker A, et al. Dietary botanical diversity affects the reduction of oxidative biomarkers in women due to high vegetable and fruit intake. J Nutr. 2006; 136 (8): 2207–2212.

Tong TYN, Appleby PN, Bradbury KE, et al. Risks of ischaemic heart disease and stroke in meat eaters, fish eaters, and vegetarians over 18 years of follow-up: results from the prospective EPIC-Oxford study. BMJ. 2019; 366: l4897.

Viguiliouk E, Glenn AJ, Nishi SK, et al. Associations between Dietary Pulses Alone or with Other Legumes and Cardiometabolic Disease Outcomes: An Umbrella Review and Updated Systematic Review and Meta-analysis of Prospective Cohort Studies. Adv Nutr. 2019; 10 (Suppl_4): S308–S319.

Zur Hausen H, Bund T, de Villiers EM. Infectious Agents in Bovine Red Meat and Milk and Their Potential Role in Cancer and Other Chronic Diseases. Curr Top Microbiol Immunol. 2017; 407: 83–116.

Endlich richtig essen

Boulton J, Hashem KM, Jenner KH, Lloyd-Williams F, Bromley H, Capewell S. How much sugar is hidden in drinks marketed to children? A survey of fruit juices, juice drinks and smoothies. BMJ Open. 2016; 6 (3): e010330.

Hahn O, Grönke S, Stubbs TM, et al. Dietary restriction protects from age-associated DNA methylation and induces epigenetic reprogramming of lipid metabolism. Genome Biol. 2017; 18 (1): 56.

Haldar S, Egli L, De Castro CA, et al. High or low glycemic index (GI) meals at dinner results in greater postprandial glycemia compared with breakfast: a randomized controlled trial. BMJ Open Diabetes Res Care. 2020; 8 (1): e001099.

Heijmans BT, Tobi EW, Stein AD, et al. Persistent epigenetic differences associated with prenatal exposure to famine in humans. Proc Natl Acad Sci USA. 2008; 105 (44): 17046–17049.

Kahleova H, Lloren JI, Mashchak A, Hill M, Fraser GE. Meal Frequency and Timing Are Associated with Changes in Body Mass Index in Adventist Health Study 2. J Nutr. 2017; 147 (9): 1722–1728.

Mattson MP, Allison DB, Fontana L, et al. Meal frequency and timing in health and disease. Proc Natl Acad Sci USA. 2014; 111 (47): 16647–16653.

Mennella JA, Jagnow CP, Beauchamp GK. Prenatal and postnatal flavor learning by human infants. Pediatrics. 2001; 107 (6): E88.

Mills S, Brown H, Wrieden W, White M, Adams J. Frequency of eating home cooked meals and potential benefits for diet and health: cross-sectional analysis of a population-based cohort study. Int J Behav Nutr Phys Act. 2017; 14 (1): 109.

Pliner P. The effects of mere exposure on liking for edible substances. Appetite. 1982; 3 (3): 283–290.

Richter J, Herzog N, Janka S, Baumann T, Kistenmacher A, Oltmanns KM. Twice as High Diet-Induced Thermogenesis After Breakfast vs Dinner On High-Calorie as Well as Low-Calorie Meals. J Clin Endocrinol Metab. 2020; 105 (3): dgz311.

Schaal B, Marlier L, Soussignan R. Human foetuses learn odours from their pregnant mother's diet. Chem Senses. 2000; 25 (6): 729–737.

Schwingshackl L, Schwedhelm C, Hoffmann G, et al. Food groups and risk of all-cause mortality: a systematic review and meta-analysis of prospective studies. Am J Clin Nutr. 2017; 105 (6): 1462–1473.

Silva JP, von Meyenn F, Howell J, Thorens B, Wolfrum C, Stoffel M. Regulation of adaptive behaviour during fasting by hypothalamic Foxa2. Nature. 2009; 462 (7273): 646–650.

Tiwari A, Aggarwal A, Tang W, Drewnowski A. Cooking at Home: A Strategy to Comply With U.S. Dietary Guidelines at No Extra Cost. Am J Prev Med. 2017; 52 (5): 616–624.

Wolfson JA, Bleich SN. Is cooking at home associated with better diet quality or weight-loss intention? Public Health Nutr. 2015; 18 (8): 1397–1406.

Essen als Medizin

Arreola R, Quintero-Fabián S, López-Roa RI, et al. Immunomodulation and anti-inflammatory effects of garlic compounds. J Immunol Res. 2015; 2015: 401630.

Behrens G, Gredner T, Stock C, Leitzmann MF, Brenner H, Mons U. Cancers Due to Excess Weight, Low Physical Activity, and Unhealthy Diet. Dtsch Ärztebl Int. 2018; 115 (35–36): 578–585.

Charron CS, Dawson HD, Albaugh GP, et al. A Single Meal Containing Raw, Crushed Garlic Influences Expression of Immunity- and Cancer-Related Genes in Whole Blood of Humans. J Nutr. 2015; 145 (11): 2448–2455.

Dobner J, Kaser S. Body mass index and the risk of infection – from underweight to obesity. Clin Microbiol Infect. 2018; 24 (1): 24–28.

Fenton TR, Tough SC, Lyon AW, Eliasziw M, Hanley DA. Causal assessment of dietary acid load and bone disease: a systematic review & meta-analysis applying Hill's epidemiologic criteria for causality. Nutr J. 2011; 10: 41.

Furushima D, Ide K, Yamada H. Effect of Tea Catechins on Influenza Infection and the Common Cold with a Focus on Epidemiological/Clinical Studies. Molecules. 2018; 23 (7): 1795.

Kunnumakkara AB, Sailo BL, Banik K, et al. Chronic diseases, inflammation, and spices: how are they linked? J Transl Med. 2018; 16: 14.

Lorem GF, Schirmer H, Emaus N. What is the impact of underweight on self-reported health trajectories and mortality rates: a cohort study. Health Qual Life Outcomes. 2017; 15 (1): 191.

Marstrand K, Campbell-Tofte J. The role of rose hip (Rosa canina L) powder in alleviating arthritis pain and inflammation – part II animal and human studies. Botanics: Targets and Therapy. 2016; 6: 59–73

Martineau AR, Jolliffe DA, Greenberg L, et al. Vitamin D supplementation to prevent acute respiratory infections: individual participant data meta-analysis. Health Technol Assess. 2019; 23 (2): 1–44.

Oduwole O, Meremikwu MM, Oyo-Ita A, Udoh EE. Honey for acute cough in children. Cochrane Database Syst Rev. 2014; (12): CD007094.

Park D, Lee JH, Han S. Underweight: another risk factor for cardiovascular disease?: A cross-sectional 2013 Behavioral Risk Factor Surveillance System (BRFSS) study of 491,773 individuals in the USA. Medicine (Baltimore). 2017; 96 (48): e8769.

Roh L, Braun J, Chiolero A, et al. Mortality risk associated with underweight: a census-linked cohort of 31,578 individuals with up to 32 years of follow-up. BMC Public Health. 2014; 14: 371.

Skorupskaite K, et al. The kisspeptin-GnRH pathway in human reproductive health and disease. Hum Reprod Update. 2014; 20 (4): 485–500.

Teerds KJ, de Rooij DG, Keijer J. Functional relationship between obesity and male reproduction: from humans to animal models. Hum Reprod Update. 2011; 17 (5): 667–683.

Ziegler JU, Steinera D, et al. Wheat and the irritable bowel syndrome – FODMAP levels of modern and ancient species and their retention during bread making. J. Funct. Foods. 2016; 25: 257–266,

Rundum gut versorgt

Alwarith J, Kahleova H, Rembert E, et al. Nutrition Interventions in Rheumatoid Arthritis: The Potential Use of Plant-Based Diets. A Review. Front Nutr. 2019; 6: 141.

Hoge A, Tabar V, Donneau AF, et al. Imbalance between Omega-6 and Omega-3 Polyunsaturated Fatty Acids in Early Pregnancy Is Predictive of Postpartum Depression in a Belgian Cohort. Nutrients. 2019; 11 (4): 876.

Koletzko B, Cremer M, Flothkötter M, et al. Diet and Lifestyle Before and During Pregnancy – Practical Recommendations of the Germany-wide Healthy Start – Young Family Network. Geburtshilfe Frauenheilkd. 2018; 78 (12): 1262–1282.

Medawar E, Huhn S, Villringer A, Veronica Witte A. The effects of plant-based diets on the body and the brain: a systematic review. Transl Psychiatry. 2019; 9 (1): 226.

Middleton P, Gomersall JC, Gould JF, Shepherd E, Olsen SF, Makrides M. Omega-3 fatty acid addition during pregnancy. Cochrane Database Syst Rev. 2018; 11 (11): CD003402.

Quagliarini F, Mir AA, Balazs K, et al. Cistromic Reprogramming of the Diurnal Glucocorticoid Hormone Response by High-Fat Diet. Mol Cell. 2019; 76 (4): 531–545.e5.

Rose S, Strombom A. Osteoarthritis Prevention and Treatment with a Plant-Based Diet. Ortho & Rheum Open Access J. 2019; 15 (3): 555914.

Stea TH, Nordheim O, Bere E, Stornes P, Eikemo TA. Fruit and vegetable consumption in Europe according to gender, educational attainment and regional affiliation–A cross-sectional study In 21 European countries. PLoS One. 2020; 15 (5): e0232521.

REGISTER

A

B

C

D

E

F

G

H

I/J

K

P

R

S

Kaiserstraße 14 b
D-80801 München

ISBN 978-3-96584-075-1
1. Auflage 2020

Projektleitung: Kathrin Ullerich
Texte: Kathrin Halfwassen
Lektorat: Kathrin Gritschneder
Umschlag- & Innengestaltung: bürosüd GmbH, München
Satz: bürosüd GmbH, München
Coverfoto: Andreas Sibler
Illustrationen: Shutterstock
Herstellung: Frank Jansen
Producing: Jan Russok
Druck und Bindung: CPI books, Leck

Kurze Wege schonen die Umwelt
Dieses Buch wurde in Deutschland gedruckt

Die ZS Verlag GmbH ist ein Unternehmen der Edel SE & Co. KGaA, Hamburg.
www.zsverlag.de | www.facebook.com/zsverlag

Die Ratschläge in diesem Buch wurden mit größter Sorgfalt von Autor und Verlag erarbeitet und geprüft. Eine Garantie kann jedoch nicht übernommen werden. Ebenso ist eine Haftung des Autors bzw. des Verlags und seiner Beauftragten für Personen-, Sach- oder Vermögensschäden ausgeschlossen. Erkrankungen mit ernstem Hintergrund gehören in ärztliche Behandlung! Bei bereits bestehenden Beschwerden kann das Buch daher keinen fachärztlichen Rat ersetzen.